教你付难缠的

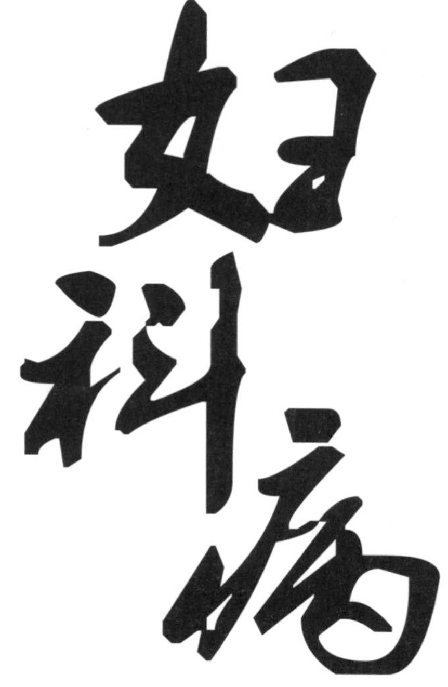

徐 琳 郭慧明 王昆华
王华伟 唐 莉 ◎主编

中国科学技术出版社
· 北 京 ·

图书在版编目（CIP）数据

专家教你对付难缠的妇科病 / 徐琳等主编 . —北京 : 中国科学技术出版社 , 2019.5

ISBN 978-7-5046-8261-1

Ⅰ . ①专… Ⅱ . ①徐… Ⅲ . ①妇科病—防治 Ⅳ . ① R711

中国版本图书馆 CIP 数据核字（2019）第 054236 号

策划编辑 焦健姿 刘 阳
责任编辑 王久红
装帧设计 佳木水轩
责任校对 龚利霞
责任印制 李晓霖

出 版 中国科学技术出版社
发 行 中国科学技术出版社有限公司发行部
地 址 北京市海淀区中关村南大街 16 号
邮 编 100081
发行电话 010-62173865
传 真 010-62179148
网 址 http://www.cspbooks.com.cn

开 本 710mm×1000mm 1/16
字 数 242 千字
印 张 16
版 次 2019 年 5 月第 1 版
版 次 2019 年 5 月第 1 次印刷
印 刷 北京威远印刷有限公司
书 号 ISBN 978-7-5046-8261-1 / R · 2383
定 价 39.80 元

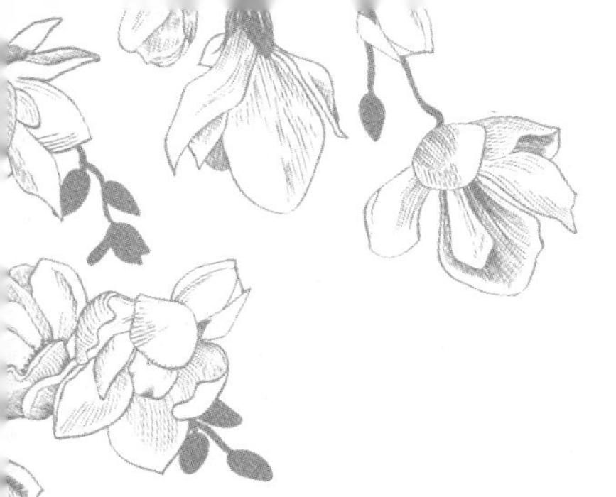

编著者名单

主　编　徐　琳　郭慧明　王昆华
　　　　　王华伟　唐　莉

副主编　刘云燕　鲁潇凝　李姝墨
　　　　　钱　虹　汤丽鋆

编　者（以姓氏笔画为序）
　　　　　马　芸　刘贝贝　苏良娣
　　　　　张　娟　张尊月　陈凤荣
　　　　　胡顺琴　高玉涛　黎麟达

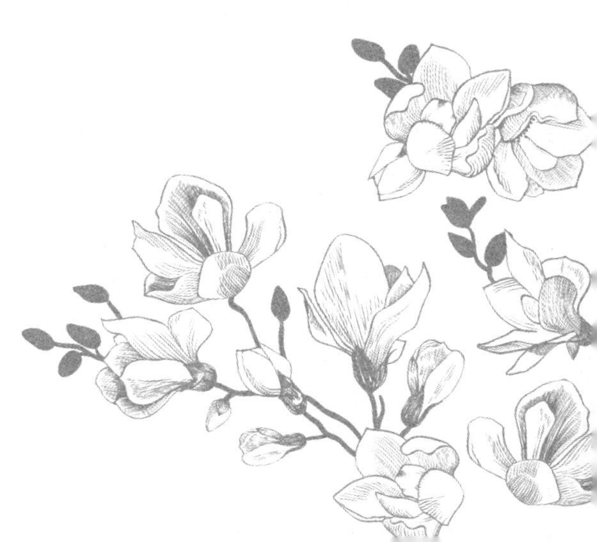

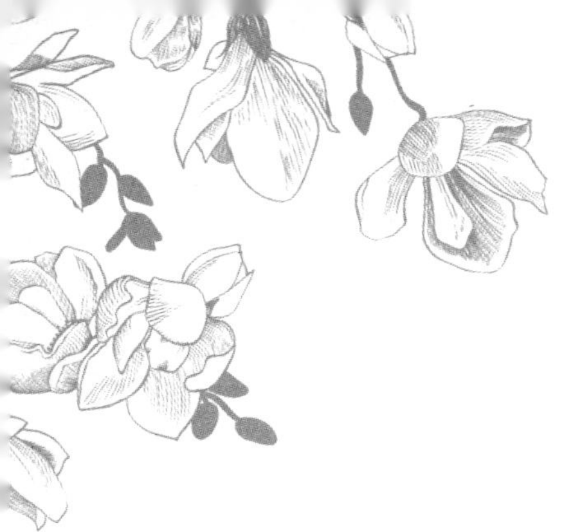

内容提要

妇科病很难缠，但并不可怕。本书共三篇 9 章，全面介绍了各种妇科生理健康及疾病防治的相关知识。其中，上篇系统梳理了妇科基础知识，以帮助女性更好地认识自己、了解女性生殖系统；下篇着重于介绍各种常见妇科病的预防和应对；附篇则讲解了避孕、怀孕、流产等知识。本书语言通俗易懂，内容全面实用，可为广大女性读者，特别是饱受妇科病困扰的女性读者提供有益参考。

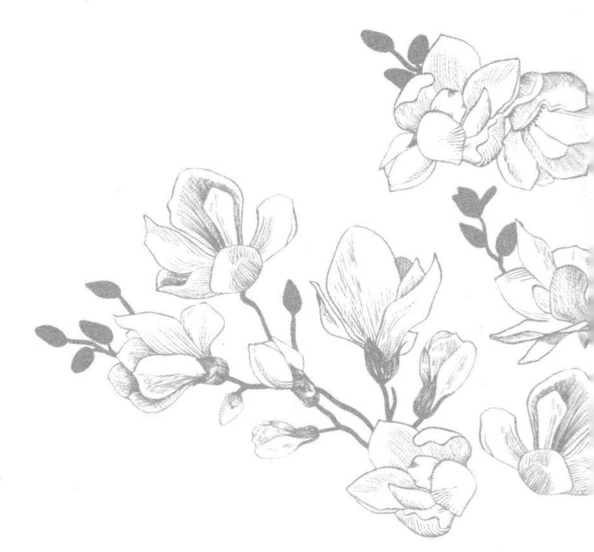

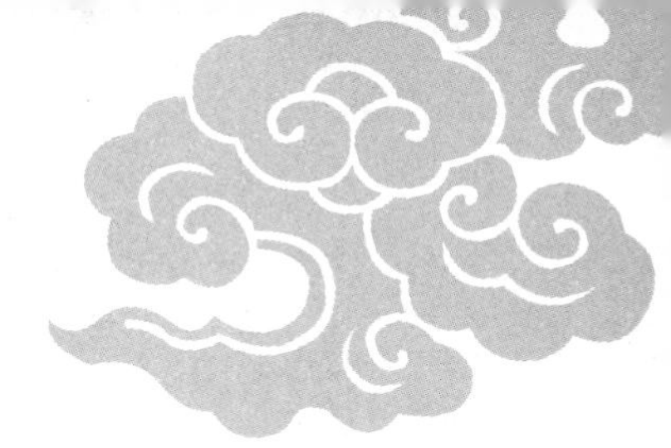

编者的话

词典上有关女人的解释有两种：一种是成年女子，另一种是妻子。

女人与人类繁衍、发展息息相关。女孩的心理、生理成熟了，会逐渐成长为女人，可是女孩成熟的过程中会遇到疾病困扰，给正常的生活、工作带来很多不便。因此，广大女性朋友要学会放慢脚步，关注自己的身体健康，保护自己的子宫和卵巢。

人们都说妇科病很难缠，你对妇科病了解多少呢？女性朋友又该如何保护自己的子宫和卵巢呢？

笔者根据自身多年临床经验，结合广泛查阅的国内外文献编写了本书，希望可以帮助广大女性朋友更好地认识自己、保护自己。希望每一位女性读者都能开卷有益！

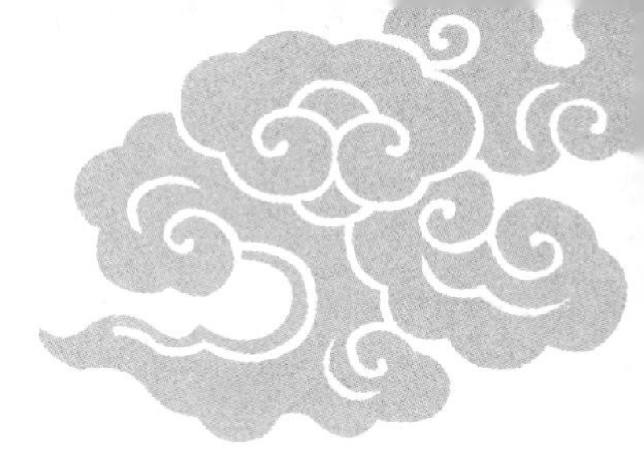

目 录

上篇 基础知识

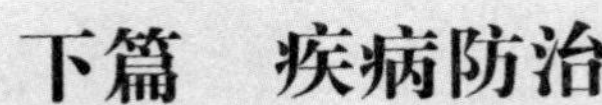

下篇　疾病防治

附篇　怀孕与避孕

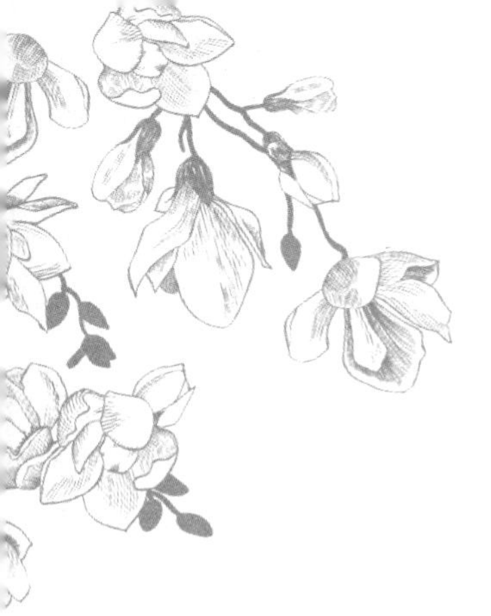

上　篇

基础知识

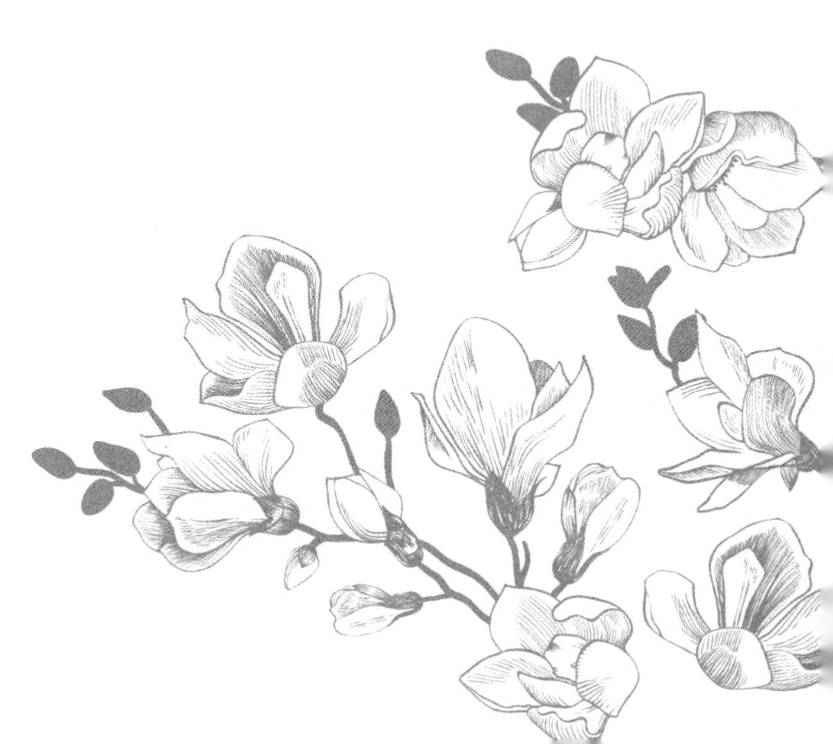

Part 1　认识我们自己
——女性生殖系统的发育过程

有人说，女人是由男人的一根肋骨变化而来的，真的是这样吗？我们真的了解自己吗？女性的生殖系统包括哪些器官？是怎么发育来的呢？

女性生殖系统

女性生殖系统包括内、外生殖器官。

一、女性外生殖器

女性外生殖器又称外阴，是女性生殖器官外露的部分，包括阴阜、大阴唇、小阴唇、阴蒂、阴道前庭（包括前庭大腺、前庭球、尿道外口、阴道口和处女膜），（图 1-1）。

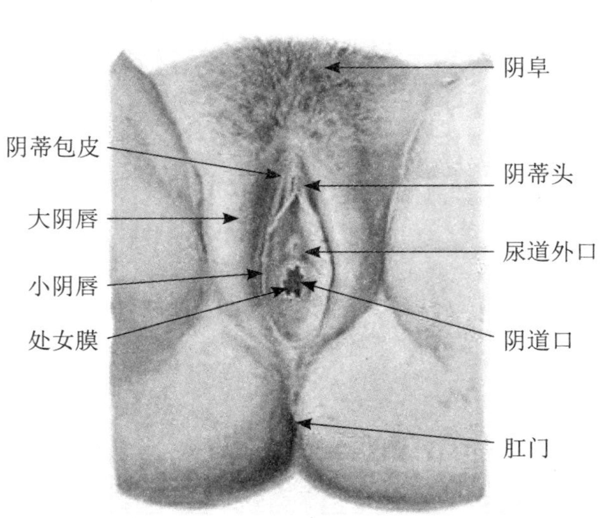

图 1-1　女性外生殖器

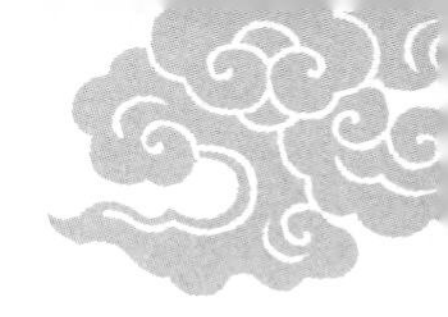

1. 阴阜

耻骨联合前方隆起的部分称为阴阜，它还有一个浪漫的名字叫维纳斯丘。阴阜由皮肤和皮下肥厚的脂肪组成，主要起到“脂肪垫”的作用，能够缓冲性交过程的冲击，避免造成性器官的损害与身体的不适，同时阴阜是女性较为敏感的区域，持续、柔和地抚弄阴阜，能激发性兴奋，是性前戏的组成部分。从青春期开始，阴阜处皮肤开始长出阴毛，阴毛的多少因人而异，有的稀疏色黄；有的甚至不长阴毛，被认为是不祥的象征；有的粗黑浓密，被误解成性欲旺盛的标志。其实这些说法都是荒唐、不科学的，阴毛的浓密稀疏和色泽因个体及种族而不同，与生育及性功能无关，更不能成为预测女性命运的标尺。

2. 大阴唇

大阴唇为外阴两侧的两片皮肤皱褶，同样由皮肤及皮下疏松的脂肪组织构成，外面长有阴毛。不同的是，大阴唇皮下有丰富的静脉丛，受伤后易成血肿。未产女性两侧大阴唇自然合拢，产后向两侧分开，绝经后萎缩。在一般人的眼里，大阴唇只不过是两片可有可无的皮肤皱褶，没有什么作用，其实不然，它是女性自我防御的第一道大门，是泌尿生殖器官的“忠诚卫士”。大阴唇覆盖小阴唇、阴道口及尿道外口，不让外界有害病原体入侵，忠实地保卫着泌尿道及生殖器的安全。阴道口两侧的大阴唇深部还埋藏着一对腺体——前庭大腺，它可以源源不断地分泌黏液以滑润和清洁阴道，保持阴道内的“生态平衡”。在两性关系中，大阴唇也发挥了不可替代的作用，在大阴唇里有一些特殊汗腺，可以散发特殊的气味，这种气味可以吸引、诱导异性，激发异性的性兴奋。阴唇的脂肪下广泛存在前庭球，当两性交合的时候，大阴唇充血、膨胀，成为“弹簧垫”，可起到将阴茎推入阴道的作用。此外，膨胀的大阴唇还有挟送和紧握阴茎的爱抚效果。由此可见，所有的存在均有其道理可言，大阴唇并不只是摆设。

3. 小阴唇

小阴唇长在大阴唇的内侧，也分成两片，表面光滑、湿润，少女呈粉红色，少妇呈褐色，是女性自然防御功能的一部分，是保护泌尿道和生殖道的第二道门户。未婚未育女性小阴唇自然闭合，能更好地保护阴道和内生殖器。小阴唇黏膜下有丰富的神经分布，感觉十分敏锐，在两性关系中有不可忽略的作用，在女性进入性兴奋期之后，小阴唇会充血肿胀，直径增大，并从大阴唇里面伸出来，这种特殊的生理反应可使性交时的阴道有效长度至少延长 1cm，并有助于阴道口张开。当小阴唇直径增加后，它还会出现一种独特的色泽改变，少女由粉红向亮红色变化，少妇由亮红色变为深紫红。这种变化是如此的独特，因此有人把处于性反应状态的小阴唇称之为“性皮肤”。性兴奋中的女性凡出现“性皮肤”颜色改变者，都会经历性高潮。世界上没有相同的两片树叶，同样世界上也没有两片相同的阴唇，每个女子的阴唇都不完全一样，大部分女子的大阴唇比小阴唇大些，但也有个别人小阴唇反而较大、较长，或者两片阴唇大小不等，这都属于正常现象，不会影响性生活和生殖功能，与性功能没有直接关系。

4. 阴蒂

阴蒂又称阴核，位于两侧小阴唇之间的顶端，是一个圆柱状的小器官，长 2 ～ 4cm，分为头、体、脚三部分，包裹在阴蒂包膜中，仅阴蒂头可见，阴蒂头的直径和长度都在 2 ～ 5mm。和阴唇一样，阴蒂的大小也存在较大的个体差异，即使粗到 10mm 也是正常，但若阴蒂过大甚至似男性阴茎，则考虑系病理情况，需到医院就诊。女性的阴蒂在整个人体解剖结构中是一个神奇而独特的器官，它是人类唯一的只与性欲激发和性感受有关的器官，其唯一生理功能就是激发女性的性欲和快感。作为传入和传出性刺激的动情中心，它兼具最敏感的感受器和功率最强的传感器的双重角色。但是，在对性行为特别是女性性行为持否定态度的一个半世纪前，西方曾以阴蒂切除术来公开治疗“强迫性手淫”的女性。直至今日，为了让女性变得更忠贞、更清心寡欲、更纯洁，在中东、非洲、大洋洲许多地区的未开化民族和部落里仍盛行这种手术。

5. 阴道前庭

阴道前庭是指两个小阴唇之间的裂隙，中央有阴道口，阴道口周围有处女膜，有性生活的女性则仅留处女膜痕。其实处女膜并不是字面意义上所谓的一

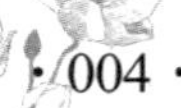

层膜，而是一圈长在阴道口的环形黏膜组织，中央有孔，供经血流出，孔的大小形状因人而异，可呈圆形、半圆形、筛孔状等。处女膜的组织内含有丰富的微血管、神经末梢等，因而，当处女膜破裂时，常会出现阴道少量出血，并伴有疼痛，就是民间常说的“初夜落红”。但有些女婴出生时就没有处女膜，剧烈运动或者骑自行车也可能导致处女膜破裂，所以，以有没有“初夜落红”判断女性是否为处女是不科学的。阴道口的前方是尿道外口，阴道前庭内还有前庭球及前庭大腺，前庭大腺又称巴多林腺（简称巴氏腺），位于阴道下端、两侧大阴唇后部，性兴奋时分泌大量黏液，起到润滑的作用。正常检查时不能摸到此腺体，若因感染或腺管闭塞，会形成前庭大腺脓肿或囊肿。

二、女性内生殖器

女性内生殖器包括阴道、子宫、输卵管及卵巢，后两者称为附件（图1-2）。阴道为性交器官、月经血排出及胎儿娩出的通道。子宫是孕育宝宝的摇篮，子宫腔内覆盖子宫内膜。自青春期后，受性激素的影响，子宫内膜会发生周期性的脱落，产生月经。输卵管是卵子与精子相会的鹊桥，卵子和精子相会形成受精卵后，还将通过输卵管到达宫腔。卵巢是女性生产种子的后花园，自青春期后每个月定期排出卵细胞，并分泌雌激素和孕激素，以维持女性正常的

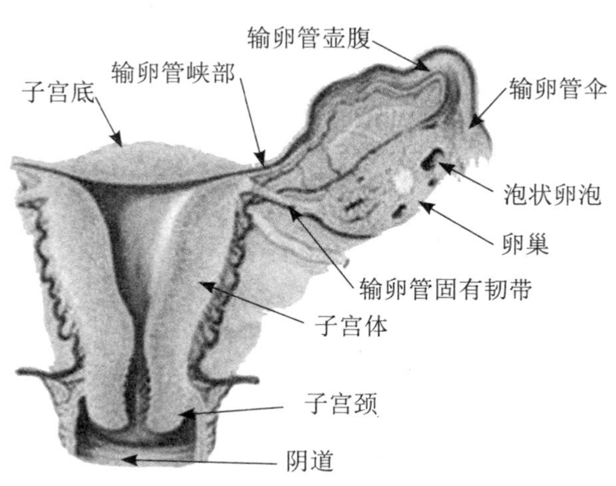

图 1-2　女性内生殖器

生殖和内分泌功能。

1. 阴道

阴道是连接子宫和外生殖器的肌性管道，是女性的性交器官，也是排出月经和娩出胎儿的通道。人们谑称其为“洞”或“甬”，但实际上它并非一个洞穴，而是一个富有弹性的肌肉器官。它的功能有点像气球，能收缩能扩张，收缩时连一根小手指头也插不进去，而舒张时阴茎可以随意插入或抽动，甚至可以容纳胎儿，允许胎儿从中通过。在正常的月经周期中，阴道上皮脱落的上皮细胞的形态随着卵巢内分泌的变化而改变，因此通过阴道脱落上皮的病理检查便可以初步判断卵巢的内分泌功能状况。阴道是保护女性泌尿生殖系统的第三道防线，平时阴道前后壁是彼此紧贴的，起到预防感染的作用。另外，阴道还有自净作用，即青春期后由于卵巢内分泌的刺激，阴道上皮细胞内含有的丰富动物淀粉经阴道杆菌的分解作用后变成淀粉，以致阴道内分泌物呈弱酸性（pH约 4.5），可防止致病菌在阴道内繁殖。因此，平时只要保持外阴清洁即可，没有必要过度洗涤或过多地使用洗液，因为大多数的洗液都呈碱性，使用后反而破坏了阴道内的酸碱平衡，导致炎症。阴道本身没有分泌腺，它的正常分泌物系由上皮四周丰富的血管网渗透出的少量渗出液与脱落上皮、宫颈黏液混合而成，正常时量不多，呈蛋白样或乳状，使女性的阴道微微潮湿并散发着一种自然的气味，但是如果分泌物的量异常增多，或者出现难闻的气味，很可能是有了炎症，需到医院就诊。

2. 子宫

子宫像一个倒置的梨，位于盆腔的中央，前为膀胱，后为直肠，下端接阴道，两侧有输卵管和卵巢。未怀孕的子宫重约 50g，长 7 ～ 8cm，宽 4 ～ 5cm，厚 2 ～ 3cm，容积约 5ml，分为子宫体和子宫颈。子宫颈连接阴道与外界，妇科检查时使用阴道窥器可以看见，未经阴道分娩的妇女子宫颈外口呈圆形，已经阴道分娩者子宫颈外口受分娩影响形成横裂，将宫颈分为前唇和后唇。子宫体位于盆腔内，宫底两侧称为宫角，分别与两侧输卵管相连，宫体壁由 3 层组织构成，由内向外分为子宫内膜层、肌层和浆膜层。子宫内膜

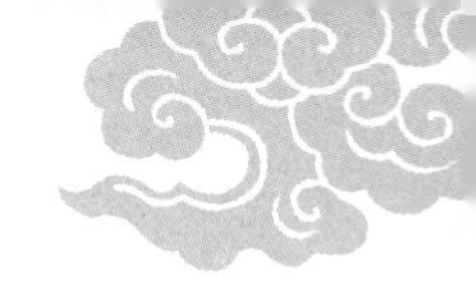

层位于子宫腔与子宫肌层之间，分为3层：致密层、海绵层和基底层。内膜表面2/3为致密层和海绵层，统称为功能层，受卵巢性激素影响，会发生周期变化而脱落。基底层为靠近子宫肌层的1/3内膜，不受卵巢性激素影响，不发生周期变化，一旦受损，内膜将不能再生，发生宫腔粘连，月经停止来潮，甚至导致不孕。子宫肌层较厚，非孕时厚约0.8cm，分为3层：内层肌纤维环行排列，中层肌纤维交叉排列，外层肌纤维纵行排列。特殊的肌层构造使子宫收缩时能压迫血管，有效地控制子宫出血。子宫浆膜层为覆盖宫底部及其前后面的一层光滑的膜，可分泌少许黏液，若浆膜层被破坏常导致子宫与周围脏器的粘连。

为了完成孕育新生命的使命，子宫在妊娠后会发生非常神奇的变化，体积由非妊娠时的（7～8）cm×（4～5）cm×（2～3）cm增加至妊娠足月时的35cm×25cm×22cm；宫腔容量由非妊娠时的约5ml增加至妊娠足月时的约5000ml或更多；重量由非妊娠时的约50g，至妊娠足月时的约1100g；子宫肌厚度非妊娠时约1cm，至妊娠中期逐渐增厚达2.0～2.5cm，至妊娠末期又逐渐变薄为1.0～1.5cm或更薄。子宫动脉至妊娠足月时变直，以适应胎盘内绒毛间隙血流量增加的需要。

当然，子宫除了孕育胚胎和胎儿外还有以下的功能：①月经功能。每月1次的月经来潮是生殖功能成熟的标志之一，同时也是女性新陈代谢的重要组成部分，子宫内膜周期性的脱落、再生能有效地预防子宫内膜的炎症。②内分泌功能。此功能长期以来被人们所忽略。子宫动脉与卵巢动脉交互、吻合，为双侧卵巢提供50%～70%的血供，为卵巢发挥正常功能提供了物资保证；同时子宫本身还分泌许多激素，如前列腺素、泌乳素、胰岛素生长因子、松弛素、上皮生长因子、内皮素、细胞因子及酶等，对参与女性的内分泌功能，有不可替代的作用。③免疫功能。子宫作为全身免疫功能环节中的一个，在维持全身免疫功能方面起到一定的作用。④固定功能。子宫由四对韧带固定在盆腔的中央，是女性盆底结构的重要组成部分，参与女性盆底结构的支撑，避免膀胱、直肠等内脏的下垂。

3. 输卵管

输卵管为一对细长而弯曲的肌性管道，内侧与宫角相连通，外端游离呈伞状，与卵巢毗邻。输卵管长 8 ～ 15cm，是精子和卵子相遇受精的场所，也是向宫腔运送受精卵的通道。由内口到外口，依据输卵管形态和管腔直径的不同，可将其分为四部分：①间质部，为输卵管位于子宫肌壁内的部分，长约 1cm。管腔极细，直径 0.5 ～ 1mm。②峡部，由子宫壁向外延伸的部分为峡部，长 2 ～ 3cm，占据输卵管 1/3 段。输卵管峡部在生育过程中尤为重要，首先输卵管峡部可控制精子的释放并促进精子的获能，但目前机制尚不清楚，其次输卵管峡部非常细，管腔狭小，感染支原体、衣原体等病原体后极易堵塞，导致不孕或宫外孕。③壶腹部，由峡部向外延伸的膨大部分为输卵管壶腹部。壶腹部管壁薄而弯曲，占输卵管全长 1/2 以上，长 5 ～ 8cm。卵子和精子在壶腹部相遇形成受精卵，若受精卵植入此处，则形成异位妊娠，壶腹部妊娠为最常见的异位妊娠。④伞部，在输卵管最外侧，长 1 ～ 1.5cm，开口于腹腔，开口处有许多指状突起，有“拾卵”作用。卵子能顺利进入输卵管，完全靠伞端的捡拾，排卵后由于孕激素的作用，输卵管伞端广泛分散、充血，输卵管收缩强度增加，加上伞端离排卵点很近及伞端大量纤毛的摆动，几分钟内卵子就被迅速送至壶腹部，等待精子的到来，若 24h 后还等不到精子，卵子则自行枯萎。

输卵管是精子和卵子相遇的“鹊桥”，是胚胎发育的最早期场所，具有极其复杂而精细的生理功能，对拾卵、精子获能、卵子受精、受精卵输送及早期胚胎的生存和发育都起着重要作用。输卵管是如何完成如此复杂的生理过程的，仍在继续探索中。

4. 卵巢

卵巢是女性最重要的器官之一，负责产卵及分泌女性相关激素。正常情况下，女性有两个卵巢，卵巢左右各一，大小形状随年龄不同而有差异，青春期前卵巢表面平滑，青春期开始排卵以后，由于卵泡的膨大和排卵后结瘢，使其表面凹凸不平。成年女性卵巢大小约 4cm×3cm×1cm，重 5 ～ 6g，相当于本人拇指指头大小。35—45 岁后卵巢开始逐渐缩小，到绝经期以后，卵巢可缩小到原体积的1/2。由于卵巢屡次排卵，卵泡破裂萎缩，卵巢组织由结缔组织代替，质地逐渐变硬。

卵巢就像妈妈体内的一座“小花园”，在妈妈小的时候就已成形，里面藏有许许多多个“种子”，随着妈妈长大，“种子”也慢慢长大，待妈妈进入青春期以后，每个月就会有一枚“种子”长成熟，从卵巢排出，进入输卵管，等待精子，与精子相遇后形成受精卵，然后“开花结果”。“花园”还需要定期施肥，卵巢分泌的雌激素和孕激素相当于肥料。这些“肥料”不仅营养花园本身，对妈妈全身器官都有不可取代的作用。

雌激素促使青春期女子附属生殖器官（阴道、子宫、输卵管等）发育成熟，促进女性第二性征的出现，同时它还帮助肌肉合成蛋白质，维持青春期生长发育。雌激素还可使阴道黏膜上皮细胞的糖原增加，糖原分解时，阴道内液成酸性（pH 4 ～ 5），利于阴道乳酸菌的生长，不利于其他细菌生长繁殖，故可增加局部抵抗力。雌激素还可促进输卵管的蠕动，以利于受精卵向子宫内运行。同时，雌激素具有刺激并维持乳房发育、促使骨盆宽大、臀部肥厚、音调高、脂肪丰满和毛发分布等女性特征的作用，还有维持性欲等功能，是重要的女性激素。在月经周期中，它能使子宫内膜增殖，与孕激素相配合，调节正常月经周期。在妊娠期间，雌激素能促进子宫肌细胞增生和肥大，使肌层增厚，增加子宫的血供，是维持妊娠不可或缺的重要激素。在代谢方面，雌激素能增加女性体内的血量和细胞外液，某些女性月经期前浮肿可能与此有关。此外，雌激素还可降低胆固醇，可能对动脉粥样硬化有一定的缓解作用。

卵巢内的孕激素主要在下丘脑分泌的黄体生成素的作用下由黄体产生，主要为孕酮，一般情况下孕激素往往是在雌激素作用的基础上发挥作用的。它可使子宫内膜细胞进入分泌期，以利于受精卵的着床；可降低子宫肌的兴奋性和对催产素的敏感性，使子宫安静，故有安胎作用。孕激素还能促使乳腺腺泡进一步发育成熟，为妊娠后分泌乳汁准备条件。另外，孕激素还有产热的作用，可以使女性体温有轻微的升高，排卵后体温可升高1℃左右，故可将基础体温改变作为判定排卵日期的标志之一。当然，妊娠后体温也会有相应的升高。

雌孕激素相互作用，相辅相成维持女性正常的月经及妊娠过程，并为女性的生殖健康保驾护航。卵巢在分泌雌孕激素的同时还会分泌少量的雄激素，对女性的第二性征发育、肌肉生长及骨骼生长起到重要的作用。

女性的生殖发育过程

如此复杂的生殖器官是如何发育出来的？果真是生物界的自然选择吗？几千年来，社会早已认定男人比女人重要，因此在生物学发展初期，人们普遍认为精子包含着“小人儿”，女人只是供男人播种和婴儿生长的“土壤”而已。渐渐地，随着对生殖规律了解的增多，人们发现，事实似乎正好相反，其实男性是从女性的蓝图中创造出来的，如果没有一个性染色体，或缺少其中一些基因，受精卵就不会发育成一个男孩，而是自然地发育成一个女孩。这到底是怎么回事呢？

生殖系统的发育经历了性未分化与性分化两个阶段，尽管胚胎一旦形成，其性别就已经注定，但在性未分化阶段，两性胚胎的发育过程都是一样的，直到性分化阶段，有了 Y 染色体的介入，胚胎的性别差异才逐渐地显现出来。

1. 在胚胎第 3 周的时候，卵黄囊的内胚层内出现了许多较体细胞大的圆形生殖细胞，称为原始生殖细胞。原始生殖细胞是两性生殖细胞的“始祖”，它具有分化为卵原细胞或精原细胞的能力，并可进一步形成卵子和精子。一旦这些原始生殖细胞开始分化，它们几乎会全自动地朝着精子或卵子的前体细胞发育。

如图 1-3 所示的梨形胚盘由内胚层、中胚层、外胚层组成。

2. 到胚胎第 4 周末，尿生殖形成，它是肾、生殖腺及生殖管道发生的原基。

3. 到胚胎第 6 周末（图 1-4）的时候，原始生殖细胞、原始性索细胞及周围的间胚叶组织形成了未分化性腺，此时男女两性胚胎同时含有中肾管和副中肾管两种内生殖器官始基，其中中肾管最终形成男性的生殖管道，而副中肾管

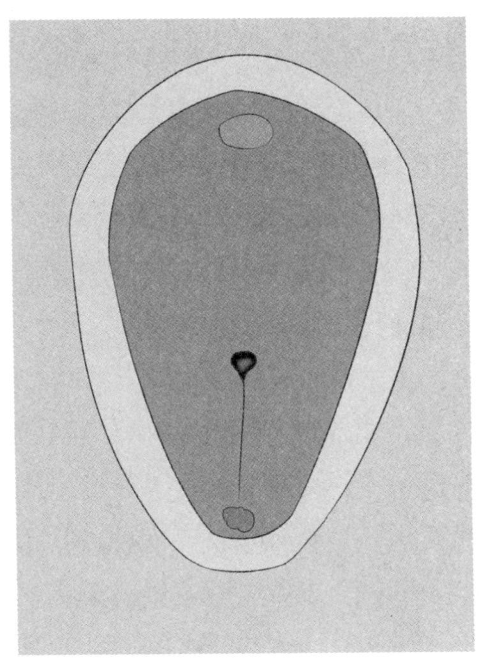

图 1-3 胚盘

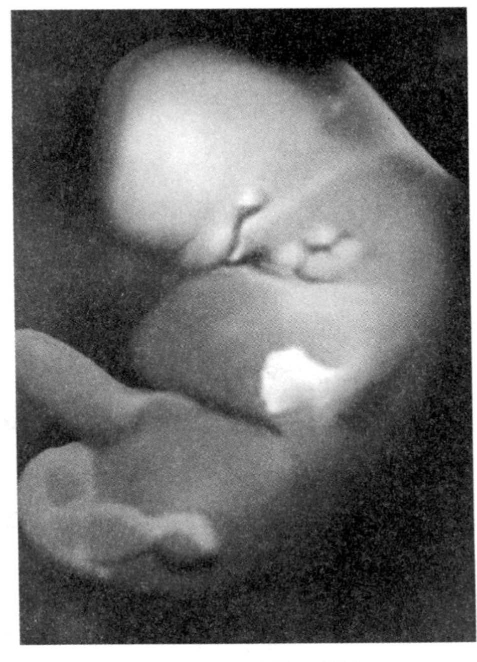

图 1-4 胚胎第 6 周末

（又称中肾旁管或米勒管）为女性生殖管道的始基。

4. 胚胎发育到第 9 周以后，有 Y 染色体的胚胎副中肾管萎缩，最终发育为男孩，而没有 Y 染色体的胚胎，因没有传到副中肾管抑制因子 MIF 的信号，副中肾管出现分化并自发地向女性分化，两根副中肾管发育，并向中线靠拢，相互融合形成子宫、输卵管和阴道。也就是说，只要没有 Y 染色体的 MIF 信号，所有胚胎都会自发地长成一个女孩的模样。

在内生殖器发育分化的过程中，外生殖器的发育也同时进行，于胚胎 12 周时形成有明显男女区别的外生殖器（图 1-5）。

5. 到胚胎第 16 周的时候，卵巢形成，此时卵巢中卵泡为原始卵泡，每个原始卵泡的中央是一个卵原细胞。卵原细胞可分裂增生，两侧卵巢内总计达 600 万个，胎儿 20 周后，卵原细胞不再分裂且大量退化，只有部分卵原细胞长大，分化为初级卵母细胞。出生时，卵巢内的卵原细胞全部消失，留下的均是初级卵母细胞，为 70 万～ 200 万个。初级卵母细胞不能自我复制，出生后卵巢内的初级卵母细胞不再增多，而是陆续退化闭锁，至青春期仅余4万个左右。

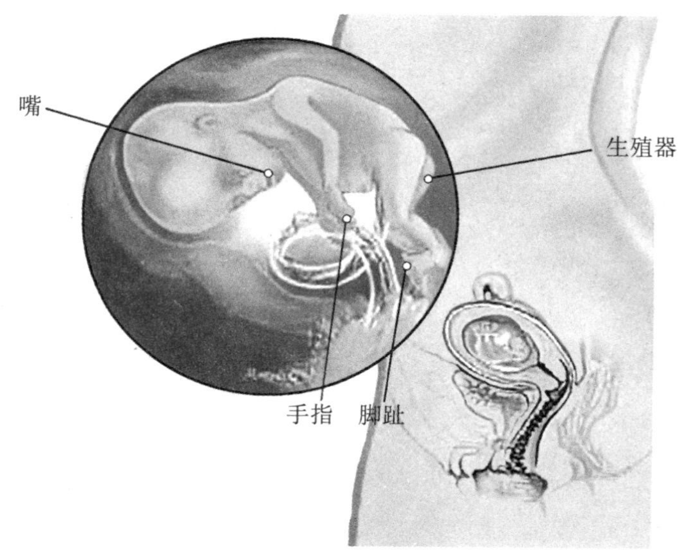

图1–5 胚胎第12周

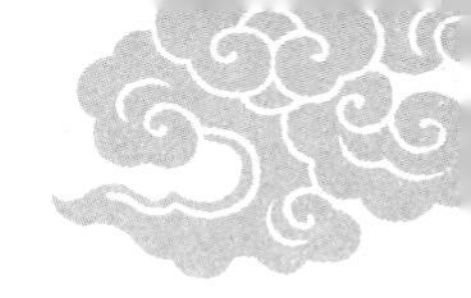

Part 2　偶尔也会出错
——女性生殖系统的发育异常

大自然给天地间的生物做了神奇而巧妙的安排，花朵有雌有雄，动物也有雌有雄，人类则有男女之分。然而，这看似简单的性别问题，它的精密、变数和复杂性，人们至今并未完全理解。本是女孩却没有子宫、没有阴道，无法生育孩子，本是男孩却偏偏长着女孩子的外生殖器！

女性生殖系统在发育的阶段中（一般是妊娠 12 周以前），若受到内外因素的影响，发育停滞在不同的阶段，将出现不同的生殖系统畸形。其中内因主要有染色体不分离、嵌合体及核型异常；外因有病毒感染、核素影响及化学药物等因素，其中最主要的是妊娠期激素类药物的应用，如雄激素或合成孕激素（其具有雄激素作用）可导致女性外生殖器男性化、阴蒂肥大及阴道下段发育不全等。

女性生殖系统发育异常主要包括输卵管、子宫、阴道和外阴的发育及形态异常，伴有或不伴有卵巢、泌尿、骨骼和其他器官畸形，种类繁多，临床表现复杂多样。

子宫发育异常

在之前的介绍中，我们提到，在胚胎发育到第 9 周的时候，双侧的副中肾管经过靠拢、合并、融合、成腔及纵隔的吸收等复杂的步骤，最终发育成子宫、宫颈、阴道等内外生殖系统，因步骤繁多，程序复杂易受到内外因素的影响。子宫发育异常是最常见的女性生殖系统发育异常，子宫畸形的发病率在正常妊娠女性中为 3.2%，在多次反复早期流产的女性中为 5% ～ 10%，而在妊娠中期流产女性中则高达 25%。

一、子宫未发育或发育不全

两侧副中肾管向中线横行延伸汇合，若未到中线前即停止发育，则无子宫形成，称为先天性无子宫；若汇合后不久即停止发育，则形成始基子宫；若汇合短时期内停止发育，则形成幼稚子宫。

1. 先天性无子宫

先天性无子宫常合并先天性无阴道，但可有正常的输卵管与卵巢，因为有卵巢发育，激素分泌正常，因此第二性征不受影响。肛门指诊时在相当于子宫颈、子宫体的部位触不到子宫。患者临床表现为原发性闭经，B 超可以确诊（图 2-1）。此类患者无须治疗，也无生育能力。若合并先天性无阴道则按照先天性无阴道治疗。

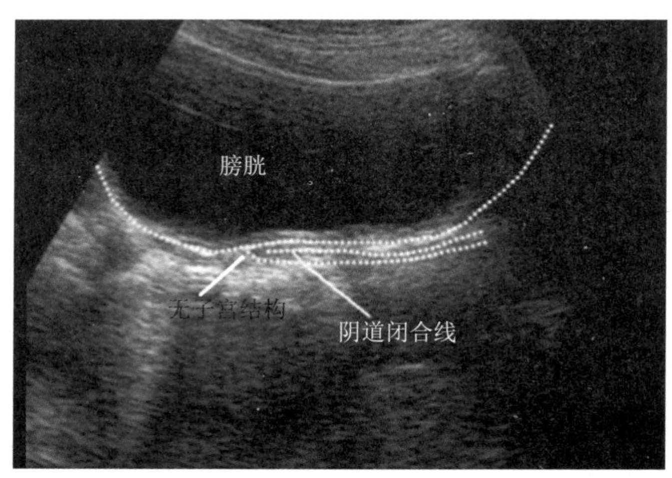

图 2-1　先天性无子宫

2. 始基子宫

始基子宫又称痕迹子宫，系两侧副中肾管汇合后不久即停止发育所致，常合并无阴道。这种子宫极小，仅 1 ～ 3cm 长，多无宫腔、无子宫内膜，无月经来潮。阴道四维彩超或者经肛门超声可以清晰地看到始基子宫的影像，始基子宫很小，似一条索状，无宫腔。患者的临床表现主要为原发性闭经，此类患者一般无须治疗，但也将失去做母亲的资格。若合并先天性无阴道则按照先天性无阴道治疗。

3. 幼稚子宫

幼稚子宫系双侧副中肾管发育不全所致，子宫形态及结构基本正常，但体积较小，宫颈狭长，宫颈与宫体之比为1 ∶ 1或3 ∶ 2。与先天性无子宫及始基子宫的患者一样，幼稚子宫的患者常常有正常的卵巢和输卵管，因此第二性征发育正常。患者主要表现为痛经、月经量过少、初潮延期，甚至原发性闭经，若不积极治疗可以导致无生育能力。若女性到了性发育期的年龄，月经迟迟不来，或是即使月经来潮，量也特别少，这种情况就应提高警惕，及早到医院就诊。

根据病史，妇科检查、性激素六项、垂体兴奋试验、阴道彩超、子宫输卵管碘油造影等检查可以诊断幼稚子宫，若诊断困难，必要时可行宫腹腔镜联合探查。

目前主要的治疗方法为雌孕激素序贯疗法，大多数患者能取得较好的疗效，享受作母亲的乐趣。

二、单角及残角子宫

一侧副中肾管完全未发育形成单角子宫（图 2-2），一侧副中肾管发育正

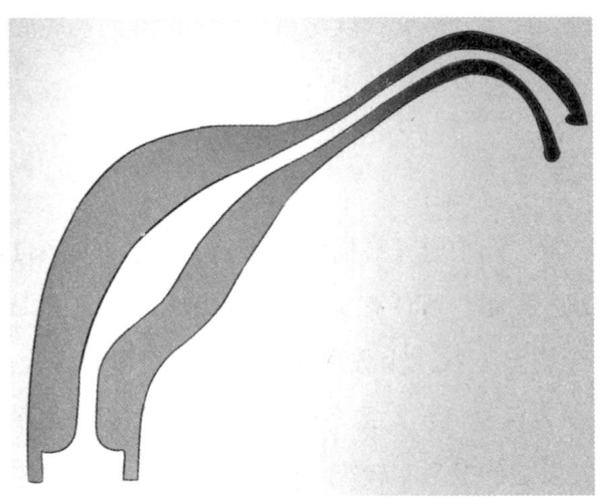

图 2-2　单角子宫

常而另一侧下段发育不全形成残角子宫。单角及残角子宫在正常育龄女性中的发病率为 1/4000 ～ 1/1000，占所有子宫发育畸形的 20%。美国生殖医学会将单角子宫分为 4 类：①单纯单角子宫；②无宫腔残角子宫；③有宫腔无交通残角子宫；④有宫腔有交通残角子宫。单角及残角子宫常伴有不发育子宫侧肾发育畸形，如异位肾、马蹄肾、双肾盂等。

单角子宫未发育侧的卵巢、输卵管、肾也往往同时缺如，可受孕，但常合并早产、流产，原因可能包括单侧子宫血供不足而出现妊娠早期流产，或因单角子宫宫腔狭窄及宫颈功能不全而出现妊娠中期流产及早产。妇科检查、B 超、输卵管碘油造影可协助诊断，腹腔镜探查可明确诊断。单角子宫一般无须处理，但妊娠期需加强监护。

残角子宫的临床表现因类型不同而多样。不具有宫腔的残角子宫多无症状，偶有残角子宫滑入腹股沟管形成疝的病例报道；有宫腔但与对侧正常子宫不相通的残角子宫青春期前无症状，初潮后则因经血潴留而出现诸如周期性下腹痛、宫腔和输卵管积血及子宫内膜异位症等症状；有宫腔且与对侧子宫相通的残角子宫因经血可引流至对侧宫腔而多无临床症状，少数可有痛经表现。具有宫腔的残角子宫，不管是否与对侧相通，均可发生妊娠及破裂，据报道残角子宫妊娠的发病率为 1/140 000 ～ 1/100 000，因此残角子宫一经诊断均建议手术切除，妇科检查、B 超、输卵管碘油造影可协助诊断，腹腔镜探查可明确诊断。手术方法有开腹手术及腹腔镜手术。

三、双子宫

双子宫是由于双侧副中肾管靠拢但是完全不融合，而各自发育形成一套输卵管、子宫、宫颈及阴道，可伴有阴道发育异常如阴道纵隔或斜隔（图 2-3）。双子宫的患者常无明显症状，少数患者可表现为经量过多及经期下腹疼痛不适，极少数可表现为反复流产，因双子宫的单侧子宫供血不足且宫腔容积较小，因此妊娠期并发症的发生率较高。妇科体检、B 超及子宫输卵管造影可协助诊断。一般情况下双子宫不需要治疗，可如果有反复流产或者早产，排除其他原因后可行子宫矫形术。双子宫妊娠者应于妊娠期加强监护，以免妊娠晚期发育不良或肌壁不能适应胎儿的增大而发生破裂。

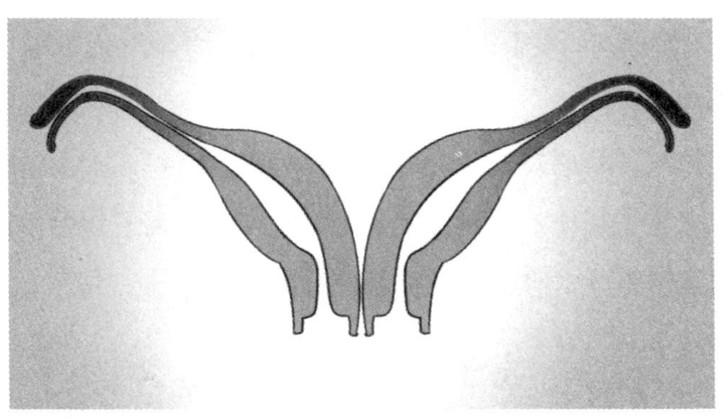

图 2-3 双子宫

四、双角子宫

双角子宫是双侧副中肾管未完全融合所致，双角的分离程度及距宫颈口的距离各不相同（图 2-4）。一般多无明显临床症状，部分患者可表现为月经过多与痛经。双角子宫妊娠结局较差，易发生胎位异常、胎儿宫内发育迟缓等产科并发症。妊娠中晚期还可于双角相连处发生破裂。妇科查体可发现子宫为双角状。B 超及子宫输卵管造影可协助诊断，一般情况下不予处理，表现为反复流产时可行子宫矫形术。

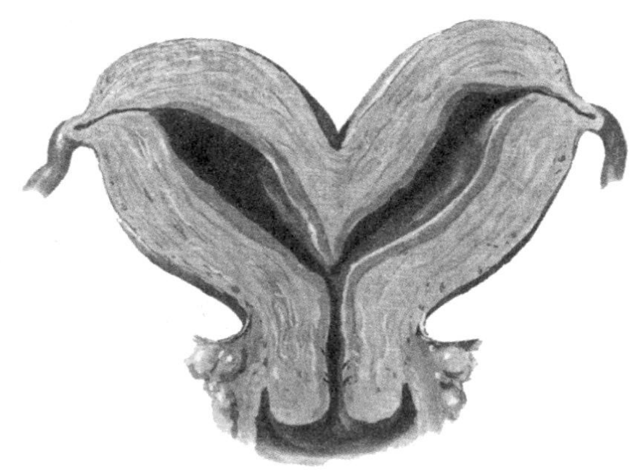

图 2-4 双角子宫

五、纵隔子宫

纵隔子宫（图 2-5）是由两侧副中肾管融合后纵隔完全或部分未吸收所致，是最常见的子宫畸形，据报道 35% ～ 57.5% 的子宫畸形为纵隔子宫。纵隔子宫分为完全纵隔子宫和不全纵隔子宫。纵隔可改变宫腔的对称性及容积，故部分患者可出现流产、早产及不孕，但若纵隔对宫腔容积无太大影响，则不影响生育功能，患者可无临床症状，仅在检查时发现，纵隔子宫的诊断主要依靠 B 超及输卵管碘油造影，宫腔镜检查可以确诊。

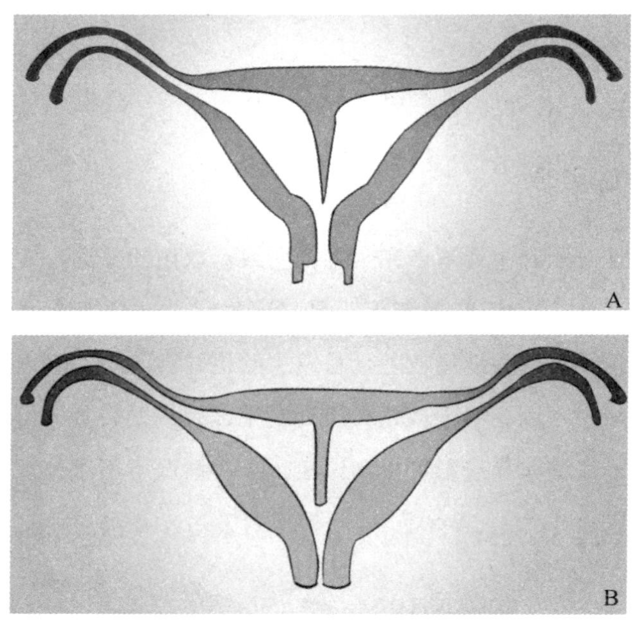

图 2-5　纵隔子宫

A. 纵隔子宫（肌性）；B. 纵隔子宫（纤维组织或膜性）

并非所有纵隔子宫均需要处理，但育龄期纵隔子宫的女性若有明显的临床症状，如反复流产、早产或不孕，则需手术治疗。传统术式为开腹纵隔子宫切除术，但术后会造成子宫瘢痕及妊娠期子宫破裂、盆腔粘连、继发不孕等并发症。目前临床上常用的术式为 B 超监测下宫腔镜纵隔子宫切除术及腹腔镜监测下纵隔子宫切除术。宫腔镜纵隔子宫切除术操作安全、简单、快速，可有效恢复宫腔正常形态。因不造成子宫瘢痕，故术后恢复快，不需长时间进行避

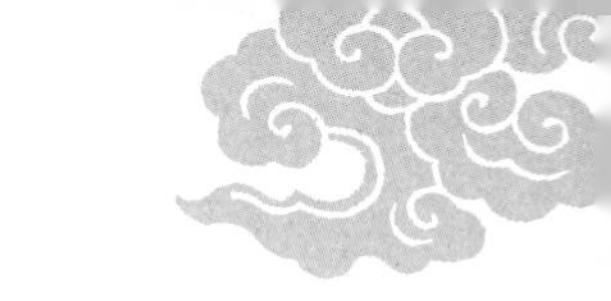

孕，不增加妊娠并发症及剖宫产率，改善妊娠结局的效果明显，是目前最经典的治疗方法。

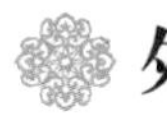外生殖器及阴道发育异常

一、处女膜闭锁

处女膜闭锁，又称为无孔处女膜，是阴道末端的泌尿生殖窦在胚胎发育阶段未腔化引起的，发病率为0.05%～0.1%，是偶发的先天畸形，也有家族性发生的报道。可单独存在，也可以合并其他畸形，如多指（趾）畸形、肛门闭锁、异位输尿管、多囊肾、肾发育不良及血管畸形等。处女膜闭锁的典型症状是青春期后月经未来潮，并伴周期性下腹痛，并呈进行性加重，妇检处女膜向外突起并膨隆，表面呈紫蓝色，肛检可触及压痛包块，B超可协助诊断。处女膜闭锁若不处理，月经血存于子宫及阴道，过多的积血会反流至输卵管，引起输卵管粘连，严重者形成盆腔子宫内膜异位症。故若青春期后月经未来潮，且有周期性腹痛患者应及早到医院就诊。

处女膜闭锁处理并不困难，治疗的主要目的是开放处女膜，并充分引流积存的月经血及血块。将呈T形、X形或是十字形的闭锁处女膜切开并去除多余处女膜组织是标准的手术治疗方法。处女膜切开时应避免挤压子宫，以免经血逆流导致输卵管粘连、子宫内膜异位症及不孕症的发生。处女膜切开术预后情况良好，但术后应注意随访以免发生再次闭合。处女膜解剖图片见图2-6。

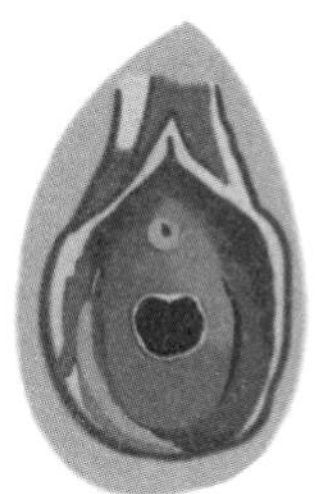

环形处女膜

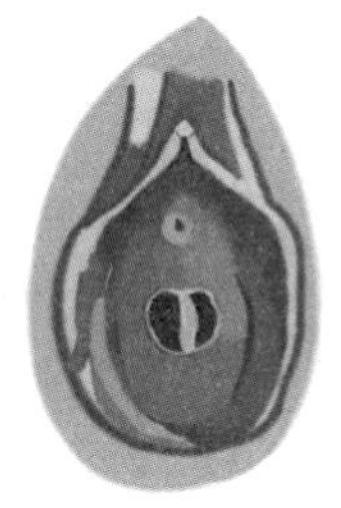

间隔状处女膜

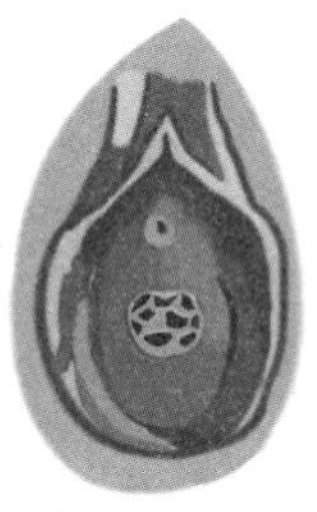

筛状处女膜

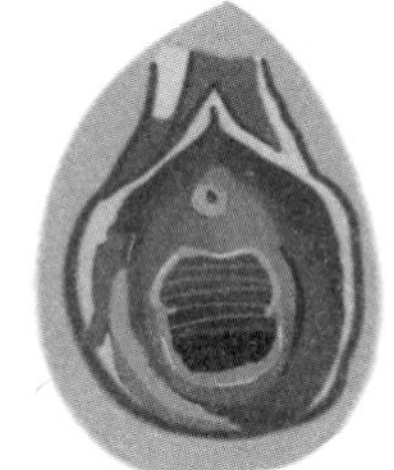

经产妇阴道口

图2-6 处女膜解剖示意

二、阴道发育异常

阴道是连接女性内外生殖器的一条非常重要的管道。它是女性的性交器官，也是月经血排出及胎儿娩出的通道。阴道的上端连接着子宫，它的下端就是阴道口，前面与膀胱、尿道为邻，后面则与直肠、会阴相连。女性阴道由副中肾管和泌尿生殖窦共同发育而来。1998 年美国生殖医学会根据胚胎学发育理论提出了一种大家较为认可的阴道发育异常分类：①副中肾管发育不良，包括子宫、阴道未发育综合征，即先天性无子宫无阴道。②泌尿生殖窦发育不良，包括阴道闭锁。③副中肾管融合异常，可分为垂直融合异常（包括阴道横膈）和侧面融合异常（包括阴道纵隔和阴道斜隔综合征）。

1. 子宫、阴道未发育综合征（MRKH 综合征）

即先天性无阴道，是由于双侧副中肾管中段与尾段未发育所致的一种女性生殖道畸形综合征，其发病率为 1/5000 ～ 1/4000。MRKH 综合征可以分为Ⅰ型及Ⅱ型两种类型：Ⅰ型是单纯性无阴道无子宫；Ⅱ型为无阴道无子宫合并其他系统畸形。据研究显示Ⅰ型 MRKH 综合征患者中，约有 40% 的患者合并肾脏发育异常，10% 的患者合并听觉障碍，10% ～ 12% 的患者合并骨骼发育异常。

MRKH 综合征的患者卵巢发育正常，因此有第二性征的发育，外表为正常女性。青春期前多无症状，青春期后可表现为原发性闭经及婚后性生活困难。因为患者没有子宫、无月经，所以不会有周期性腹痛，外阴发育正常，有外阴裂隙，但是阴道检查无阴道口。治疗的主要目的是阴道重建，恢复患者的性能力。阴道是女性主要的性交器官，故一个能够进行正常性生活的人工阴道对于患者来说是十分重要的。

MRKH 综合征的治疗主要可分为两种，即非手术治疗和手术治疗。非手术治疗是用人造模具持续在阴道口的位置压迫，让其渐渐地形成一个通道，变成人工阴道，满足性交需求。因为患者阴唇内组织通常较疏松，如果做得足够好，再加上患者的耐心和配合，则这个非手术方法的成功率会很高，但是这种方法需要患者具有足够的毅力，能忍受一定的疼痛，并作持久的努力。另外一种治疗方法是手术治疗，即阴道重建术。阴道重建的术式种类繁多，各有利弊，具体术式的选择需考虑到多方面的因素，包括患者自身的发育情况、经济状况、自身意愿、医院的医疗条件及术者的技术水平等。目前国内最常用的两种方法是腹膜代阴道成形术和乙状结肠代阴道成形术。

2. 阴道闭锁

阴道闭锁是因尿生殖窦发育缺陷，未参与形成阴道下段所致，分为两种类型：阴道下段闭锁（Ⅰ型）及阴道完全闭锁（Ⅱ型）。Ⅰ型阴道闭锁患者由于其子宫发育多正常，积血程度比较重，故临床症状出现早。Ⅱ型患者常伴有子宫及子宫颈发育不良，因其内膜功能较差，临床症状出现时间晚于Ⅰ型，会增加经血反流的可能性，从而会导致盆腹腔子宫内膜异位症。阴道闭锁的典型症状为青春期后月经不来潮，伴或不伴周期性下腹痛，极少部分患者因婚后性交困难而就诊。妇科检查未见阴道口，肛门指诊能触及包块，但其位置较处女膜闭锁引起的包块高，超声及磁共振可协助确诊。

阴道闭锁患者治疗以解除梗阻部位，缓解临床症状，恢复正常月经及性交功能作为主要治疗目的。Ⅰ型阴道闭锁，可切开闭锁段阴道，并于术后阴道内放置阴道模型避免粘连。预后好，大部分患者可恢复正常月经，并能正常妊娠。而Ⅱ型阴道闭锁治疗则较为困难，部分患者需要切除子宫。

3. 阴道横膈

阴道横膈是由阴道板及两侧米勒管融合后的尾端未正常腔化所致，发病率为1/70 000，是较为少见的一种发育异常。阴道横膈可分为完全性阴道横膈和不完全性阴道横膈。完全性阴道横膈的临床表现与处女膜闭锁相似，如前所述，位于上端的不完全横膈多无明显症状，多数为妇科检查时发现，少数于妊娠分娩受阻时发现。妇科检查可明确诊断。阴道横膈的治疗目的是通畅阴道、解除梗阻，治疗方法为手术切除横膈，术后需放置阴道模具，防止挛缩。

4. 阴道纵隔

阴道纵隔是由两侧副中肾管下段会合后的纵隔未消失或部分消失所致，可分为完全性纵隔和不完全性纵隔。单纯性阴道纵隔较为少见，多合并纵隔子宫或双子宫双宫颈。完全性阴道纵隔多无临床症状，合并纵隔子宫者可因不良妊娠就诊，行妇科检查时偶然发现。少数不完全阴道纵隔者可表现为性交困难。无症状的阴道纵隔不需进行治疗。影响性生活者可行纵隔切除术，患者预后良好，不合并子宫畸形者生育力良好。

两性畸形

胚胎于妊娠第 7 周后开始进行两性分化，染色体核型决定分化方向，诱导性腺向睾丸分化的决定因子为位于 Y 染色体上的 SRY 基因。具有 SRY 基因的胚胎将分化为具有阴囊、睾丸及男性外生殖器的男孩，而 SRY 基因缺失的胚胎则分化为具有卵巢、子宫及女性外生殖器的女孩。然而，有时由于种种原因，胚胎的发育不按照原先设定的标准进行，而出现两性同时兼备的个体出生（同时具备两性内生殖器或外生殖器），即两性畸形。据报道，两性畸形的发病率为 1/4500。传统上将两性畸形分为同时具有两性性腺的真两性畸形及性腺同染色体核型一致而外生殖器表现为两性的假两性畸形两种。

1. 女性假两性畸形

患者染色体核型为 46XX，生殖腺为卵巢，内生殖器包括子宫、卵巢和阴道，但外生殖器的发育却出现部分男性化，男性化程度取决于胚胎暴露于高雄激素的时期和雄激素剂量，本来是女孩但是有粗大的阴蒂，甚至有些看起来像阴茎。胚胎暴露在高雄激素环境的原因可以是先天性的肾上腺皮质增生分泌过多的雄激素，也可以是因为孕妇于妊娠早期服用具有雄激素作用的药物，如人工合成孕激素、达那唑或甲睾酮。还有一部分孕妇为了生男孩而服用“转胎丸”，其实“转胎丸”并不是什么神药，而是雄激素制剂，孕妇服用“转胎丸”将导致女性胎儿的假两性畸形。

2. 男性假两性畸形

患者染色体核型为 46XY。生殖腺为睾丸，无子宫，阴茎极小，生精功能

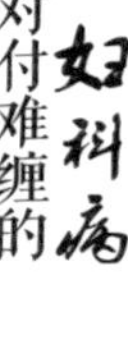

异常，无生育能力。男性假两性畸形系男性胚胎或胎儿在母体缺少雄激素刺激发育所致，其大多数是由于外周组织雄激素受体缺乏，临床将此病称为雄激素不敏感综合征，常在同一家族中发生。其表现为乳房发育，阴毛、腋毛缺如，阴道为盲端，无子宫，睾丸可为正常大小，但位于腹腔内。

3. 真两性畸形

十分罕见，指患者体内同时有卵巢和睾丸两种生殖腺体，染色体核型多为46XX，其次为46XX/46XY嵌合型，也有46XY，但是比较少见。其表现和女性假两性畸形相似，但是个别有子宫的患者如果能及早确诊，切除睾丸组织后，甚至还具有正常的生殖能力。

两性畸形的治疗应该根据患者确诊时的年龄、内外生殖器发育的情况、患者原来的社会性别，以及本人的意愿及畸形程度，给予个体化的矫治。原则上，除阴茎发育良好的患者，一般建议按女孩抚养，治疗原则为经过手术或药物治疗后成为单一性体并具备性功能。

Part 3　每个月的那几天

——月经自白

为什么女性每个月都要出血？而又是为什么，不需要任何的治疗血就能自行停止？在出血的时候我们的身体到底经历了什么，女性又该如何爱惜自己的身体？

月经生理

一、月经

月经又称月事、月水、月信、例假、大姨妈、见红，中医称经血。它是指有规律的、周期性的子宫内膜脱落出血，是生殖功能成熟的标志之一。第一次月经来潮称月经初潮，东方女性初潮的平均年龄在12—16岁，不同国家的年龄统计略有不同，这与饮食习惯、气候等有关。

两次月经第1天的间隔时间称为月经周期，即从月经的第1天开始，一直到下次月经来潮的第1天。正常月经周期为21～35天，短于21天称为月经频发，超过35天称为月经稀发，但周期长短可因人而异，只要不短于21天，不超过35天，并且能保持一定的规律性就不能认为是月经不调，因此月初及月末各来潮1次也是正常的。

月经来潮的持续时间称月经经期，一般为3～7天。若月经经期超过10天，称为月经经期延长。偶尔出现月经经期延长不需要特殊治疗，但长期出现月经经期延长则需要到医院就诊，以排除器质性及功能性病变。

月经血一般呈暗红色，每次量约35ml，少于10ml称为月经过少，超过80ml称为月经量过多。无论是月经量过多还是月经量过少，都需到医院就诊。

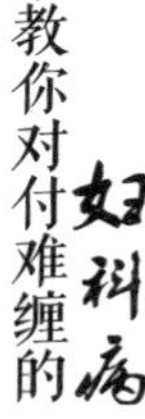

月经血 70% 来自动脉破裂出血，5% 来自细胞渗出，25% 来自静脉破裂出血。除血液外，还有子宫内膜碎片、宫颈黏液及脱落的阴道上皮细胞，因此月经血里掺杂少许肉样组织属于正常现象，无须过分担忧。

二、月经的由来

月经来潮是由下丘脑、垂体和卵巢三者释放的生殖激素相互作用，并影响它们的靶器官——子宫，使子宫内膜周期性脱落的一个复杂的过程。想要明白月经的由来，首先必须了解女性的生殖器官结构及其生理功能。卵巢的主要功能是产生卵子和合成卵巢激素，子宫和输卵管则在卵巢激素的作用下发生周期性变化，为受精卵的形成及着床做好充分的准备。

在胚胎时期，两侧卵巢内总计达 600 万个原始卵泡，而胎儿 20 周后，卵原细胞不再分裂且大量退化，只有部分卵原细胞长大，分化为初级卵母细胞。出生时，卵巢内的卵原细胞全部消失，留下的均是初级卵母细胞，有 70 万～200 万个。初级卵母细胞不能自我复制，出生后卵巢内的初级卵母细胞不再增多，而是陆续退化闭锁，至青春期仅余 4 万个左右。青春期之前卵泡基本上没有功能，到青春期后，每个月发育一批卵泡，经过征募、选择，其中只有一个卵泡可以发育成熟，并排出卵母细胞。其余的卵泡发育到一定程度通过细胞凋亡机制而自行退化，称为卵泡闭锁。女性一生中有 400 ～ 500 个卵泡发育成熟并排出。

每一个月经周期，随着卵泡的发育、成熟、排出，女性的身体会经历如下的变化。

1. 卵泡期

从月经第 1 天起，在下丘脑促性腺激素释放激素的控制下，垂体前叶分泌促卵泡激素（FSH）和少量黄体生成素（LH）促使卵巢内卵泡发育成熟，并开始分泌雌激素。同时小剂量的雌激素对 FSH 和 LH 又有正反馈的作用，即雌激素分泌越多，FSH 和 LH 也分泌越多。于是卵泡在各种激素的刺激下慢慢长大成熟，在雌激素的作用下，子宫内膜发生增生性变化，慢慢增生变厚。

2. 排卵期

当卵泡越长越大，渐趋成熟，雌激素的分泌也逐渐增加，达到一定浓度，这时垂体分泌的 FSH 和 LH 也达到了峰顶，尤其以黄体生成素释放高峰更为明显，黄体生成素的高峰将引起成熟的卵泡排卵。

3. 黄体期

排卵后卵子进入输卵管壶腹部等待受孕，而剩余在卵巢的部分形成黄体并分泌雌激素和孕激素。此时子宫内膜在雌激素、孕激素（主要是孕激素）的作用下，加速生长且功能分化，转变为分泌期内膜，成为肥沃的土壤等待受精卵着床。如果卵子没有受精，在排卵后 14 天左右，黄体萎缩，停止分泌雌激素和孕激素，子宫内膜骤然失去这两种性激素的支持，便崩溃出血，内膜脱落而月经来潮。之后女性的身体又进入了下一个循环，卵泡发育、子宫内膜增生，月经血止；排卵、黄体形成、子宫内膜向分泌内膜转化；黄体萎缩、子宫内膜脱落月经来潮。周而复始，直至卵泡耗竭。

在每一个月经周期中，输卵管和子宫颈在激素的作用下也同时发生明显的周期性变化。

4. 输卵管的周期性变化

输卵管的作用是促进卵子的运输、提供受精场所和运输受精卵。卵巢排卵后伞端负责拾卵，卵子在壶腹部等待受精，形成受精卵后，在输卵管肌肉收缩及纤毛摆动的作用下，通过峡部及间质部进入宫腔。输卵管伞端拾卵、输卵管肌肉的收缩和纤毛的摆动是卵巢分泌的雌孕激素影响的结果。雌激素可促进纤毛生成，孕激素可使纤毛脱落。

5. 子宫颈黏液的周期性变化

子宫颈黏液主要由子宫颈腺体的分泌物组成，此外还包括少量来自子宫内膜和输卵管的液体，以及子宫腔、宫颈的碎屑和白细胞。子宫腺黏液的分泌受雌激素和孕激素的影响，随月经周期发生周期性变化。排卵前宫颈黏液分泌量增加，拉丝度好，黏性低，有利于精子的穿透；排卵后，宫颈分泌黏液减少，黏性增加，拉丝度差。妊娠后，黏液变得更厚，可形成黏液栓堵住宫颈口，防

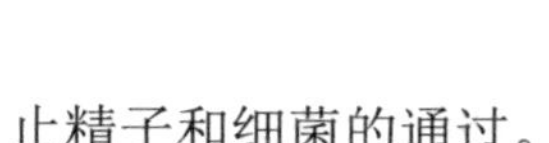

止精子和细菌的通过。

6. 阴道黏膜在月经周期中的变化

阴道黏膜上皮细胞受雌激素和孕激素的影响，也会发生周期性变化。雌激素使阴道上皮底层细胞增生，逐渐演变成中层及表层细胞，使表层细胞出现角化，细胞内富含糖原，糖原经乳酸杆菌作用分解为乳酸。排卵后，孕激素使阴道黏膜表皮细胞脱落，因此，可以通过阴道脱落细胞来了解女性生殖内分泌状况。

7. 基础体温

孕激素可以上调体温中枢的调定点，通常排卵前基础体温＜ 36.5℃，排卵后体温上升 0.3 ～ 0.5℃，有时甚至上升 1℃，维持 12 ～ 16 天。临床上可以根据基础体温来判断有无排卵及排卵后黄体功能是否良好。

三、月经期注意事项

月经是女性特有的生理现象，到了月经期，身体的各部位都会出现一些特殊的变化，因此女性经期需要特别的呵护，在月经期需要注意以下几点。

1. 不适宜有性生活

月经期间雌激素和孕激素全面降低，全身抵抗力比平时差，子宫内膜脱落出血，子宫口张开，碱性的经血中和了阴道的酸性环境，阴道酸度降低，使天然屏障功能削弱，容易感染，若在此时同房，会带来以下危害。

(1) 性交时，男性生殖器可能会把细菌带入阴道内，经血是细菌等微生物的良好培养基，细菌快速繁殖，然后沿子宫内膜内破裂的小血管及淋巴管扩散，感染子宫内膜，甚至可累及输卵管，导致急慢性盆腔炎、输卵管堵塞，甚至不孕。

(2) 女性性兴奋时会有生殖器充血，月经期性生活会导致月经量增多，经期延长。

(3) 经期同房，精子随子宫内膜破损处开放的血窦进入血液，可诱发抗精子抗体的产生，从而导致免疫性不孕不育症。

(4) 月经分泌物进入男子尿道，也可能会引起男性尿道炎。

(5) 经期同房，性冲动时子宫收缩，可将子宫内膜碎片挤入盆腔，引起子宫内膜异位症，导致不孕甚至更严重的后果。

2. 做好经期卫生工作

经期机体抵抗力下降，宫颈口微张，经血积存于阴道内，中和阴道内的酸性环境，降低自然屏障的功能。同时经血是细菌最好的培养基，若不注意卫生，极易使细菌大量繁殖，导致生殖系统的炎症。很多阴道炎的患者，月经后会复发。因此，经期时女性需要做到以下几点。

(1) 勤洗澡，每天清洗外阴，所用的卫生巾必须保证清洁、柔软，并且勤换卫生巾。

(2) 卫生栓（即内置式卫生棉条）的使用，除了要清洁勤换外，夜间最好不予使用。因为，卫生栓的吸水量是有限的，而夜晚熟睡之后，不可能及时更换，此时的经血外流受阻，很可能逆流入盆腔引起子宫内膜异位症。

(3) 做好卫生工作的同时要注意不宜坐浴、游泳、泡温泉，因为月经期间子宫颈口微开，坐浴和盆浴很容易使污水进入子宫腔内导致炎症。

(4) 不宜穿紧身裤。月经期间如果穿紧身裤，会使相关部位的毛细血管受到压迫，从而影响血液微循环，造成局部水肿。另外，紧身裤也会增加会阴摩擦，容易引起会阴炎。建议经期穿透气性好、吸湿性强的棉质内裤。

3. 不宜饮酒

月经来临前及期间，受激素分泌的影响，女性体内分解酶的活力低下，酒精代谢能力下降，使得酒精不易迅速从血液中排泄出去，而是变成了对身体有害的“酸性物质”。为清除这些酸性物质，肝脏就要不断地制造酶。其结果会加重肝脏的负担，使引发肝脏功能障碍的可能性增大。同时因为酶活力的下降，月经期喝酒更容易上瘾、容易引发酒精中毒。有报道称，同样是喝酒，女性经期饮酒引发肝损害或酒精中毒的概率将比男性大 1 倍。另外，由于经期不断出血，身体虚弱，抵抗力较差，喝酒会加快血液循环，引起月经量增多，如饮凉啤酒还可能引起痛经等。所以，月经临近或月经期间，原则上禁饮白酒，

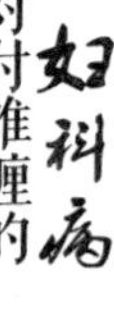

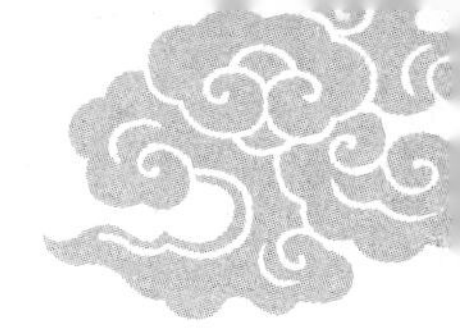

但可以少量饮用葡萄酒。

4. 注意保暖，避免受凉

坊间传闻："月经来潮时，不能洗发，不能吃冰冷食物，否则会导致污血残留在子宫之内，女性的毒素不能排出，日积月累，激素分泌失调，会造成月经紊乱、不孕，甚至引发乳腺癌、子宫癌。"但事实并非如此，每个月排出的月经血的成分主要是血液（3/4 为动脉血，1/4 为静脉血），并含有少量的子宫内膜组织碎片、宫颈黏液、脱落的阴道细胞、各种活性酶及生物因子，并不是女性体内蓄积的毒素，因此污血残留损伤女性身体健康的观念是错误的。实际上，直到现在为止，即便国际国内的医学水平都如此发达，但是医学界仍然没有完全弄清楚癌症产生的原因。许多医学专家针对癌症患者的饮食和作息做了大量的调查，并没有直接结果显示女性癌症的发生与月经期受凉相关。不过，女性在月经期间，抵抗力下降，若身体受寒，则气血凝滞，可导致月经失调或痛经，也可能导致病菌乘虚而入，引起感冒、腰痛、腹泻，甚至诱发阴道炎、盆腔炎等各种不易根治的妇科疾病。那月经期女性应如何进行保暖呢，能不能洗澡呢？

(1) 不用冷水洗澡，月经期用温水洗头洗澡是不会影响身体健康的，值得推荐。洗完头及时用电热风吹干，或用干毛巾反复擦干水。吹头发时特别要注意吹后脖颈，此处有几个容易受风寒的穴位：风池、风府，寒气和水湿会从这里进入体内。

(2) 注意穿衣保暖，尤其注意后脖颈和腰部的保护。少吹冷气，在空调房里多披一件衣服，或者准备一个暖水袋，经期时暖腹、暖腰。谨防"寒从足下起"，穿上包脚趾头、包足跟的鞋子，准备一对护踝，经期要把脚踝上下护好，这附近有一个重要的穴位：三阴交。

(3) 临睡前可用热水泡脚，这个方法不仅适用于经期，平时用还有助睡眠。

(4) 不吃生冷的水果、冰冻食物。温性水果可以适当吃一点，如橙子、橘子和桂圆等。忌喝冷饮，多喝温热饮料如桂圆姜枣茶、姜汁红糖水，中医学认为，红糖具有益气养血、驱风散寒、活血化瘀的功效。月经期喝些红糖水，可让身体温暖，活络气血，加快血液循环。

5. 关于运动

(1) 不宜进行激烈的运动，如跳高、跳远、赛跑、踢足球等，这些运动会诱发或加重月经期间的全身不适，甚至引起痛经和月经失调。避免做增加腹压的力量性锻炼，如举重、哑铃等，否则会引起月经过多或经期延长。另外，由于经期子宫口处于微开状态，细菌易侵入宫腔，增加感染的机会，引起各种妇科炎症，因此月经期间不宜游泳。经期也不宜参加比赛，以免因精神过度紧张导致内分泌失调而出现月经紊乱。

(2) 适当的体育运动是有益无害的，如体操、乒乓球、太极拳、慢跑、走队列等一些活动量小、强度轻、动作温和的体育活动，可以促进血液循环，减轻经期小腹坠胀和腹痛。同时还有助于调整大脑的兴奋和抑制过程，分散注意力，保持精神愉快，减少经期紧张、烦躁等不适感。

6. 月经期间的饮食

月经期间女性的抵抗力下降，情绪易波动，有的人可出现食欲差、腰酸、疲劳等症状。月经期雌激素和孕激素水平波动，部分患者还会出现经前期综合征，如情绪低落或易怒、头晕、头痛、失眠、恶心、腹泻、青春痘、全身浮肿、乳房胀痛等生理反应。另外，因月经失血，尤其是月经过多者，每次月经都会使血液的主要成分——血浆蛋白、铁、钾、钙、镁等丢失。因此，月经期间饮食需特别注意，饮食调理得当不仅能减轻月经期的不适，对于女性子宫、卵巢的功能也会有所助益。月经期一般是 5 ～ 7 天。前 1 ～ 3 天经血量会较多，有时还会出现血块，合并下腹部的闷痛，这时可以吃麻油姜片炒猪肝，除了补充铁质之外，麻油姜片也有活血的功用，有利于经血及血块排出。3 天以后则可以改吃麻油炒猪腰，来帮助子宫收缩将经血排干净。若是觉得这样太麻烦，可以整个经期都喝红糖姜汤，有助于子宫收缩，将经血排干净。女性月经期饮食还要注意以下几点。

(1) 不宜吃太咸：过咸的食物会使体内的盐分和水分潴留增多，在月经来前，很容易引发头痛、情绪激动等症状。

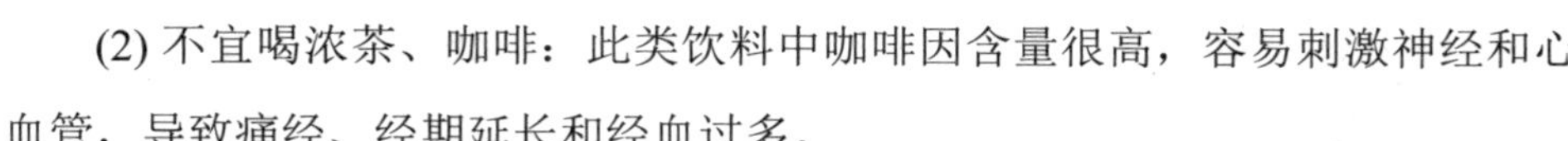

(2) 不宜喝浓茶、咖啡：此类饮料中咖啡因含量很高，容易刺激神经和心血管，导致痛经、经期延长和经血过多。

(3) 不宜吃生冷的蔬菜、水果和饮冷饮：生冷的食物会降低血液循环的速度，进而影响子宫的收缩及经血的排出，致经血排出不利，引起痛经。

7. 月经期用药的注意事项

月经期是女性的敏感时期，也是身体抵抗力减弱的时期，有几类药物最好不要用，若一定需要应在医生指导下使用。

(1) 直接用于阴道局部的药：月经期应暂停使用治疗阴道炎的栓剂、泡腾片剂等直接用于阴道局部的药。因为在月经期间子宫内膜充血，宫颈口松弛，阴道有积血，非常有利于细菌繁殖及上行感染，此时阴道局部用药会导致细菌逆行，侵犯子宫腔及子宫内膜。

(2) 活血化瘀类中药：女性在经期服用活血化瘀类中药可使月经量增多，月经淋漓不止，严重者甚至引发重度贫血或经期大出血。另外，经期出血也可能影响药物的疗效。

(3) 某些抗凝血药物：为防止增加子宫出血，引起月经过多甚至大出血，月经期应避免使用抗凝血药，如香豆素、肝素及某些中药溶血栓制剂。长期服用阿司匹林、华法林的患者，经期是否继续服药需咨询医生。

(4) 泻药：泻药中的容积性泻药，如硫酸镁可刺激肠壁而引起盆腔充血，使月经量增多，故月经期应禁用。

(5) 减肥药：减肥药中多含有抑制食欲的成分，如果在经期应用，可能导致月经紊乱、多尿或排尿困难，或出现心慌、焦虑等，更有甚者出现闭经，所以应禁用。

(6) 甲状腺制剂：这类药有可能造成月经紊乱，并会出现怕热、出汗、心律失常、体重减轻，应慎用。但长期服用甲状腺素片的患者，月经期不能停药。

(7) 止血药：止血药能降低毛细血管的通透性，促使毛细血管收缩，可能引起经血不畅，应慎用。

女性月经期间注意事项较多，稍不注意就会诱发各种不适，更有可能诱发各种妇科疾病，留下隐患，所以女性在经期内不能乱吃药。当然，经期用药也不能一概而论，如果需要用药最好先咨询医生。

8. 月经期检查与手术

(1) 妇科检查：月经期尽量避免妇科检查，因经期机体抵抗力下降，宫颈口微张，妇科检查容易导致上行感染，另外妇科检查按压子宫，可能导致经血逆流而引发子宫内膜异位症，若一定要进行妇科检查，需严格消毒。

(2) 手术操作：月经期间应尽量避免各类手术操作，因为女性月经期间，体内纤维蛋白酶和纤维蛋白溶酶的平衡会被打破，也就意味着凝血作用和溶血作用不匹配，容易导致术后伤口出血时间长。月经期间，女性的内分泌会紊乱，身体对病毒的抵抗力要比平常弱，术后伤口感染的机会增加。月经期间，女性由于激素水平波动易怒，情绪不稳定，暴躁对伤口愈合有一定的影响，因此月经期间应避免各类手术操作，即使是割双眼皮这一类的小手术。

(3) 不宜拔牙：月经期间，子宫内膜释放出较多的组织激活物质，将血液中的纤维蛋白质溶解酶原激活为具有抗凝血作用的纤溶酶，同时体内的血小板数目也减少，因此身体的凝血能力降低，止血时间延长。此时拔牙，出血量会明显增多，拔牙后嘴里也会长时间留有血腥味，影响食欲，导致经期营养不良，因此应避免在经期拔牙。

月经不调

月经不调是指与月经有关的多种疾病，包括月经周期、经量的改变或伴随月经期前后出现的以某些症状为特征的多种疾病的总称。月经不调是女性常见病，常表现为周期不规则，经期长短不一，月经量时多时少、过多或过少，经间期出血、痛经、闭经等。然而，大部分的女性对此都是一知半解，所以各式各样的偏方或治疗方式都有人去尝试，甚至讳疾忌医、忍耐度日者也大有人在。其实，月经不正常就如同发热一样，只是一个病症而已，找出潜藏在背后的病因并且加以治疗才是重点。

正常月经的发生是基于排卵后黄体生命期结束，雌激素和孕激素撤退使子宫内膜功能层皱缩坏死而脱落出血，正常月经的周期、持续时间和血量表现为明显的规律性和自限性。当机体受内部和外界各种因素，诸如精神紧张、营养不良、代谢紊乱、慢性疾病、环境或气候骤变、饮食紊乱、过度运动、酗酒及其他药物影响时，可通过大脑皮质和中枢神经系统引起下丘脑－垂体－卵巢轴功能异常而导致月经失调。如果下丘脑－垂体－卵巢轴功能是正常的，但它的靶器官子宫出现了问题，也会引起月经失调。以下将详细介绍月经不调的种类、原因及预防和治疗方法。

一、月经频发

正常女性的月经周期为 21 ～ 35 天，若偶尔提前 1 次，不能算异常，但若超过两个周期以上月经周期短于 21 天则称为月经频发，也就是我们常说的月经提前。患者常出现 1 个月来 2 次甚至 2 次以上的月经。

（一）病因

1. 精神心理因素

长期精神压抑，工作、生活、学习压力过大或遭受重大精神刺激和心理创伤都可导致月经频发。这是因为月经是卵巢分泌的雌激素和孕激素作用于子宫内膜后形成的，卵巢分泌激素又受垂体和下丘脑释放激素的控制，所以若压力过大，卵巢、垂体、下丘脑的功能发生异常，激素分泌紊乱就会使月经提前。

2. 卵巢储备功能不良

卵巢储备功能不良多发生于 35 岁以后的生育年龄女性；在之前的章节中我们讲到，整个月经周期分为卵泡期、排卵期、黄体期，黄体期通常固定不变，因此卵泡期，也就是卵泡发育所需的时间往往决定了月经周期的长短，随着卵巢的储备功能下降，卵泡生长成熟的时间慢慢缩短，因此月经周期也随之缩短。

3. 黄体功能不足

是指卵巢排卵后形成的黄体内分泌功能不足，以致孕激素分泌不足，使子宫内膜分泌转化不足。通常黄体期是固定不变的，为 14 ～ 15 天，而此类患者由于相对固定的黄体期变短，从而使月经周期变短，月经频发，该疾病多发生在生育年龄，除表现为月经不调外，还可导致不孕或习惯性流产；病因目前不明确，多数学者认为：出现黄体功能不足的原因可能与垂体分泌的黄体生成素（LH）、促卵泡激素（FSH）不足，垂体分泌的催乳素（PRL）过多或过少，卵泡本身不成熟，对促性腺激素不敏感有关；黄体本身合成孕激素不足或与雌激素的比例不协调也可能是黄体功能不足的发病机制。此外有一些生理因素，如初潮、分娩后、绝经过渡期也可能出现黄体功能不足。

4. 无排卵性功能失调性子宫出血

这是最典型的下丘脑－垂体－卵巢轴功能异常引起的月经失调，常发生于青春期和绝经过渡期，前者因下丘脑－垂体－卵巢轴功能发育不成熟，后者因下丘脑－垂体－卵巢轴功能衰退导致卵泡发育受阻而不能排卵，使患者体内只有雌激素而没有孕激素，部分患者可表现为月经频发。

（二）诊断

如果女性发现自己有连续两个周期以上的月经周期短于 21 天，则称之为月经频发，就需要到医院就诊了。想要治疗月经频发，就需要从根源上找到月经频发的原因，以下的方法可以帮助我们初步判断月经频发的原因。

1. 测量基础体温

此为最简单有效的方法，基础体温是人体一天当中最低的体温，通常是在早晨刚醒来，体温还没有受到运动、饮食或情绪变化影响时测出来的。测量基础体温，选用普通的体温计就可以了，正确的测量方法如下：最基本的要求是要看得懂体温计，测量体温前不要起床、上厕所、吃东西、说话等。每天晚上睡之前把体温计甩一甩，让水银柱上的度数降下来，不要超过 35℃，放在早晨醒来后最方便拿的地方。每天早晨醒来时，立即把体温计放在舌下 5min，然后把体温记录在基础体温专用表上（图 3-1）。

因为孕激素有产热作用，可以使女性的体温轻微升高，卵子排出后剩余的部分在卵巢内形成黄体，分泌孕激素，可使体温升高 1℃左右，所以排卵后女性的体温将有接近 1℃的升高。而黄体一般 14 天萎缩，所以体温升高的时间

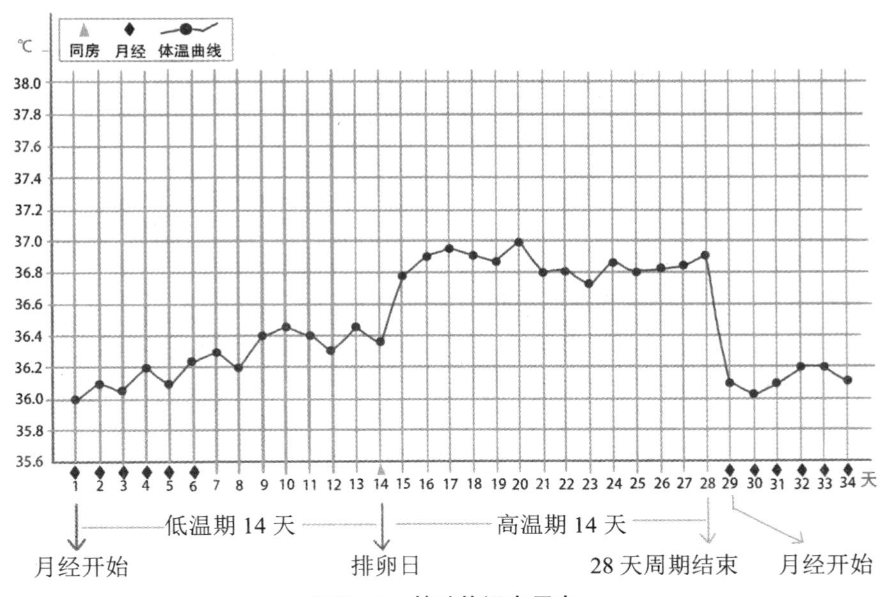

图 3–1 基础体温专用表

约为 14 天，以 28 天为 1 个月经周期，女性的体温将呈现 14 天的低温期，14 天的高温期，此为双相基础体温。若不排卵，就不会有黄体产生，卵巢不分泌孕激素，那么基础体温就没有高温期，此为单相基础体温，由此可以推断，月经不调是由于不排卵引起的。若为双相基础体温，但是低温期，也就是卵泡期短，仅 7 ～ 8 天，则可以推断月经频发是卵巢储备功能下降引起的；若为双相基础体温，但是高温期，也就是黄体期短于 10 天，或体温上升不足 0.5℃，则可以推断月经频发是黄体功能不足引起的。

2. 激素水平检测

我们可以通过检测激素水平来推断月经频发的原因，在月经来潮第 2 ～ 3 天抽血，可以了解女性激素的基础值，初步判断卵巢功能，了解有无卵巢储备功能下降，在月经第 18 ～ 21 天检测血清孕激素水平，若孕酮明显低于正常值，则考虑无排卵。

3. 内膜活检

我们可以通过内膜活检来判断月经频发的原因，在月经前进行诊刮，取子宫内膜进行病理检查，就是我们常说的“见血诊刮”，若病理检查提示子宫内膜呈增生反应，无分泌，则考虑无排卵，若子宫内膜分泌反应差，甚至还停留在分泌早期，则考虑系黄体功能不足。

（三）调理方法

若症状不严重，通过调理能够有明显的好转。

1. 调整自己的心态，放松心情。

2. 生活有规律，避免熬夜、过度劳累。

3. 平常的饮食中注意多吃补血补肾的食物，以性平、性温的食物为主，如牛肉、羊肉、猪肉等。多吃性平、性温的蔬菜，荤素搭配比例最好是 1 ∶ 1。一定要忌食寒凉类的食物，尽量少吃辛辣、上火的食物，泄气的食物不要吃，如萝卜、山楂、花茶、豆类等。

4. 坚持每晚用温水泡脚至微微出汗，在泡脚的同时可以按摩双耳、梳头，可以配合做转腰操，达到健脾开胃、提升内脏的效果。

5. 可以在每天的 11 点至 13 点搓热胳膊上的心经，特别是少海穴，然后再搓热腰部的腰俞穴，这是补肾最有效的方法。

6. 注意保暖。一定要注意双腿、双脚和腰部的保暖，不能让脚后跟受凉，因为脚后跟的内侧是子宫反射区，脚后跟的外侧是卵巢反射区。

7. 食疗法。乌骨鸡 1 只，当归、黄芪、茯苓各 9g，先把鸡洗干净放置备用，再把药放入鸡腹内用线缝合，放砂锅内煮烂熟、去药渣，调味后喝汤食肉，分 2 次吃完。月经提前每天服用 1 剂，每个月经周期服 3 ～ 5 剂。

（四）治疗方法

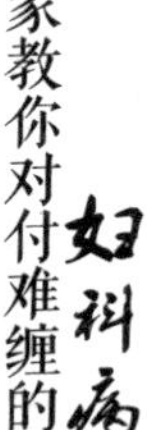

若经过积极的调养，月经频发的症状仍不见好转，这个时候女性就得求助于医生。月经频发以黄体功能不足最为常见，因此这里着重介绍黄体功能不足的治疗方法。以下治疗方法均需专业妇科医生指导，切忌盲目用药，但同时也不能讳疾忌医，一看到或者一听到激素类药物就闻虎色变。因为，当普通的调理治疗无效时，激素治疗是必需的。

1. 促进卵泡发育

可于卵泡期使用低剂量的雌激素，如补佳乐，也可使用促排卵药氯米芬。

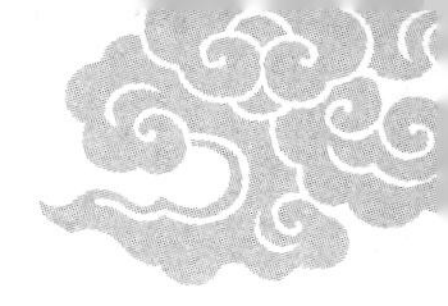

2. 黄体功能刺激疗法

于基础体温上升后开始隔日注射绒促性素。

3. 黄体功能替代疗法

选用天然黄体酮，自排卵后开始注射或口服。

4. 黄体功能不足

合并高泌乳素血症需加服溴隐亭。

二、月经稀发

月经稀发是指月经周期后延，超过35天，并连续出现两个月经周期以上者。该病可发生于有排卵性月经周期中，也可发生于无排卵性月经周期中，也就是我们所说的月经推后，是月经不调最常见的症状之一。

（一）病因

1. 妊娠

若有性生活的女性在生育期出现月经推后，首先要考虑是否妊娠。尿妊娠试验是判断是否妊娠最简单、最有效的方法，排除妊娠后再考虑以下因素。

2. 多囊卵巢综合征

月经稀发最常见的原因，是一种生殖功能障碍与糖代谢异常并存的内分泌紊乱综合征。持续性无排卵、雄激素过多和胰岛素抵抗是其重要特征。多囊卵巢综合征是生育期女性月经紊乱最常见的原因，其病因至今尚未阐明。其内分泌特征有：①雄激素过多；②雌酮过多；③黄体生成素 / 促卵泡激素（LH/FSH）比值增大；④胰岛素过多。其最典型最主要的临床症状就是月经稀发，甚至闭经，还伴有雄激素过高的临床表现，如多毛、痤疮、肥胖、黑棘皮病。同时因为稀发排卵或者不排卵，还可导致不孕。

3. 无排卵性功能失调性子宫出血

青春期女孩月经延迟最常见的类型是下丘脑 - 垂体 - 卵巢轴调节功能尚未健全所导致的无排卵型月经紊乱。其特点是月经稀发，短时停经后突发不规则性月经过多、经期延长，随着年龄的增加，性腺轴发育成熟后症状会逐渐缓解，但症状严重者仍需治疗。围绝经期女性的卵巢功能衰退，生育功能也渐趋衰退，激素分泌紊乱，就会出现月经周期紊乱。其特点为有短期月经延迟、子宫内膜过度增生，随后出现大量阴道出血、月经过多、淋漓不断，往往需要刮宫止血或服用性激素类药物止血。

4. 合并慢性疾病

如甲状腺功能减退，可导致新陈代谢过低，卵泡发育成熟时间延长，而致卵巢不能按时排卵，月经稀发。同时抑郁症、精神分裂症、风湿免疫性疾病、慢性肾病的患者也常常合并月经稀发。

5. 精神心理因素及环境因素

正常的月经有赖于下丘脑－垂体－卵巢轴及子宫的相互作用与协调，当突然或长期精神压抑、紧张、忧虑、环境改变、过度劳累、情感变化、寒冷、吸烟、酗酒，因减肥节食导致营养不良或剧烈运动等可能影响下丘脑、垂体的功能及其相关激素的释放，导致月经稀发，甚至闭经。

（二）诊断

连续两个周期以上，月经周期超过 35 天可诊断为月经稀发，可以通过以下方法判断月经稀发的原因。

1. 基础体温测定

若基础体温显示单相则表示不排卵。

2. 阴道 B 超检查

如果是多囊卵巢综合征，B 超会发现一侧卵巢或者双侧卵巢体积增大，卵巢内有许多小卵泡，超过 12 个以上。

3. 性激素水平测定

多囊卵巢综合征的患者会出现雄激素升高，FSH 偏高，LH 偏低，LH/FSH 比值＞ 2 ～ 3。部分患者泌乳素升高。

4. 其他内分泌激素的检查

甲状腺功能减退的患者会出现血清 TSH 升高，T_3、T_4 降低；肥胖的多囊卵巢综合征患者还会出现空腹胰岛素升高。

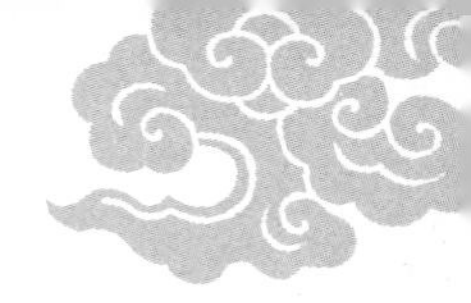

（三）调理方法

1. 保持心情舒畅，避免精神紧张和精神刺激。

2. 注意经期保健，经期勿服寒凉酸涩之品，以免凝滞气血。

3. 在经期要做好预防保健措施。

4. 保持良好的生活习惯，不抽烟不喝酒，适当运动但不剧烈运动，控制体重，低脂高蛋白清淡饮食，但不节食。

（四）治疗方法

若经过积极的调理和保养，症状仍不能改善，则需及时到医院就诊。

1. 积极治疗

原发病合并慢性内科疾病引起月经稀发的患者需积极治疗原发病，如甲状腺功能减退者需补充甲状腺素片，合并慢性肾病、抑郁症等的患者需到相关科室就诊。

2. 降雄激素治疗

多囊卵巢综合征的患者常合并雄激素升高，需要进行降雄激素治疗。目前一线降雄激素药物为达英 -35（炔雌醇环丙孕酮片），其为炔雌醇与环丙孕酮组成的短效避孕药，其中环丙孕酮有很强的降雄激素作用，同时两药配伍还可以调节月经，用药疗程为 3 ～ 6 个月，相对安全，青春期患者也可以使用。

3. 改善胰岛素抵抗

对肥胖或有胰岛素抵抗的多囊卵巢综合征患者常用二甲双胍，它可以抑制肝脏合成葡萄糖，增加外周组织对胰岛素的敏感性。通过降低血胰岛素纠正患者高雄激素状态，改善卵巢排卵功能，提高促排卵的治疗效果。

4. 诱发排卵

对有生育要求的患者在生活方式调整、抗雄激素和改善胰岛素抵抗等基础治疗后，进行促排卵治疗。

5. 中医药治疗

(1) 气血虚弱：月经延后，量少、色淡、质稀，头晕心慌，倦怠乏力，纳呆，面色不华，舌质淡、苔薄白，脉细弱。治法：益气，养血调经。

(2) 肝肾不足：月经延后，量少、色黯淡，头晕耳鸣，腰膝酸软，五心烦热，舌红少苔，脉细数。治法：滋肾养肝，养血调经。

(3) 气滞血瘀：月经延后，量少、色紫黯有血块，胸胁、乳房或小腹胀痛，精神抑郁，舌淡偏暗，脉弦。治法：疏肝理气，活血调经。

(4) 寒凝血瘀：月经延后，量少、色暗淡、有血块，小腹冷痛，得热痛减，畏寒肢冷，舌暗、苔白，脉沉紧。治法：温经散寒，活血调经。

(5) 痰湿：经期后延，量少、色淡、质黏，身体肥胖，头晕胸闷，呕恶痰多，带下量多。色白质黏，舌淡胖、苔白腻，脉滑。治法：燥湿化痰，活血调经。

6. 手术治疗

中西医药物保守治疗无效且有生育要求的患者可考虑腹腔镜下卵巢打孔术，打孔需用电针或激光，每侧卵巢打孔 4 个为宜，不能过多，以免影响卵巢功能。

三、月经过少

在门诊经常有患者咨询月经量少的问题，年轻女性担心月经量少影响生育，年龄大的女性担心过早绝经。月经量少、月经色黑已然成为女性朋友最关注的月经问题之一，那什么是月经量少呢？月经周期正常，而经量明显减少，每次量不超过 10ml(一片日用卫生巾完全湿透约为 10ml)，或行经 2 天即干净，甚或点滴即净者称为月经过少。

（一）病因

月经过少并不是独立的疾病，而是多种疾病的临床症状，其与很多因素有关，包括生理性因素和病理性因素。

1. 子宫因素

(1) 子宫内膜过薄：宫腔操作（如人工流产、诊刮术等）过程中吸宫时吸刮过度、负压过高等可造成子宫内膜功能层及以下组织受损，子宫内膜的周期性增长功能消失，内膜菲薄，以致月经过少。

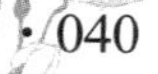

(2) 宫腔粘连：宫腔操作中吸刮过度及术后未及时抗炎，可造成宫腔及宫颈粘连，以致月经过少，甚至闭经，最终导致不孕。

(3) 子宫内膜结核：子宫内膜结核早期可因子宫内膜充血及溃疡造成经量过多，晚期时因子宫内膜遭不同程度破坏而表现为月经稀少或闭经，最终也会导致不孕。

(4) 解脲脲原体、沙眼衣原体感染：解脲脲原体（UU）感染是月经量少的病因之一。当UU达到一定数量或合并其他病原体感染时，其毒性代谢产物对宿主细胞膜产生毒性作用，使血管内皮细胞和血液凝固细胞受损，引起子宫内膜表面出现炎性反应，最终导致内膜不能很好修复，月经量减少。

2. 卵巢因素

(1) 卵巢储备功能下降（DOR）及卵巢早衰（POF）：DOR及POF患者临床多表现为月经量少、月经稀发，甚至闭经、不孕，伴有不同程度的围绝经期症状。

(2) 多囊卵巢综合征（PCOS）：患者在月经方面多表现为月经稀发或闭经，常伴有经量过少。

3. 下丘脑及垂体因素

(1) 口服避孕药：甾体激素避孕药可干扰下丘脑－垂体－卵巢轴的正常功能，导致下丘脑分泌的促性腺激素释放激素（GnRH）及垂体分泌FSH、LH均减少，自身卵泡生长迟缓，且子宫内膜增生不良，导致月经量少甚至闭经。

(2) 高催乳素血症：在月经方面多表现为月经过少、稀发甚至闭经。

4. 情绪、压力因素

情绪不佳及压力过大可造成下丘脑－垂体－卵巢轴的功能紊乱，可出现月经过少。

5. 过度减肥导致月经推迟

脂肪是身体内部的重要构成部分，如果身体内脂肪量过少，会造成体内大量脂肪和蛋白质被耗用，致使雌激素合成障碍而明显缺乏，影响月经来潮，甚至经量稀少或闭经。

6. 不明原因

在临床中常可见各项检查均无异常而月经量少者。

（二）调理方法

1. 充足的睡眠

常言道“女子以血为本，以肝为先天”，养肝血对女人来说至关重要。肝血不足，月经量容易变少，皮肤容易粗糙、发暗、长斑、长痘。很多女性都想知道吃什么最养肝血，其实最养肝血的不是食物，而是睡眠。23 点以前入睡，才能使肝血得到滋养。

2. 调整心态

有些时候，心理上的压力会导致月经异常。精神上受挫折、压力大等负面情绪均会造成月经异常，所以女性朋友必须调整好自己的心态，保持良好的心态非常重要。

3. 多吃含有铁和滋补性的食物

补充足够的铁质，以免发生缺铁性贫血。多吃乌骨鸡、羊肉、鱼子、青虾、对虾、猪羊肾脏、淡菜、黑豆、海参、胡桃仁等滋补性的食物。

4. 适当运动

在经期到来的前 3 天，可以根据自己的情况来决定运动形式，以较为轻柔、舒缓、放松、拉伸的运动为主，如冥想型瑜伽、稳迈舒运动按摩、初级的形体操，或只是在家做一些简单的伸展动作。经期第 5 天，身体开始恢复，此时可以开始进行慢走、慢跑等有氧运动。但要避免一些球类及负重较大的运动。

（三）治疗方法

若经过积极的调养，月经过少的症状仍无明显改善，则需到医院进行相关的检查和治疗。

1. 若月经量过少与宫腔操作相关，则需到医院就诊，明确是否有宫腔粘连或宫颈管粘连，宫腔镜检查可以明确诊断，同时也可以进行治疗，术后需服用雌激素刺激子宫内膜生长。

2. 子宫内膜结核需全身治疗，除加强营养、注意休息外，应及时给予抗结核药物治疗，一般药物抗结核治疗需 3 ～ 6 个月，但患者预后不佳，尤其是到慢性期后，经治疗后症状改善可能不佳。

3. 解脲支原体、衣原体感染以抗生素治疗为主。

4. 卵巢功能下降引起的月经量过少，多采用激素补充治疗，可单用雌激素或雌激素与孕激素联合用药。

5. 口服避孕药引起的月经量减少不需要处理，停药后月经一般能恢复正常。

6. 还有一大部分的月经量减少患者各项检查都是正常的，这类患者是不需要治疗的。传统观念认为出血多是好事，能把体内毒素排出，否则毒素排不出去，感觉浑身不舒服。其实月经血 95% 来自血管，只有 5% 是组织间渗出的液体及脱落的阴道上皮细胞，所以月经血是血液，不是毒素。因此如果出现月经量减少不用过分惊慌，月经过少并不代表衰老，但可能存在一些导致不排卵的疾病，若患子宫内膜病变，要到医院就诊。

四、月经过多

女性常密切留意自己月经周期是否规律，也会为月经量少，颜色发黑而愁容不展，但是否注意过经血的流量？月经血不是毒素，月经量不是越多越好，倘若原本的“涓涓细流”忽然“泛滥成河”，那往往意味着健康出现了某种问题。月经出血应为 20 ～ 60ml，超过 80ml 为月经过多。以卫生巾的用量大概估计，正常的用量是平均每天换 4 ～ 5 次，每个周期不超过 2 包（每包 10 片计）。假如用 3 包卫生巾还不够，并且差不多每片卫生巾都是湿透的，就属于经量过多。

月经过多的原因及对策如下。

1. 避孕方式不当

有时，异常的阴道出血与采取的避孕方式有关。最常见的“麻烦”莫过于宫内节育器了。在我国，这是生育后女性最普遍采用的避孕方式，它所带来的最突出问题就是月经周期缩短、经期延长、经量明显增多和经后淋漓出血等。尤其是戴铜离子的活性避孕环，在提高避孕效能的同时也增加了月经出血量。另外，短效口服避孕药虽然可以使女性的月经变得规律，经量减少，并且痛经减轻。但错误的服用方式同样会引起激素调节紊乱，从而出现月经异常增多。采用长效针剂或皮下埋植药物避孕的女性，最常经历的不是一次大量的阴道出血，而是持续性的、点滴状的出血，如果出血时间长，累计起来出血量也会非常大。

对策：如果是放置避孕环引起的月经过多，可考虑更换避孕方式，如避孕套或改放含有可减少经量的含孕酮成分的避孕环（如曼月乐）。如果想要采取口服避孕药避孕，仅仅靠详细阅读药品的处方资料是不够的，在服用前一定要向专业医生咨询，详细了解其适应证、禁忌证及正确的服用方法，以及在漏服后的补救措施。因长效避孕药对内分泌影响较大，多不推荐使用。

2. 肿瘤引起月经量过多

肿瘤有良性肿瘤，也有恶性肿瘤，育龄女性最常见的良性生殖器肿瘤莫过于子宫肌瘤。子宫肌瘤的发病率很高，甚至有报道称其发病率高达 70%，子宫肌瘤根据其位置可以分为浆膜下子宫肌瘤、肌壁间子宫肌瘤及黏膜下子宫肌瘤，其中后两种最容易引起月经量增多，因为子宫肌瘤的生长使得内膜的面积增加，月经期脱落的内膜增多，月经量自然增加，另外子宫肌瘤不管是在肌壁间还是黏膜下都会影响子宫的收缩，引起月经量增多。黏膜下肌瘤还可能并发坏死感染而导致月经量增多或异常出血。

子宫内膜息肉也是引起月经量增多的一种良性病变。子宫内膜息肉的病因尚不明确，目前的研究认为它可能与子宫内膜慢性炎症、肥胖、高血压、子宫内膜基因异常表达等因素相关。子宫内膜息肉除了会引起月经量多，还可能导致不孕。

最常见的引起月经量增多的子宫恶性肿瘤是子宫内膜癌，当然子宫内膜癌的癌前病变——子宫内膜非典型增生也是引起月经量增多的罪魁祸首，有时月经量增多可能是子宫内膜非典型增生的唯一临床症状。绝经后的女性若再次出现阴道出血，也应该警惕子宫内膜癌。

宫颈癌的患者也可出现月经量增多，但其更多地表现为同房后出血，若疾病进展到晚期肿瘤坏死，侵蚀宫颈大的血管还可能出现无明显诱因的出血，甚至是致命性的大出血。

对策：每年进行 1 次妇科体检，包括妇科检查、阴道 B 超检查，定期进行宫颈癌筛查。如果出现进行性的月经量增多，应立即到医院就诊，切不可讳疾忌医，更不可认为月经量越多越好，严重的月经量增多延迟就医可能导致失血性贫血，甚至失血性休克，危及生命。有一些疾病若不及时就医还可能延误病情，错过最佳的治疗时机。

3. 排卵障碍

排卵障碍是引起月经量增多最常见的病因之一，就是人们常说的功能性子宫出血，常见于青春期及围绝经期，因下丘脑－垂体－卵巢轴出现功能障碍，患者长期不排卵，没有孕激素，子宫内膜不能及时转化为分泌期的子宫内膜，在雌激素的长期作用下越长越厚。当雌激素水平下降或者出现波动的时候，子宫内膜突破性出血，可表现为汹涌的大出血，也可表现为长期淋漓不尽的出血，严重者可导致贫血甚至失血性休克。

对策：青春期或者围绝经期的女性，若出现停经或者异常阴道出血，应到医院就诊，必要时补充孕激素。

4. 感染生殖器官的炎症

感染生殖器官的炎症是另一个引起异常阴道出血的常见原因。我们都知道，女性生殖器官并不是完全密闭的，它与外界之间半开放的通道使之有机会受到来自外界各种致病因素的侵扰。当女性处于焦虑、紧张、劳累等使自身防御功能下降的情形中时，各种致病因素就可能乘虚而入，导致上述各种炎症的发生，使局部血管变得脆弱，行经时的出血不易凝止，这往往引起经量增多和经期延长。如果女性最近自身状况整体不佳，阴道多量出血伴随下腹部或腰部疼痛，阴道分泌物增多、颜色或气味异常，发热，小便频繁并疼痛，应考虑是否发生了生殖器官感染。

对策：注意休息，加强营养，在本书的另外章节详细介绍了生殖系统炎症的诊断和治疗方法。

5. 子宫内膜异位症

子宫内膜异位症，特别是子宫腺肌病，也是引起月经量过多的重要原因之一。简单地说，子宫腺肌病就是原本该长在子宫腔的子宫内膜异位到子宫的肌肉里，异位的子宫内膜在卵巢激素的影响下也会周期性地出血。随着疾病的进展，患子宫腺肌病的子宫越来越大，患者随即出现月经量增多及继发性的进行性痛经。

对策：如果出现月经量增多，伴随进行性加重的痛经，应立即到医院就诊，明确诊断。没有生育要求的患者，可考虑行子宫切除术，有生育要求的患者可考虑药物保守治疗，并通过辅助生育技术尽早妊娠。若无生育要求，又有迫切愿望保留子宫的患者，可视病情的严重程度，注射促性腺激素释放激素类似物（GnRHa）制剂，或放置曼月乐节育环。

6. 合并内科疾病

月经增多也可能不是生殖器官本身的问题，而是全身性疾病的征兆，如血液系统的疾病。由于月经也和其他人体出血现象一样要受到自身凝血系统的调控。如果凝血系统发生异常，就会引起月经增多，如先天缺乏某种凝血因子的女性血友病患者，有时月经过多有可能是其唯一的临床表现。其他常见的血液病如血小板减少性紫癜、白血病、再生障碍性贫血等，也易于累及凝血系统使月经量增多。另外慢性肾功能不全或某些免疫系统的疾病也可能表现为月经量过多。

对策：如果长期月经量增多，而妇产科医生检查又找不出任何病因，除了月经量过多外，还出现皮肤瘀斑、流鼻血、齿龈出血、容易发生各种感染、经常发热（尤其是高热）等状况就需要到内科就诊，以确定是否为内科疾病引起的月经量增多。

五、月经间期出血

（一）什么是月经间期出血

两次月经之间出血称为经间期出血，有生理性和病理性两种。生理性经间

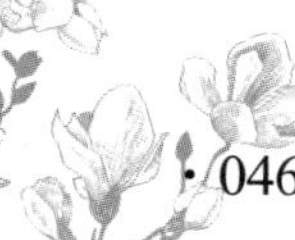

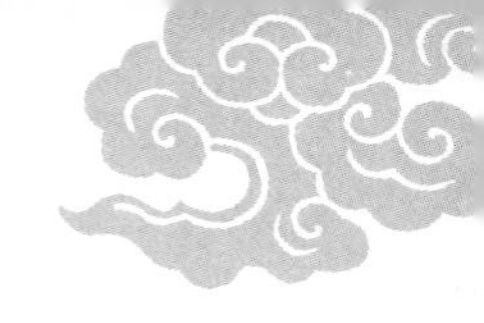

期出血，也称为排卵期出血，一般发生在规律的月经周期的第 12 ～ 16 天，一般历时数小时或 2 ～ 3 天，不超过 7 天，量明显少于正常月经出血量，出血可自行停止。可伴有轻度的下腹部不适或者腰部酸痛，也可无伴随不适，有时会偶尔在此次至下次月经周期中发生，也有个别人会持续较长一段时间，在 4 ～ 5 个月经周期都出现排卵期出血。出血的原因：在有规律的两次月经中间，即排卵期，由于排卵所致的雌激素水平短暂下降，使部分女性的子宫内膜失去雌激素的支持而出现子宫内膜脱落，引起有规律的阴道出血。病理性的经间期出血，其最常见的病因为子宫内膜息肉，40% 的子宫内膜息肉患者伴随月经间期出血。子宫内膜息肉是炎性子宫内膜局部血管和结缔组织增生形成息肉状赘生物突入宫腔内所致，息肉大小数目不一，多位于宫体部，借助细长蒂附着于子宫腔内壁，除导致月经间期出血、经期延长外，子宫内膜息肉还可能导致不孕、流产，甚至会发生癌变。

黏膜下子宫肌瘤也可导致月经间期出血，黏膜下肌瘤是肌壁间肌瘤向宫腔内生长，突出于子宫腔内，与黏膜层直接接触。此瘤可使子宫腔逐渐增大变形，子宫内膜不规则脱落，引起月经间期的出血。

若月经间期出现同房后出血，还应该考虑宫颈病变的可能，如急性宫颈炎、宫颈癌前病变甚至宫颈癌，其常表现为同房后的接触性出血，可伴或不伴下腹疼痛。

（二）调理及治疗方法

1. 生理性的排卵期出血一般是偶尔发生，且可以通过改善生活方式、保持精神愉快、避免精神刺激和情绪波动来积极调理，所以一般不需要药物干预便能自行缓解。

2. 对有持续排卵期出血的女性，在排除其他疾病后，可以口服短效避孕药治疗 3 个月，停药后症状多会有明显改善。

3. 若反复发生月经间期的出血，且量较多，并伴随月经经期延长，或同房后出血，则需立即到医院就诊，排除器质性病变。阴道 B 超及宫腔镜检查可协助诊断子宫内膜息肉及黏膜下肌瘤。明确诊断后可行宫腔镜手术治疗。而妇检、宫颈脱落细胞学、HPV 检测及阴道镜检查可协助宫颈病变的诊断，明确诊断后必要时需手术治疗。

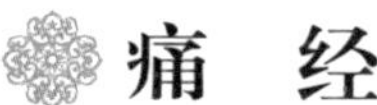

痛　经

一、什么是痛经

痛经是妇科最常见的症状之一，是指行经前后或月经期出现下腹部疼痛、坠胀，伴有腰酸或其他不适，症状严重者显著影响生活质量。痛经分为原发性和继发性两类，原发性痛经是指生殖器官无器质性病变的痛经，占痛经者 90% 以上；继发性痛经是指盆腔器质性疾病引起的痛经。

二、病因

1. 原发性痛经

研究表明，痛经患者子宫内膜中和月经血中前列腺素的含量明显比不痛经的患者高，前列腺素明显增高是造成原发性痛经的主要原因，月经期因溶酶体酶溶解子宫内膜细胞而大量释放前列腺素，引起子宫平滑肌过强收缩，血管挛缩造成子宫缺血、乏氧状态而出现痛经。同理，若月经期腹部受凉也可引起血管挛缩，加重痛经。

2. 继发性痛经

继发性痛经是指盆腔脏器器质性病变引起的痛经，是子宫内膜异位症和子宫腺肌病最典型的临床表现，慢性盆腔炎的患者也会出现继发性痛经。

三、临床表现

1. 原发性痛经

在青春期多见，常在初潮后 1 ～ 2 年发病；疼痛多自月经来潮后开始，最早出现在经前 12h，以行经第 1 天疼痛最剧烈，持续 2 ～ 3 天后缓解，疼痛常呈痉挛性，通常位于下腹部耻骨上，可放射至腰骶部和大腿内侧，可伴有恶心、呕吐、腹泻、头晕、乏力等症状，严重时面色发白、出冷汗，妇科检查无异常发现。

2. 继发性痛经

继发性痛经多为进行性加重，疼痛多位于下腹、腰骶部及盆腔中部，有时可放射至会阴部、肛门及大腿。常于月经来潮时出现，并持续至整个经期。严重者月经结束后疼痛仍不能缓解。

四、调理方法

1. 运动调理方法

(1) 加强体育锻炼，尤其是体质虚弱者，在利用饮食改善营养的同时，可以配合做一些轻度的运动，如散步。

(2) 练习瑜伽操，女性平时多做瑜伽能够起到缓解痛经的作用，如弯膝跪下，坐在脚跟上，前额贴地，双臂靠着身体两侧伸直。

2. 热敷调理方法

(1) 保持身体暖和，月经期保持身体暖和非常重要，尤其是针对痉挛及充血的骨盆部位。

(2) 多喝热水，也可在腹部放个热水袋进行热敷，1 次数分钟，可以缓解腹部的胀痛。

3. 饮食调理方法

(1) 保持饮食均衡，少吃过甜或过咸的食物，因为它们会使身体胀气、行动迟缓，应多吃蔬菜、水果、鸡肉、鱼肉，并尽量少食多餐。

(2) 平时不吃含有咖啡因的食物，因为这类食物会让女性神经紧张，导致经期不适。

(3) 牛奶加蜂蜜，每晚睡前喝一杯加一勺蜂蜜的热牛奶，可以缓解甚至消除痛经之苦，效果极好。

4. 日常生活调理方法

(1) 平时要注意保暖，一定不要让脚着凉。每次月经前 4 ～ 5 天坚持每天喝 2 杯红糖水，坚持到月经期的第 2 天。

(2) 保持规律的生活、适度的运动、均衡的营养、充足的睡眠及愉悦的心情。

五、治疗方法

若经过上述的调理方法，痛经仍不能缓解甚至越来越严重，那就需要到医院就诊，检查痛经是否是器质性病变引起的继发性痛经。若发现器质性病变，应及时处理。若排除器质性疾病，考虑痛经系原发性痛经，则可以考虑药物治疗。

1. 服用维生素类药物

服用 B 族维生素，特别是维生素 B_6，这对经前紧张征有显著疗效，它能稳定情绪，帮助睡眠，并能减轻腹部疼痛。

2. 适当服用止痛药

若痛经严重，可以服用一定量的止痛药，如芬必得（布洛芬）、阿托品片等。效果好的止痛药会在 20 ～ 30min 后立刻起效，并持续 12h。

3. 口服避孕药

通过抑制排卵减少月经血前列腺素含量，适用于要求避孕的痛经女性，疗效达 90% 以上。

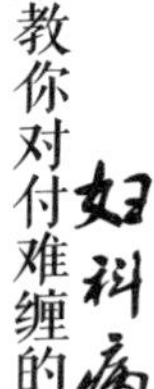

闭　经

根据既往有无月经来潮，闭经可分为原发性闭经和继发性闭经两类。原发性闭经者指年龄超过 16 岁、第二性征已发育、月经还未来潮，或年龄超过 14 岁、第二性征未发育者。继发性闭经者指正常月经建立后月经停止 6 个月以上，或者按自身月经周期计算停止 3 个周期以上者（此时自身月经周期超

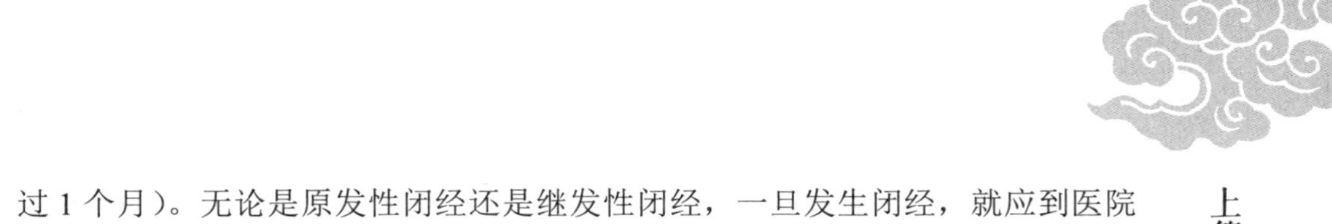

过 1 个月）。无论是原发性闭经还是继发性闭经，一旦发生闭经，就应到医院就诊。

一、病因

正常月经的建立和维持有赖于下丘脑－垂体－卵巢轴的神经内分泌调节、靶器官子宫对雌孕激素周期性反应和下生殖道（宫颈、阴道、处女膜）的通畅，其中任何一个环节发生障碍，均可导致闭经。

1. 原发性闭经

原发性闭经较少见，多为遗传学原因或先天性发育缺陷引起，常见原因有以下几种。

(1) 米勒管发育不全综合征：主要异常表现为始基子宫或无子宫、无阴道。

(2) 雄激素不敏感综合征：为男性假两性畸形，染色体核型为 46XY，但 Y 染色体上的雄激素受体基因缺陷，导致其体内雄激素水平正常，但是不发挥生物学效应，外表表现为女性，可是没有子宫和卵巢，不会有月经来潮。

(3) 卵巢不敏感综合征。

(4) 生殖道闭锁。

(5) 真两性畸形。

(6) 特纳综合征：性染色体异常，表现为原发性闭经、卵巢不发育、身材矮小、第二性征发育不良，当然还有特殊面容。

2. 继发性闭经

继发性闭经发病率明显高于原发性闭经，病因复杂。控制正常月经周期的 4 个主要环节的因素中，以下丘脑因素最常见，之后依次为垂体、卵巢及子宫性闭经。

(1) 下丘脑性闭经

① 精神应激：下丘脑是维持月经正常周期的高级中枢，同时也是管理情绪的中枢，突然或长期精神压抑、紧张、忧虑、环境改变、过度劳累、情感变化、寒冷等均可能影响下丘脑激素释放，引起神经内分泌障碍而导致

闭经。

② 体重下降和神经性厌食：中枢神经对体重急剧下降极敏感，1 年内体重下降 10% 左右，即使仍在正常范围也可引发闭经。饮食习惯改变也是引发闭经的原因之一。

③ 运动性闭经：初潮发生和月经维持有赖于一定比例（17% ～ 22%）的机体脂肪，肌肉 / 脂肪比例增加或总体脂肪减少均可使月经异常。运动剧增后 GnRH 释放受抑制，使 LH 释放受抑制、也可引起闭经。

④ 药物性闭经：某些药物可引起继发性闭经，但通常是可逆的，停药 3 ～ 6 个月月经多能自然恢复。

(2) 垂体性闭经

① 垂体梗死：由于产后大出血休克导致垂体细胞坏死，从而引起的垂体功能低下而出现一系列症状，如闭经、无泌乳、性欲减退、毛发脱落、基础代谢率降低等。

② 垂体肿瘤：蝶鞍内的腺垂体各种腺细胞发生肿瘤，均可引起闭经及相应症状。

③ 空蝶鞍综合征：蝶鞍是垂体的家，若由于先天发育不全、肿瘤或手术破坏等原因使蝶鞍隔缺损，脑脊液将会流入垂体窝，压迫垂体，使其体积变小、功能受损，继而出现闭经等相应的临床表现。

(3) 卵巢性闭经

① 卵巢功能早衰：每个女人都会经历卵泡耗竭、卵巢功能衰竭，最后卵巢萎缩绝经，但若女性 40 岁以前由于卵巢内卵泡耗竭或医源性的损伤导致卵巢功能衰竭，月经停止来潮则为病理表现，称为卵巢功能早衰，在之后的章节会详细介绍。

② 卵巢功能性肿瘤：一些卵巢肿瘤会分泌大量的雄激素，或者是雌激素抑制下丘脑 - 垂体 - 卵巢轴的功能，从而导致闭经。

③ 多囊卵巢综合征：是引起继发性闭经的最常见原因之一。

(4) 子宫性闭经：宫腔粘连是最常见的。子宫性原因引起的闭经，其患者体内各激素水平正常，由于人流等原因使子宫内膜受到破坏，使其对卵巢分泌的激素不产生反应，最终导致月经停止来潮。

二、治疗方法

无论是原发性闭经还是继发性闭经，都应及时去医院诊治，查明闭经原因，根据病因采取有效的个体化的治疗措施。大部分闭经是可以治愈的。

1. 全身治疗

占重要地位，包括积极治疗全身性疾病、提高机体体质、供给足够营养、保持标准体重。运动性闭经者应适当减少运动量。因应激或精神因素所致者，应进行耐心的心理治疗，消除精神紧张和焦虑。

2. 激素治疗

明确病变环节及病因后，可给予相应激素治疗以补充机体激素不足或拮抗其过多，达到治疗目的。

(1) 性激素替代治疗：目的是维持女性全身健康及生殖健康，包括心血管系统、骨骼、神经系统等，同时维持性征和月经。主要治疗方法有雌激素替代治疗（适用于无子宫患者）、雌孕激素人工周期疗法（适用于低雌激素性腺功能减退患者）和孕激素疗法（适用于体内有一定内源性雌激素水平的闭经患者）等。

(2) 促排卵：对于有生育要求的患者，常采用该治疗方法。

(3) 溴隐亭：常用于治疗单纯高泌乳素血症患者或垂体泌乳素瘤患者。

(4) 其他激素治疗：如肾上腺皮质激素适用于先天性肾上腺皮质增生所致的闭经，甲状腺素适用于甲状腺功能减退引起的闭经等。

3. 手术治疗

如针对原发性闭经的各种器质性病因，采用相应的手术治疗。对于生殖器畸形如阴道闭锁、处女膜闭锁等，可手术切开或做成形术，使经血流出通畅；对于宫腔粘连，多采用宫腔镜直视下分离粘连，后加用大剂量雌激素和放置宫腔内支撑的治疗方法；卵巢肿瘤一经诊断应手术治疗；垂体肿瘤患者，根据肿瘤部位、大小及性质确定治疗方案；高促性腺激素闭经、含 Y 染色体性腺者易发生肿瘤，适宜手术切除性腺。

4. 助孕

对于某些伴有不孕的患者，必要时要应用辅助生育技术来助孕。

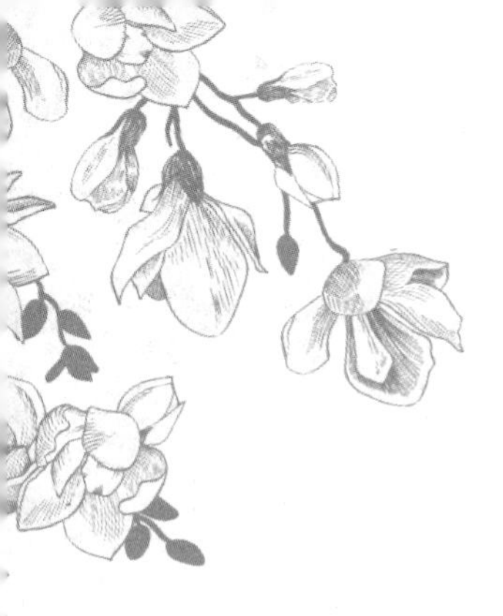

下　篇

疾病防治

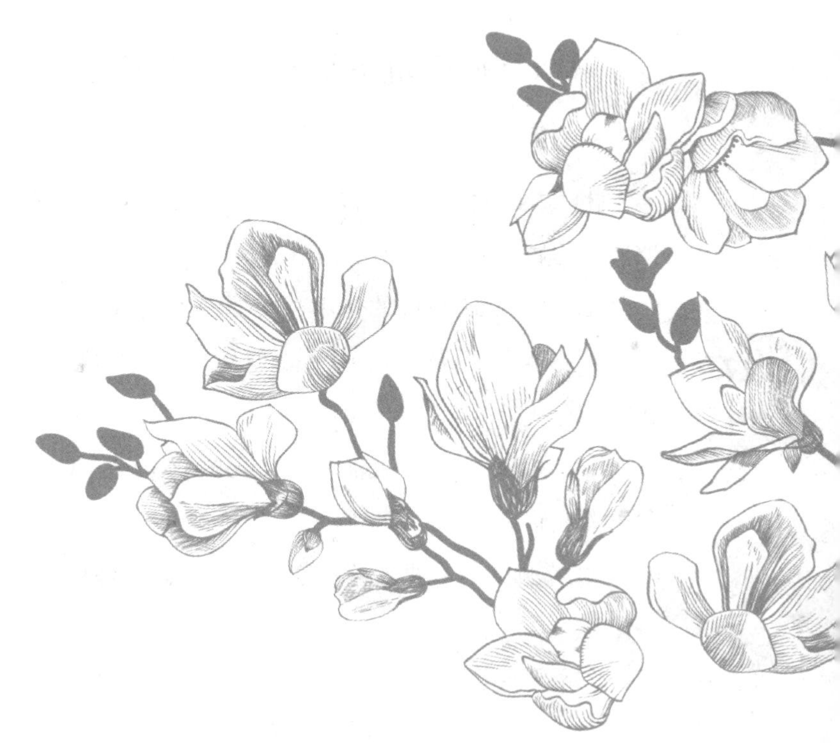

Part 4　难言之隐
——妇科炎症

妇科炎症是发病率最高的妇科疾病，从幼女到绝经后的女性都有可能感染妇科炎症。它可以引起局部瘙痒、异味、性生活疼痛等症状。影响身体健康的同时，也给女性的生活、工作带来不便，从而给患者心理上造成负担。

自我防御机制与易感因素

为什么女性生殖系统的炎症发病率这么高呢？难道女性生殖系统没有自我保护机制吗？其实不是的，女性生殖系统由于其解剖学、生理及免疫学的特点而具有比较完善的自我防御功能。但是由于女性生殖系统的自身特点，也使其存在一些易感因素。

一、女性生殖系统的自我防御功能

1. 解剖方面

(1) 女性的两侧大阴唇自然合拢，遮盖阴道口及尿道口，就好像两扇大门把外界的病原微生物挡在了大门外面。

(2) 由于盆底肌肉的作用，女性的阴道口闭合，阴道前后壁紧贴，同样可以防止外界病原微生物的进入。但是经阴道分娩后的女性阴道松弛，这种防御功能就会变差。

(3) 宫颈阴道部位表面覆以复层鳞状上皮，具有较强的抗感染能力，不易发生炎症感染。

(4) 宫颈管内有黏液栓，宫颈内口紧闭，使病原微生物难以进入。

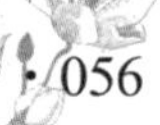

(5) 输卵管不停歇地进行蠕动，输卵管黏膜上皮细胞具有纤毛，纤毛也向着宫腔的方向不停摆动，这样可以使得偶尔进入输卵管的病原微生物随着输卵管的运动返回宫腔，随之排出体外。

2. 生理方面

(1) 阴道正常菌群：正常女性的阴道里寄生着很多的菌群，包括乳酸杆菌、链球菌、表皮葡萄球菌、肠球菌、加德纳杆菌、大肠埃希菌、消化球菌、消化链球菌、支原体和假丝酵母菌（念珠菌），其中以乳酸杆菌最多，称为优势菌，它可以机械性地占据阴道黏膜，从而抑制其他菌群的生长。正常情况下各种菌群形成生态平衡，并不致病。在某些条件下，生态平衡被打破后，致病菌如念珠菌、支原体等大量增殖可导致炎症产生。而这样的致病菌也被称为条件致病菌。

(2) 阴道的自净作用：雌激素、乳酸杆菌及阴道的 pH 在维持阴道生态平衡中起重要的作用。正常阴道菌群中，以产生过氧化氢的乳酸杆菌较多。生理情况下，雌激素使阴道上皮细胞增生并使其细胞内含有糖原，阴道上皮细胞分解糖原为单糖，乳酸杆菌将单糖转化为乳酸，这样使得阴道维持 pH $\leqslant$ 4.5 的酸性环境。这样可以抑制其他病原体生长，称为阴道的自净作用。

(3) 宫颈黏液栓呈碱性，并含有溶菌酶。宫颈黏液栓不仅像水壶塞一样机械性地堵住宫颈口，不让病原微生物进入。同时，由于它的碱性及其内所含有的溶菌酶，也使得阴道内容易生长的嗜酸性细菌无法在宫颈管内生长发育，从而无法进入子宫。阴道的酸性环境加上宫颈的碱性黏液栓就像给门上了双保险。

(4) 育龄期女性子宫内膜的周期性剥脱，也就是月经。每次来月经的时候子宫内膜的功能层就会剥脱，病原微生物也会随之流出体外。

(5) 子宫内膜分泌物及输卵管液含有乳铁蛋白、溶菌酶，可以清除偶尔进入上生殖道的病原体。

3. 免疫方面

生殖道黏膜聚集着不同数量的淋巴组织及散在淋巴细胞，还有中性粒细胞、巨噬细胞、补体及一些细胞因子也在局部起着重要的免疫作用，发挥抗感染功能。

二、女性易患炎症的因素

1. 生理因素

(1) 女性外阴部隐蔽不暴露，透气差，局部汗腺丰富容易潮湿，皮肤皱褶多，容易有病原体滋生，加之女性外阴部皮肤娇嫩，容易被病原体攻击造成感染。

(2) 女性的生殖道及腹腔是与外界相通的，这与男性完全不同，在月经来潮或者是流产、分娩等特殊时期，病原体可以通过阴道逆行进入上生殖道及盆腹腔。

(3) 女性阴道内本身就寄生着一些可致病的微生物，只是在正常情况下与阴道内的优势菌处于生态平衡状态，但是在局部抵抗力下降时，有些致病菌就会大量繁殖，乘虚而入。

(4) 阴道口与尿道口、肛门邻近，因此易受到尿液、粪便的污染，容易滋生细菌。

(5) 阴道是性交、分娩及各种宫腔操作的必经之路，易造成局部感染。

(6) 育龄期女性由于雌激素水平的升高，子宫颈管的单层柱状上皮外移至宫颈阴道部，单层柱状上皮抵抗力较弱，容易受到病原体袭击。

2. 病理因素

(1) 月经期不注意卫生，如经期性生活、使用不洁卫生巾等。

(2) 宫腔操作消毒不严格，造成逆行感染。

(3) 人工流产手术、分娩等对宫颈及阴道造成损伤，易引发感染。

(4) 性传播疾病可通过性生活造成感染。

阴道炎

阴道炎是由病原微生物感染引起的阴道炎症。根据感染病原体的不同分为滴虫阴道炎、真菌性阴道炎、细菌性阴道病、淋病性阴道炎、阿米巴性阴道炎等。如果阴道炎的发病人群是老年女性或者是婴幼儿，则具有其自身特点，应将其单独分出，称为老年性阴道炎（萎缩性阴道炎）和婴幼儿外阴阴道炎。各类阴道炎的共同特征是阴道分泌物（白带）增多伴有外阴瘙痒，但因病原体的不同，不同阴道炎患者白带的性状及外阴的瘙痒程度有所不同。

为了让大家能够分辨正常白带和异常白带，这里先给大家介绍一下正常的白带。少女青春期后，随着卵巢功能的完善，阴道内会有一种乳白色或透明的液体流出，量有时略多，有时较少，有其规律性，这就是白带，它具有保持阴道黏膜湿润的作用。白带是由不同组织分泌的液体共同组成的，包括尿道旁腺、前庭大腺、子宫颈腺体及子宫内膜腺体分泌的黏液，以及阴道壁中毛细血管和淋巴管的渗出液。混合后的黏液中含有阴道上皮的脱落细胞及少量白细胞。评价白带是否正常，要从量、色、质地、气味几方面观察。正常的白带应该是乳白色或无色透明，略带腥味或无味；其分泌量、质地受体内雌激素、孕激素水平高低的影响，随月经周期而有量多量少、质稀质稠的周期性变化。一般月经期后白带量少，至排卵期前，由于体内雌激素水平升高，促使宫颈腺体的上皮细胞增生，宫颈黏液的分泌量增加，黏液中氯化钠含量增多，能吸收较多的水分，使排卵期白带增多，质稀，色清，外观如鸡蛋清样，能拉长丝。排卵期后雌激素水平渐低，孕激素水平升高，宫颈黏液的分泌受到抑制，黏液中氯化钠的含量减少，使这时的白带质地稠厚，色乳白，延展性变差，拉丝易断。另外，也有些生理现象如妊娠、口服避孕药时，会出现白带增多，其原因也与体内雌激素、孕激素水平的变化有关。如果平时白带无原因地增多，或伴有颜色、质地、气味的改变，就应该提高警惕，怀疑是否患有炎症或肿瘤。

常见的阴道炎有滴虫阴道炎、真菌性阴道炎、细菌性阴道病、老年性阴道炎及婴幼儿外阴阴道炎。

一、滴虫阴道炎

滴虫阴道炎顾名思义就是滴虫感染引起的阴道炎症。它是常见的阴道炎之一，也是常见的性传播疾病。

（一）病原体

滴虫阴道炎的病原体是阴道毛滴虫，它适合生长在温度 25 ～ 40℃，pH 5.2 ～ 6.5 的潮湿环境中，在 pH ＜ 5 或者 pH ＞ 7.5 的环境中则不能生长，所以在正常阴道的 pH 环境下阴道毛滴虫是不生长的。但是由于血液是碱性的，在月经前后阴道的 pH 接近中性，或是其他炎症及过度冲洗使阴道的 pH 接近中性时，隐藏在腺体或阴道皱襞中的滴虫就得以繁殖，从而引起炎症。滴虫还能够消耗或吞噬阴道上皮内的糖原，阻止乳酸生成，使阴道内的 pH 升高，并且滴虫生长还能消耗氧，使得阴道成为一个厌氧环境，这样就使得其他嗜碱性细菌及厌氧菌得以繁殖，造成恶性循环。另外，阴道毛滴虫除寄生于阴道外，还可以侵入尿道或尿道旁腺，甚至膀胱、肾盂及男性的包皮皱褶、尿道或前列腺中。

（二）感染方式

性传播是滴虫阴道炎感染的主要方式，男性感染滴虫后一般没有什么症状，往往并不进行就诊治疗，但是具备传染性，所以容易成为传染源。另外，滴虫还可以通过污染的浴池、浴盆、衣物、毛巾、坐便器等进行传播。

（三）症状

滴虫阴道炎的主要症状是白带增多及外阴瘙痒。其白带的特点是稀薄脓性、黄绿色、泡沫状、有臭味。瘙痒的部位主要为阴道口和外阴。滴虫除寄生于阴道外，还可以侵入尿道或尿道旁腺，甚至膀胱、肾盂，因此滴虫阴道炎的患者还可以出现尿频、尿急、尿痛等尿路感染的症状，严重时可见血尿。另外，滴虫能够吞噬精子，并能阻碍乳酸生成，影响精子在阴道内存活，从而导致不孕。

（四）治疗

治疗滴虫阴道炎首选的药物为甲硝唑，因滴虫除阴道外还可以侵入尿道或尿道旁腺，甚至膀胱、肾盂等部位，所以口服药物的疗效优于阴道局部用药。

具体用药方法：初次治疗可甲硝唑片 2g（10 片）顿服或每次 400mg，每

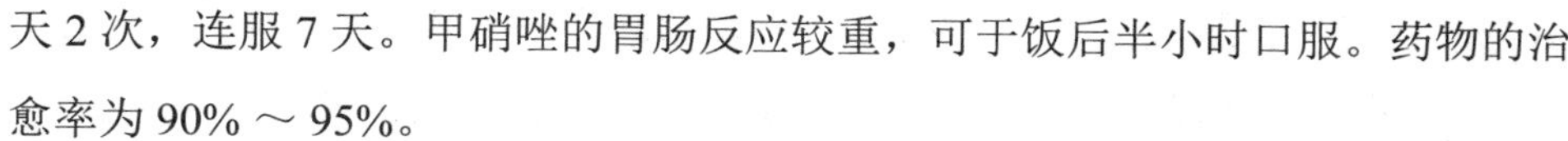
天 2 次，连服 7 天。甲硝唑的胃肠反应较重，可于饭后半小时口服。药物的治愈率为 90% ～ 95%。

（五）注意事项

1. 滴虫阴道炎主要为性传播，所以配偶应同时治疗，并在配偶治疗前应避免性生活，或者使用避孕套避免再次感染。

2. 滴虫阴道炎治疗后再感染的概率比较高，所以在初次感染治愈 3 个月后应进行复查。

3. 为避免重复感染，患者的内裤、毛巾应煮沸 5 ～ 10min 以消灭病原体。

4. 因滴虫阴道炎可以合并其他性传播疾病，故应该注意是否同时感染其他性传播疾病。

5. 妊娠期合并滴虫感染可能导致胎膜早破、早产、宫内感染等，所以建议治疗。方案同样为甲硝唑片 2g（10 片）顿服或每次 400mg，每天 2 次，连服 7 天。甲硝唑在妊娠用药分类中为 B 类用药（B 类用药指动物生殖实验未显示对胎仔有危害，但尚缺乏临床对照观察资料，或者动物生殖实验中观察到对胎仔有损害，但尚未在妊娠早期临床试验中得到证实）。

二、真菌性阴道炎

真菌性阴道炎在医学上的专业术语为外阴阴道假丝酵母菌病，是由假丝酵母菌引起的外阴阴道炎，是非常常见的阴道炎。国外资料显示，约 75% 的女性一生中至少患过 1 次外阴阴道假丝酵母菌病，45% 的女性经历过 2 次或 2 次以上的发病。

（一）病原体

80% ～ 90% 的病原体为白假丝酵母菌，10% ～ 20% 为其他类型的假丝酵母菌。假丝酵母菌适宜生活在酸性环境中，有假丝酵母菌感染的阴道 pH 通常＜ 4.5。白假丝酵母菌为双相菌，有酵母相和菌丝相，酵母相为寄生相，不引起症状，只有在转化为菌丝相时才引起症状。白假丝酵母菌是部分女性阴道里的正常寄生菌，10% ～ 20% 的非妊娠女性及 30% 的孕妇阴道里有白假丝酵母菌寄生，但是数量极少，呈酵母相，并不引起症状。只有在全身或局部抵抗力下降时假丝酵母菌大量繁殖并转化为菌丝相，才出现症状。所以假丝酵母菌被称为条件致病菌，只有在某些条件下才致病。

（二）感染方式

假丝酵母菌的感染方式主要为内源性感染，除阴道外，假丝酵母菌还可寄生于口腔、肠道，一旦条件适合，大量繁殖可引起感染。这三个部位的假丝酵母菌也可相互传染。少部分患者也可以通过性生活感染，极少数可通过污染的衣物传染。引起条件性致病菌发病的常见诱因有长期应用广谱抗生素，使得乳酸杆菌受到抑制，从而有利于假丝酵母菌的大量繁殖；妊娠或接受大剂量激素治疗时，较高的雌激素使阴道上皮内的糖原增加，继之乳酸增加，阴道的 pH 降低也有利于假丝酵母菌的生长繁殖，同样糖尿病患者阴道内的 pH 也是降低的，所以也容易发生真菌性阴道炎；另外，长期使用免疫抑制药的患者或免疫缺陷综合征（AIDS）的患者，机体抵抗力降低，也容易发生真菌感染。

（三）症状

真菌性阴道炎的主要症状为白带增多，伴有外阴剧烈瘙痒，其特征性白带为白色稠厚凝乳状或豆腐渣样。因假丝酵母菌可侵袭感染外阴皮肤及阴道黏膜，造成局部红肿、糜烂及浅表溃疡，所以患者还会出现局部灼痛、性交痛及小便时尿液刺激局部皮肤所引起的局部刺激性疼痛。

（四）治疗

治疗真菌性阴道炎的常用药物有咪康唑栓（如达克宁）、克霉唑栓、制霉菌素栓等局部用的阴道栓剂，还有氟康唑、伊曲康唑等口服药物。

对于治疗偶尔发作、免疫功能正常、临床症状较轻的白假丝酵母菌感染患者时可选择局部用药，可用：①咪康唑栓，每晚 1 粒（200mg），塞入阴道深处，连用 7 天；②克霉唑栓，每晚 1 粒（150mg），塞入阴道深部，连用 7 天，或者早、晚各 1 粒（150mg），连用 3 天，或者 1 粒（500mg），单次使用；③制霉菌素栓 1 粒（10 万 U），连用 7 ～ 10 天。如果未婚、无性生活的女性可以

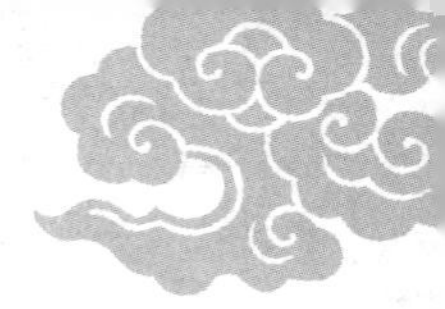

用氟康唑 150mg 顿服。

对于症状比较重、非白假丝酵母菌感染、反复发作及机体免疫功能异常的患者，治疗时需要延长用药时间。例如，咪康唑疗程可延长至 7 ～ 14 天；口服氟康唑可于 72h 后再加服 1 次。

如果一年内复发 4 次或以上，称之为复发性外阴阴道假丝酵母菌病，治疗时除初始治疗外，还要巩固治疗。初始治疗应延长用药时间（如上述较严重的真菌性阴道炎），巩固治疗可用氟康唑 150mg 口服，每周 1 次，连用半年。如果有条件的话最好行药敏试验，选择敏感的药物进行治疗。

（五）注意事项

1. 真菌性阴道炎反复发作的患者应该检查是否有诱因存在，如血糖是否正常。

2. 过度清洁使得阴道正常优势菌乳酸杆菌的数量减少，容易诱发真菌性阴道炎，日常生活中，应注意正确的清洁方式，避免过度清洁。

3. 真菌性阴道炎患者的配偶无须常规治疗，但是对于反复发作的患者，其配偶已经有症状时应该治疗。

4. 妊娠合并真菌性阴道炎治疗时以局部用药为主，严禁口服抗真菌药。

5. 若治疗后症状持续存在或者 2 个月内复发者，应再次复诊。对于复发性的真菌性阴道炎在治疗结束后 7 ～ 14 天、1 个月、3 个月、6 个月均要复诊。

三、细菌性阴道病

细菌性阴道病常称为细菌性阴道炎，这并不准确，因为细菌性阴道病实际上是阴道里的菌群失调，而临床及病理特征并没有炎症表现。

（一）病原体

细菌性阴道病的病原体实际上就是寄生在阴道内的某些菌群。阴道内的优势菌乳酸杆菌能产生过氧化氢，对其他微生物有抑制作用。阴道内的乳酸杆菌减少，导致其他微生物大量繁殖，主要有加德纳杆菌、厌氧菌及人型支原体等，其中以厌氧菌居多，其数量可增加 100 ～ 1000 倍。

（二）感染方式

细菌性阴道病是局部的菌群失调，不存在感染方式。但是频繁性交、多个性伴侣或阴道灌洗可以使其发病率增加。

（三）症状

10% ～ 40% 的患者没有明显的症状，有症状的患者主要表现为白带增多，伴有鱼腥臭味，可有轻度的外阴瘙痒，这时白带多为灰白色，均匀一致，稀薄。细菌性阴道病除引起阴道外阴局限症状外，还可以上行感染引起子宫内膜炎、盆腔炎等，如果妊娠期合并有细菌性阴道病，可能导致绒毛膜羊膜炎、胎膜早破、早产。

（四）治疗

细菌性阴道病主要是由于乳酸杆菌较少，厌氧菌大量繁殖，因此治疗时应选用抗厌氧菌的药物。甲硝唑既可以抑制厌氧菌生长，又不影响乳酸杆菌生长，是较为理想的药物。此外还可以用替硝唑、克林霉素。

具体用药方案：甲硝唑阴道栓 200mg，每晚 1 次，连用 7 天，或者甲硝唑口服 400mg，每天 2 次，连用 7 天。口服药物疗效与局部用药疗效差不多。

（五）注意事项

1. 细菌性阴道病为女性阴道局部的菌群失调，故配偶无须同时治疗。

2. 妊娠合并细菌性阴道病时可以导致不良的妊娠结局，所以应该进行治疗，常用治疗方案为甲硝唑口服 400mg，每天 2 次，连用 7 天。

3. 细菌性阴道病的治疗，除杀灭大量繁殖的厌氧菌外，恢复阴道的优势菌群也很重要，所以除抗生素外，局部还可以使用阴道乳酸杆菌制剂。

四、老年性阴道炎

老年性阴道炎又称为萎缩性阴道炎。它是由于绝经后女性卵巢功能减退，雌激素水平降低，导致阴道壁萎缩，上皮细胞中糖原减少，阴道内 pH 升高，从而易引起局部厌氧菌大量繁殖或外源性致病微生物侵入性感染。

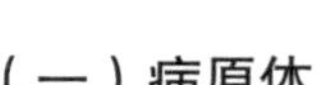

（一）病原体

老年性阴道炎的病原体可为阴道内的寄生菌群，如加德纳杆菌、大肠埃希菌等，也可为外源性病原微生物。

（二）症状

老年性阴道炎主要症状为外阴灼热不适、瘙痒及白带增多。白带多为稀薄、淡黄色，严重感染时可为脓性白带。

（三）治疗

使用抗生素抑制病原菌生长的同时，局部补充雌激素增加阴道抵抗力。

五、婴幼儿外阴阴道炎

幼女外阴发育差，局部抵抗力较弱，容易发生感染，特别是穿开裆裤及卫生习惯不良的小女孩。

（一）病原体

婴幼儿外阴阴道炎常见的病原体有大肠埃希菌、葡萄球菌、链球菌等，另外，也可有淋病奈瑟菌、阴道毛滴虫及假丝酵母菌。

（二）感染方式

婴幼儿外阴阴道炎病原体常通过患病母亲或保育员的手，以及污染的衣物、毛巾、浴盆等间接传播。

（三）症状

婴幼儿外阴阴道炎主要症状为阴道分泌物增多以及局部红肿、瘙痒不适。阴道分泌物多为脓性，大量分泌物刺激外阴可引起局部瘙痒疼痛，患儿烦躁、哭闹、搔抓外阴。部分患者可合并尿路感染，可出现尿急、尿频、尿痛。感染得不到及时治疗可发生小阴唇粘连。

（四）治疗

针对病原体选择适合的抗生素治疗。可选用局部抗生素软膏涂抹，如合并尿路感染，可选用口服抗生素。注意保持局部的干燥、清洁。

（五）注意事项

1. 婴幼儿语言表述能力差，故家长见到女孩内裤上有异常分泌物或者经常用手搔抓外阴时，应及时带患儿就诊。

2. 注意养成婴幼儿良好的卫生习惯，避免穿开裆裤。

3. 孩子的衣物应该和大人的分开洗涤。

宫颈炎

宫颈炎是女性常见病之一，常见于育龄期女性，是由宫颈损伤或病原体感染宫颈而致。正常情况下，宫颈具有多种防御功能，是阻止病原体进入上生殖道的重要防线，但是宫颈也是分娩、进行宫腔操作的必经之路，容易受到影响。并且宫颈与阴道相连接，阴道的炎症容易波及宫颈。另外，宫颈管为单层柱状上皮，抵抗力较差，也容易发生感染。宫颈炎分为急性宫颈炎和慢性宫颈炎，因宫颈管黏膜皱褶比较多，一旦发生感染，很难将病原体完全清除，容易导致慢性宫颈炎，所以临床上以慢性宫颈炎较常见。

一、急性宫颈炎

急性宫颈炎是指子宫颈发生急性炎症。多由性交、流产、分娩、诊断性刮宫等引起宫颈损伤，病原体侵入损伤部位所致。

（一）病原体

急性宫颈炎常见的病原体有性传播疾病病原体，如淋病奈瑟菌及沙眼衣原体，以及内源性病原体，如葡萄球菌、链球菌、大肠埃希菌及滴虫、念珠菌、阿米巴原虫等。

（二）症状

急性宫颈炎主要症状为阴道分泌物（即白带）增多，呈黏液脓性。因为阴道分泌物的刺激可引起外阴瘙痒及灼热感。也可有月经间期出血、性交后出血、性交痛、下腹痛等症状。若合并尿路感染，可出现尿急、尿频、尿痛。若

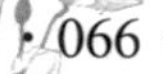

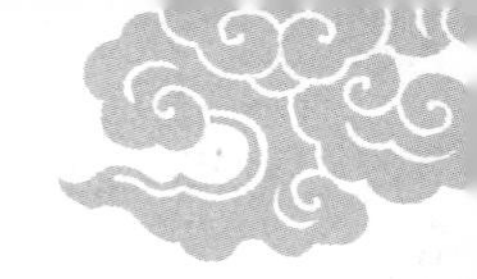

为淋病奈瑟菌感染，因尿道旁腺、前庭大腺受累，可有尿道口、阴道口黏膜充血、水肿及大量脓性分泌物。急性宫颈炎常与阴道炎和子宫内膜炎同时发生。

（三）治疗

急性宫颈炎主要用抗生素药物治疗，以全身治疗为主。在没有获得病原体检测结果前，对于有传播疾病高危因素的患者（如年龄小于25岁，多性伴侣或新性伴侣，并且为无保护性性交），采用针对衣原体的经验性抗生素治疗。可选用阿奇霉素1g，单次服用，或多西环素100mg，每天2次，连用7天。

在取得病原体检测结果后，应针对病原体选择相应的抗生素进行治疗。如为淋病奈瑟菌引起的急性宫颈炎，可选用第三代头孢菌素，如头孢曲松钠250mg，单次肌内注射或头孢克肟400mg，单次口服；也可选择氨基糖苷类的大观霉素4g，单次肌内注射。如果为沙眼衣原体引起的急性宫颈炎，可选用多西环素100mg，每天2次，连服7天，或阿奇霉素1g，单次服用。

（四）注意事项

1. 由于淋病奈瑟菌感染常伴有衣原体感染，因此，若为淋菌性宫颈炎，治疗时除选用抗淋病奈瑟菌药物外，同时应用抗衣原体感染药物。

2. 因衣原体和淋病奈瑟菌均可通过性传播，所以若子宫颈炎患者的病原体为沙眼衣原体及淋病奈瑟菌，配偶也应进行相应的检查及治疗。

3. 如果急性宫颈炎同时合并细菌性阴道病，应同时治疗细菌性阴道病。

二、慢性宫颈炎

慢性宫颈炎多由急性宫颈炎未治疗或治疗不彻底转变而来，部分患者可无急性宫颈炎病史，直接表现为慢性宫颈炎。

（一）病原体

慢性宫颈炎与急性宫颈炎相似，主要病原体为葡萄球菌、链球菌、大肠埃希菌及厌氧菌，常因分娩、流产或手术损伤宫颈后，病原体侵入而引起感染。其次为性传播疾病的病原体，如淋病奈瑟菌、沙眼衣原体等。另外，卫生习惯不良或雌激素缺乏、局部抗感染能力差，也易引起慢性宫颈炎。

（二）症状

慢性宫颈炎常见症状有白带增多。有时白带增多可为唯一症状，呈淡黄色白带，有时可带有血丝，也可有接触性出血。偶有分泌物刺激引起外阴瘙痒不适，也可出现下腹或腰骶部疼痛，为常见症状，月经期、排便时加重，可有性交痛。当炎症蔓延形成慢性子宫旁结缔组织炎时疼痛更严重。当炎症蔓延波及膀胱三角区或膀胱周围的结缔组织时，可出现尿路刺激症状，如尿频或排尿困难。部分患者还可出现月经不调、痛经、盆腔沉重感等。

（三）病理

1. 慢性子宫颈黏膜炎

由于宫颈管黏膜皱襞较多，感染后容易形成持续性炎症，表现为宫颈管黏液及脓性分泌物反复发作。

2. 宫颈息肉

慢性炎症刺激引起宫颈管局部腺体和间质的局限性增生，并向子宫颈外口突出，就形成息肉。息肉很少恶变，但是应与子宫的恶性肿瘤相鉴别。

3. 宫颈肥大

慢性炎症长期刺激使宫颈腺体及间质增生，宫颈管深部的腺囊肿形成也可使宫颈呈不同程度的肥大、变硬。

（四）治疗

慢性宫颈炎的治疗以局部治疗为主，根据不同的病理选择不同的治疗方法。对于单纯白带多的患者也可以试用中药治疗。

1. 如果为宫颈表面糜烂样改变合并分泌物增多、乳头状增生或接触性出血，一般可选用物理治疗，如冷冻、激光、微波等，原理是用物理的方法破坏发生炎症的表皮细胞，使其脱落，从而使上皮新生。也可使用中药保妇康栓进行治疗。

2. 如为慢性宫颈黏膜炎，可进行分泌物培养明确感染的病原体，选择敏感的抗生素进行治疗，如果疗效不佳，也可以选择局部物理治疗。

3. 如为宫颈息肉，可行宫颈息肉摘除术，摘除的息肉要送病理检查。

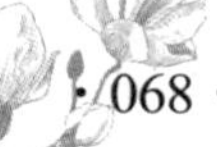

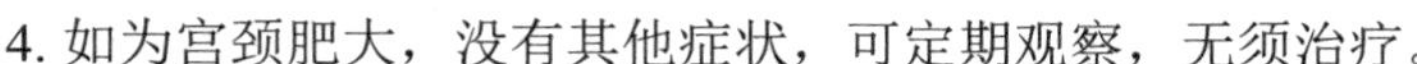

4. 如为宫颈肥大，没有其他症状，可定期观察，无须治疗。

（五）注意事项

1. 宫颈糜烂曾被认为是慢性宫颈炎的一种病理表现，后来发现，育龄期的女性很多宫颈都表现为“糜烂”样改变，但是没有任何不适症状。其实这些女性的宫颈表面并没有溃疡、上皮缺失等真正意义的糜烂，而是因为体内雌激素分泌旺盛，使得宫颈管内的单层柱状上皮外移到了宫颈外口之外，由于单层柱状上皮比较菲薄，可以透过其看到下面的间质，呈粉红色，如同糜烂，不需要特殊处理。但是单层柱状上皮抵抗力较差，容易发生感染，在发生感染时就需要进行治疗。

2. 宫颈腺囊肿又称纳氏囊肿，绝大多数是宫颈的生理性变化。宫颈腺囊肿是因为宫颈腺体的腺管被阻塞，腺体分泌物不能流出而形成，就如同脸上长痘，对人体健康没有影响，无须进行特殊处理。深部的囊肿可以引起宫颈肥大，需要和宫颈管癌相鉴别。

3. 宫颈的恶性肿瘤可表现为宫颈糜烂、宫颈息肉或者宫颈肥大质硬等，所以在进行治疗前应行宫颈癌筛查，以排除宫颈恶性肿瘤。

盆腔炎

盆腔炎是指女性内生殖器官及其周围组织的炎症，主要包括子宫内膜炎、子宫肌炎、输卵管炎、输卵管卵巢脓肿、盆腔腹膜炎等。其中以输卵管炎、输卵管卵巢脓肿最为常见，也就是我们平常所说的附件炎。盆腔炎大多发生在性活跃期或有月经的女性。初潮前、绝经后或未婚者很少发生盆腔炎，若发生盆腔炎也往往是邻近器官炎症的扩散。盆腔炎有急性和慢性两类。急性盆腔炎发展可引起弥散性腹膜炎、败血症、感染性休克，严重者可危及生命。若急性期炎症未能得到彻底治愈，可转为慢性，慢性盆腔炎常反复发作，经久不愈，严重影响女性的健康及生活和工作。

一、急性盆腔炎

急性盆腔炎是病原体感染女性内生殖器官而发生的急性炎症，不仅可引起子宫、输卵管、卵巢的急性炎症，还可以造成盆腔积脓、盆腔脓肿、肝周围炎，甚至病原微生物可以进入血液循环引起败血症和脓毒血症。

（一）病原体

急性盆腔炎的病原体与宫颈炎类似，可以是外源性病原体，以性传播疾病的病原体为主，如沙眼衣原体、淋病奈瑟菌等；也可以是内源性病原体，来自于阴道内寄生的微生物群，如金黄色葡萄球菌、链球菌、大肠埃希菌、厌氧菌等。

（二）感染途径

病原体可以顺着生殖道黏膜上行感染，如发生阴道炎或急性宫颈炎时，病原体可以进入宫腔感染子宫内膜，进而通过输卵管进入盆腔，造成输卵管、卵巢及生殖器官周围的组织发炎。在流产手术、刮宫术或者分娩后，病原体可以通过创面进入淋巴管，顺着淋巴循环感染其他生殖器官及生殖器官周围的组织。此外，在其他部位发生感染时，病原体可以进入血管，顺着血液循环感染盆腔器官及组织，如盆腔结核经常继发于其他部位的结核。最后，腹腔内器官发炎也可蔓延至生殖器官及盆腔而引起盆腔炎，如阑尾炎。

（三）症状

急性盆腔炎的患者可出现下腹痛、发热、阴道分泌物增多，腹痛表现为持续性，活动或性交后加重。若急性盆腔炎的病情严重，可有寒战、高热、头痛、食欲缺乏。月经期患急性盆腔炎的患者可出现经量增多，经期延长。若盆腔炎包裹形成盆腔脓肿可引起局部压迫症状，压迫膀胱可出现尿频、尿痛、排尿困难。压迫直肠可出现腹泻、里急后重或者便秘。如果发生肝周围炎，患者出现下腹痛的同时可有右上腹痛。如果发生盆腔脓肿破裂，可出现腹痛突然加剧、寒战、高热、恶心、呕吐、腹胀，甚至中毒性休克。

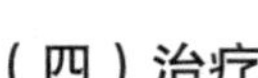

（四）治疗

急性盆腔炎的治疗主要以抗生素治疗为主。最好是根据药敏结果选择敏感的抗生素。疗程为 10 ～ 14 天，初始治疗时静脉给药，病情好转以后可改为口服。

此时患者应该卧床休息，取半坐位，以利于炎症的局限。同时应进食高热量、高蛋白、高纤维素的流食或半流食，增加营养，补充水分。必要时可多次少量输血，以增加抵抗力。治疗期间应避免性生活，以防炎症扩散。

如果经抗生素治疗 48 ～ 72h 后体温不下降、症状较重，或盆腔脓肿持续存在或盆腔脓肿破裂的患者需要进行手术治疗。手术治疗的目的是切除感染病灶，具体手术方式根据病变的范围、患者的年龄及生育要求而决定。

（五）注意事项

1. 性生活年龄开始较早、性生活过频、多个性伴侣、性伴侣有性传播疾病、经期性生活及月经期卫生习惯不良都是盆腔炎发生的高危因素，所以预防盆腔炎应该杜绝上述情况，养成良好正确的性卫生习惯。

2. 下生殖道的感染如不治疗也容易造成上行感染而导致盆腔炎，所以患阴道炎、宫颈炎时应该积极治疗。

3. 很多盆腔炎发生在人工流产、刮宫、输卵管通液、取放环术后，特别是消毒不严格、术前适应证选择不当时，所以在选择行妇科操作时应到正规的医院，术前进行相应的检查及治疗，避免炎症的发生。

4. 盆腔炎治疗不及时、不彻底可导致生殖器官破坏严重、盆腔粘连严重，进而导致不孕或宫外孕；炎症迁延不愈，反复发作形成慢性盆腔炎。因此，治疗盆腔炎一定要及时，足疗程，不能自行停药。

二、慢性盆腔炎

慢性盆腔炎常为急性盆腔炎未彻底治疗或因患者体质较差病程迁延所致。有些慢性盆腔炎患者也可以没有急性盆腔炎病史或病史比较隐匿。慢性盆腔炎的特点是病情比较顽固，当机体抵抗力下降时易急性发作。

（一）症状

慢性盆腔炎患者的全身症状常不明显，有时可有低热、易感疲乏、精神不振、周身不适、失眠等表现。慢性炎症形成的瘢痕、粘连及盆腔充血可引起下腹部坠胀、疼痛及腰骶部酸痛，常在性生活后、排便时及月经前后加重。盆腔瘀血时，患者会出现月经过多，白带增多；卵巢受损时可有月经失调；输卵管粘连或阻塞可导致宫外孕或不孕。

（二）治疗

慢性盆腔炎治疗起来比较麻烦，适宜采用综合的治疗方法。患者要摆正心态、解除顾虑，增强治疗信心。平时生活中要注意增强营养，锻炼身体，劳逸结合，提高自身抵抗力。治疗上一般采用物理治疗，如短波、激光、超声波、微波、蜡疗等，可以促进盆腔血液循环，改善组织的营养状态，提高新陈代谢以利于炎症的吸收及消退。不主张长时间使用抗生素治疗，抗生素主要用于症状比较重或者急性发作的患者。中药治疗慢性盆腔炎有一定的疗效，可辨证用药。对于有明显的输卵管积水、输卵管卵巢囊肿、反复急性发作及不孕患者可进行手术治疗。

（三）注意事项

1. 坚持治疗

慢性盆腔炎属于慢性病症，患者在治疗时一定不能心急。治疗慢性病时，身体需要经过一个漫长的调理过程，通过这个好转过程后，就能够真正达到病情康复不复发的效果。坚持治疗，持之以恒，慢性盆腔炎也是可以治好的。

2. 盆腔积液不等于盆腔炎

女性做妇科超声时常常会见到“盆腔积液”这个描述，很多患者为此惊恐不安，盆腔积液是不是患了盆腔炎呢？盆腔积液并不等于盆腔炎，积液可分为两种：生理性和病理性。生理性积液多见于排卵期和月经期，这类盆腔积液可自行吸收不用特殊处理。病理性积液常见于以下疾病：盆腔炎症、盆腔子宫内膜异位症、盆腔肿瘤等，临床上大部分女性的盆腔积液为生理性积液，故看到盆腔积液不必恐惧，应向医生咨询，避免过度治疗。

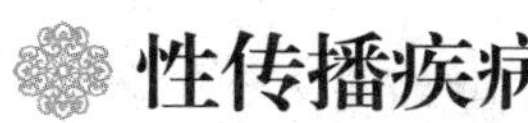性传播疾病

长期以来，人们谈起性病，马上会联想起淋病、梅毒等疾病，并将它们与品行不端、寻花问柳等联系起来。近一二十年，“性病”一词被“性传播疾病”所代替，其包含的种类已从最初有限的几种扩大到包括至少50种微生物所感染的疾病。“性传播疾病”是指可以通过性交而传播的传染性疾病，病原微生物通过破损的皮肤或通过体液的接触传染给对方。最引起人们重视的性传播疾病有淋病、梅毒、尖锐湿疣、艾滋病等，其他还包括由衣原体、支原体、病毒、寄生虫、真菌和原虫等感染的疾病，如非淋菌性尿道炎、生殖性疱疹、阴道滴虫病、疥疮、乙型肝炎及“超级癌症”艾滋病等，它们都可以通过性交传播，故被归入性传播疾病的范畴。所以，性传播疾病的范围要比通常认为的大得多，不一定和不健康性行为有关。

在此主要给大家介绍几种常见的、对健康危害较大的性传播疾病，包括淋病、梅毒、尖锐湿疣、生殖性疱疹、生殖道衣原体感染及艾滋病。这些疾病感染后如果不能及时发现并彻底治疗，不仅可损害人的生殖器官，导致不孕，有些性病还可损害心脏、脑等人体重要器官，甚至导致死亡。

一、淋病

淋病是由淋病奈瑟菌引起的化脓性感染，它不仅可以侵犯男、女性的泌尿生殖道，还可导致眼、咽喉、直肠、甚至全身感染。淋病是《中华人民共和国传染病防治法》中被列为乙类防治管理的病种。

（一）病原体

淋病奈瑟菌是呈肾形的双球菌，可直接附着在黏膜上发育繁殖，最适宜在潮湿、温度为35℃、含5%二氧化碳的环境中生长。对外界理化条件的抵抗力差，最怕干燥，在干燥环境中1～2h即可死亡。在高温或低温条件下都易致死。对各种化学消毒剂的抵抗力也很弱。

（二）感染途径

成人主要通过性交直接传染，女性较男性更容易通过性接触感染；儿童多是通过间接传染，如通过接触带菌的衣服、被褥、毛巾、便桶和浴盆等传染；新生儿多在分娩通过软产道时接触污染的阴道分泌物传染。口交及肛交可导致淋菌性咽喉炎及淋菌性直肠炎。

（三）症状

淋病的潜伏期一般为 2 ～ 10 天，平均 3 ～ 5 天。

男性感染后，开始时尿道口灼痒、红肿及外翻，排尿时灼痛，伴尿频，尿道口有少量黏液性分泌物。3 ～ 4 天后，尿道黏膜上皮发生多数局灶性坏死，产生大量脓性分泌物，排尿时刺痛，龟头及包皮红肿显著。尿道中可见淋丝或血液，晨起时尿道口可结脓痂。可伴有发热、寒战等全身症状。病变还可以累及精囊、前列腺、附睾等部位，造成精液中混有血液，局部肿大、疼痛等。

女性感染后开始症状轻微或无症状，一般经 3 ～ 5 天的潜伏期后，相继出现尿道炎、宫颈炎、尿道旁腺炎、前庭大腺炎及直肠炎等，其中以宫颈炎最常见。70% 的女性淋病患者存在尿道感染，患者会出现阴道分泌物增多，为黏液脓性，可伴有下腹疼痛。感染尿道表现为尿频、尿急、尿痛。感染前庭大腺可造成前庭大腺脓肿，也可造成淋菌性尿道旁腺炎和淋菌性肛周炎。如治疗不及时病原体可上行感染，造成上生殖道感染，形成急性输卵管炎、子宫内膜炎、继发性输卵管卵巢脓肿、盆腔腹膜炎和盆腔脓肿等，甚至发生淋菌性盆腔炎、输卵管炎、卵巢炎、附件炎及宫体炎。可引起输卵管阻塞、积水及不孕。如与卵巢粘连，可导致输卵管卵巢脓肿，一旦脓肿破裂可引起化脓性腹膜炎。多数盆腔炎发生于月经后，主要见于年轻育龄女性。典型症状为双侧下腹剧痛，一侧较重，发热、全身不适，发热前可有寒战，常伴食欲缺乏、恶心和呕吐。患者多有月经延长或不规则阴道出血、脓性白带增多等。

另外，淋球菌还可侵犯生殖道以外的其他器官，如侵犯结膜，可造成淋菌

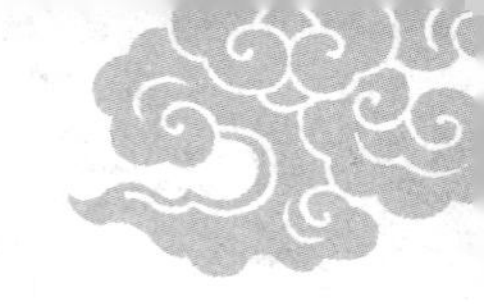

性结膜炎，可发生于新生儿和成人，结膜充血、水肿，有脓性分泌物，严重者可致角膜溃疡和失明。侵犯咽喉可形成淋菌性咽炎，可表现为咽喉部红肿、脓性分泌物。侵犯直肠可形成淋菌性直肠炎，表现为肛门瘙痒和烧灼感，排便疼痛，排出黏液和脓性分泌物，直肠充血、水肿、脓性分泌物、糜烂、小溃疡及裂隙。甚至可出现播散性淋球菌感染，可出现心血管、神经系统受累的表现。

（四）治疗

一旦出现上述症状应及时到医院进行确诊并及时治疗，应选择对淋球菌最敏感的药物进行治疗。药量要充足，疗程要正规，用药方法要正确。我国淋球菌分离株对青霉素及四环素的染色体耐药性较为普遍，耐氟喹诺酮淋球菌在我国也较为普遍，且耐药菌株比例逐年增高。现在常用药物为头孢曲松钠，或其他第三代头孢菌素。治愈者应坚持定期复查，治疗结束后 2 周内，在无性接触史情况下符合如下标准为治愈：①症状和体征全部消失；②在治疗结束后 4 ～ 7 天内从患病部位取材，做淋球菌复查阴性。

（五）注意事项

1. 因淋病的传染性较强，故未治愈前禁止性行为。

2. 对性伴侣应同时进行检查及治疗。在症状发作期间或确诊前 2 个月内与患者有过性接触的所有性伴侣，都应做淋球菌和沙眼衣原体感染的检查和治疗。如果患者最近一次性接触是在症状发作前或诊断前 2 个月之前，则其最近一个性伴侣应予治疗。

3. 淋病对妊娠期女性及胎儿均会造成影响，妊娠早期感染淋病可引起流产；妊娠晚期感染可引起绒毛膜羊膜炎而导致胎膜早破、早产及胎儿宫内发育迟缓。产褥期产妇感染易引起子宫内膜炎、输卵管炎，甚至播散性淋病。新生儿通过产道时可感染淋球菌，形成新生儿淋菌性结膜炎，严重时可发展成角膜溃疡、角膜穿孔而失明。因此高危孕妇应该主动到医院进行筛查，及时治疗，避免不良结局发生。

4. 性传播疾病应该以预防为主，应避免非婚性行为，使用安全套避孕可以减少性传播疾病的发生。

二、梅毒

梅毒是由苍白螺旋体感染所引起的一种慢性性传播疾病，是古老而常见的一种性病。患者受到感染后，梅毒螺旋体可以播散到全身、侵犯全身多个器官。也可潜伏多年甚至终身没有症状。梅毒还可以由母亲血液通过胎盘传给胎儿，从而导致早产、死亡或娩出先天梅毒婴儿。梅毒是《中华人民共和国传染病防治法》中被列为乙类防治管理的病种。

（一）病原体

梅毒（苍白）螺旋体进入人体后，几乎可以侵犯全身各器官，产生多种症状。梅毒螺旋体离开人体后不易存活，在干燥、高温环境中很容易死亡。肥皂水、一般的消毒药水，如 10% ～ 20% 漂白粉、75% 乙醇及过氧化氢在短时间内就可杀死它。因此，一般日常接触不会传染梅毒。

（二）感染途径

成人梅毒 95% 以上是通过危险的或无保护的性行为传染，少数通过亲吻、输血、污染的衣物等传染。患有梅毒的孕妇可通过胎盘将病原体传染给胎儿，引起胎儿宫内感染。感染梅毒螺旋体的患者皮损分泌物、血液中含大量梅毒螺旋体。感染后的 2 年内最具传染性，2 年后基本不通过性传播，但依然有传染给胎儿的危险。

（三）症状

临床上将梅毒分为一期梅毒、二期梅毒和三期梅毒，一期、二期属于早期梅毒，三期属于晚期梅毒。

一期梅毒主要表现为硬下疳，好发部位为阴茎、龟头、冠状沟、包皮、尿道口、大小阴唇、阴蒂、宫颈、肛门、肛管等，也可见于唇、舌、乳房等处。其特点是感染梅毒螺旋体后 7 ～ 60 天出现，大多数患者的硬下疳为单发、不痛不痒、圆形或椭圆形、边界清晰的溃疡，凸出皮面，疮面较清洁，触之有软骨样硬度。一般持续 4 ～ 6 周后自愈。

二期梅毒主要表现为梅毒疹，常伴有全身症状，一般在硬下疳消退后相隔一段无症状期再发生。此时梅毒螺旋体由淋巴系统进入血液循环而达全身，侵犯皮肤、黏膜、骨骼、内脏、心血管、神经系统。全身症状常在皮疹出现前发生，可有发热、头痛、骨关节酸痛、肝脾大、淋巴结肿大，3 ～ 5 天好转。接着出现梅毒疹。梅毒疹为各种皮疹，包括斑疹、丘疹、脓疱疹及扁平湿疣、掌跖梅毒疹等，常出现在躯干、四肢，也可在面部、前额部，其特点为多形性、对称、泛发一般持续 2 ～ 6 周，可自然消退。此外，还可以见到黏膜损害、梅毒性脱发、骨关节损坏、眼梅毒、神经梅毒等。

三期梅毒主要表现为永久性皮肤黏膜损坏，并可侵犯多种组织器官，危及生命。约 1/3 未经治疗的显性梅毒感染发生三期梅毒。其症状有皮肤梅毒，表现为结节性梅毒疹、树胶样肿、马鞍鼻、舌穿凿性溃疡、阴道溃疡，可形成膀胱阴道瘘或直肠阴道瘘；骨梅毒，表现为骨膜炎、骨髓炎、关节炎、腱鞘炎；眼梅毒，表现为虹膜炎、视网膜炎、角膜炎等；心血管梅毒，主要侵犯主动脉弓部位，可发生主动脉瓣闭锁不全、主动脉炎、主动脉瘤；神经梅毒，发生率约 10%，可发生梅毒性脑膜炎、脑血管梅毒、麻痹性痴呆、视神经萎缩等。

部分患者也可以没有任何症状，称为隐性梅毒或潜伏梅毒。

（四）治疗

强调早诊断，早治疗，疗程规则，剂量足够，性伴侣要同查同治。早期梅毒经彻底治疗可临床痊愈，消除传染性。晚期梅毒治疗可消除组织内炎症，但已破坏的组织难以修复。青霉素是治疗梅毒的首选药物，不同期别的患者选择不同的剂型及疗程。对青霉素过敏者可选用盐酸四环素、多西环素或红霉素。

（五）注意事项

1. 治疗期间禁止性生活。

2. 因梅毒可以通过胎盘传染胎儿，故有梅毒病史的已婚女性在妊娠前一定要进行全面梅毒检查。有过不洁性生活者，妊娠前最好去正规医院做全面梅毒检测。对于那些梅毒治疗完成、梅毒症状不明显的已婚女性也要在确定梅毒治愈后，才能妊娠。

3. 梅毒患者在经过正规治疗以后，需定期随访，开始每 3 个月复查 1 次，半年后每半年复查1次，随访2～3年。如果连续3～4次检测的结果都是阴性，则可以认为该患者的梅毒已达临床治愈。

三、尖锐湿疣

尖锐湿疣是由人乳头瘤病毒（HPV）感染所致的以肛门生殖器部位增生性损害为主要表现的性传播疾病。临床上表现为尖刺状、表面潮湿，故而得名。

（一）病原体

人乳头瘤病毒（HPV）有100多个不同的亚型，与宫颈癌相关的称为高危型，其他为低危型。尖锐湿疣是由低危型HPV病毒感染造成的，最常引起尖锐湿疣的HPV有HPV6、HPV11等。HPV在人体温暖潮湿的条件下易生存繁殖，故外生殖器和肛周是最容易发生感染的部位。

（二）感染途径

性接触传染为最主要的传播途径。少部分患者可因接触患者使用过的物品传播而发病，如内衣、内裤、浴巾、澡盆、马桶圈等，也可在分娩过程中通过产道传播而发生婴儿的喉乳头瘤病等。

（三）症状

人乳头瘤病毒潜伏期为1～8个月，平均3个月。生殖器和肛周为好发部位，男性多见于包皮、系带、冠状沟、龟头、尿道口、阴茎体、肛周、直肠内和阴囊，女性多见于大小阴唇、后联合、前庭、阴蒂、宫颈和肛周。偶可见于阴部及肛周以外的部位，如腋窝、脐窝、口腔、乳房和趾间等。女性阴道炎和男性包皮过长是尖锐湿疣发生的促进因素。病损初起为细小淡红色丘疹，之后逐渐增大增多，单个或群集分布，湿润柔软，表面凹凸不平，呈乳头样、鸡冠状或菜花样突起，红色或污灰色。根部常有蒂，且易发生糜烂渗液，触之易出血。皮损裂缝间常有脓性分泌物淤积，致有恶臭，且可因搔抓而引起继发感染。本病可无自觉症状，部分患者可出现异物感、痛、痒感或性交痛。

（四）治疗

目前尚没有根除HPV的方法，治疗主要是去除外生疣体，改善症状，提

高机体免疫力，治疗诱因（包皮过长、阴道炎、包皮龟头炎、淋病等）。去除外生疣体可使用化学药物，如0.5%鬼臼毒素酊（或0.15%霜）、5%咪喹莫特霜、50%三氯醋酸等外涂；或者使用物理方法，如微波、激光、冷冻等方式去除疣体。如病变较大可行手术切除。治疗后可使用干扰素提高机体免疫功能。

（五）注意事项

1. 尖锐湿疣一般预后良好，但是有复发的可能，复发多在治疗后3个月内，所以治疗后需随访。

2. 目前尚不清楚剖宫产能否预防婴幼儿呼吸道乳头状瘤的发生，因此，妊娠合并尖锐湿疣不是剖宫产的指征。如病灶较大堵塞软产道时，可行剖宫产。

3. 性伴侣应进行尖锐湿疣检查。

四、生殖器疱疹

生殖器疱疹是由单纯疱疹病毒（HSV）引起的性传播疾病，特点是引起生殖器及肛门周围皮肤溃疡，是常见的性传播疾病之一。生殖器疱疹可反复发作，还可通过胎盘及产道感染新生儿，导致新生儿先天性感染。

（一）病原体

单纯疱疹病毒分为两个血清型HSV-1和HSV-2，70%～90%的生殖器疱疹由HSV-2引起。HSV是嗜神经病毒，初发生殖器疱疹消退后，残存的病毒经周围神经沿神经轴转移至骶神经节而长期潜伏下来，当机体抵抗力降低或在某些激发因素如发热、受凉、感染、月经、胃肠功能紊乱、创伤等作用下，可使潜伏的病毒激活，病毒下行至皮肤黏膜表面引起病损，导致复发。人类是疱疹病毒的唯一宿主，离开人体则病毒不能生存，紫外线、乙醚及一般消毒剂均可使之灭活。

（二）感染途径

HSV主要通过性接触传染给其性伴侣。HSV可通过胎盘造成胎儿宫内感染（少见）或经软产道感染新生儿（多见）。

（三）症状

潜伏期 3 ～ 14 天。表现为外生殖器或肛门周围有群簇或散在的小水疱，2 ～ 4 天后破溃形成糜烂或溃疡，自觉疼痛。常伴有腹股沟淋巴结肿大、压痛。患者可出现发热、头痛、乏力等全身症状。病程 2 ～ 3 周。复发性生殖器疱疹较原发性全身症状及皮损轻，病程较短。

（四）治疗

目前尚无彻底清除病毒、消除复发的治疗方法。治疗的目的主要是缓解症状，减轻疼痛，缩短病程，减少 HSV 排放，控制其传染性。主要采用抗病毒药物治疗。推荐采用的治疗方案包括阿昔洛韦 200mg，口服，每天 5 次；伐昔洛韦 1000mg，口服，每天 2 次；泛昔洛韦 250mg，口服，每天 3 次。如果是初发生殖器疱疹，疗程为 7 ～ 10 天；复发性生殖器疱疹疗程为 5 天。频发复发者则需以较低的剂量长疗程服用。

（五）注意事项

1. 因 HSV 可长期潜伏于神经节内，故容易复发，平时生活中应注意锻炼身体，增强免疫力，尽量避免诱因，防止复发。

2. 新生儿通过感染 HSV 的产道，容易发生新生儿感染，故对软产道有活动性疱疹病变者排除胎儿畸形后应在未破膜或破膜 4h 以内行剖宫产术。即使病变已治愈，初次感染发病不足 1 个月者仍应以剖宫产结束分娩。

五、生殖道沙眼衣原体感染

生殖道沙眼衣原体感染是指由沙眼衣原体引起的以泌尿生殖道部位炎症为主要表现的常见性传播疾病。沙眼衣原体引起的疾病范围广泛，可累及眼、生殖道和其他脏器，也可经母婴传播，导致新生儿感染。

（一）病原体

沙眼衣原体主要感染柱状上皮及移行上皮，可引起宫颈黏膜炎、子宫内膜炎、输卵管炎，最终导致不孕或输卵管妊娠。另外还可以导致尿道炎、直肠炎、肝周围炎、眼包涵体结膜炎及新生儿肺炎。

（二）感染途径

成人主要通过性交直接传播。孕妇感染沙眼衣原体，胎儿或新生儿可通过宫内、产道及产后接触感染，其中经产道感染是最主要的感染途径。

（三）症状

男性感染主要为尿道炎。潜伏期 1 ～ 3 周，之后出现尿道黏液性或黏液脓性分泌物，并有尿痛、尿道不适等症状，可合并附睾炎、睾丸炎、前列腺炎等。出现附睾疼痛、肿大，阴囊明显肿胀、潮红、剧痛，输精管变粗，腰酸、下腹坠胀等症状。女性感染主要发生宫颈炎和尿道炎。70% ～ 90% 的女性宫颈沙眼衣原体感染无症状，可持续数月至数年。有症状发生时，可出现阴道分泌物异常，非月经期或性交后出血。尿道炎的症状有排尿困难、尿频、尿急等。衣原体宫颈感染如不治疗，可向上发展发生盆腔炎。表现有下腹痛、性交痛等，长期持续的感染可导致不育、宫外孕（异位妊娠）和慢性下腹痛。孕妇的生殖道沙眼衣原体感染可增加早产、低出生体重和胎膜早破的危险性。如未经有效治疗，可传染新生儿，引起新生儿眼炎及肺炎。

（四）治疗

沙眼衣原体感染的治疗目的是治愈感染，防止产生并发症，阻断进一步传播。治疗原则是早期发现，早期治疗，用药足量、足疗程，性伴侣需同时治疗。目前对于成人沙眼衣原体尿道炎、宫颈炎、直肠炎，通常采用的治疗方案为阿奇霉素 1.0g，单剂口服，或多西环素 100mg，每天 2 次，共 7 ～ 10 天。其他可以选用的药物包括米诺环素、红霉素、四环素、罗红霉素、克拉霉素、氧氟沙星、左氧氟沙星、司帕沙星等。对可能感染的新生儿应及时治疗。

（五）注意事项

1. 患者感染沙眼衣原体后如不及时治疗可造成组织损伤，后期还可以形成瘢痕，影响器官的功能，可对生育功能造成较为严重的影响。故出现上述症状时应及时就医，及时治疗。

2. 沙眼衣原体治疗成功的患者 3 周内仍有死亡的病原体排出，可致衣原体检查假阳性。因此治疗后 3 周内不建议复查。但是衣原体重复感染较多见，建议治疗后 3 ～ 4 个月进行衣原体的筛查。

六、获得性免疫缺陷综合征

获得性免疫缺陷综合征就是艾滋病（AIDS），它是一种由人类免疫缺陷病毒（简称 HIV）感染后，造成人类免疫系统破坏的疾病。因机体抵抗力极度下降会出现多种感染，如带状疱疹、口腔真菌感染、肺结核，特殊病原微生物引起的肠炎、肺炎、脑炎，念珠菌、肺孢子虫等多种病原体引起的严重感染等，后期常常发生恶性肿瘤，并发生长期消耗，以至全身衰竭而死亡。AIDS 是多种临床症状的统称，而非单纯的一种疾病。虽然全世界众多医学研究人员付出了巨大的努力，但至今尚无根治艾滋病的特效药物，也还没有可用于预防的有效疫苗。每年的 12 月 1 日为世界艾滋病日。

（一）病原体

HIV 分为 1 型和 2 型，目前世界范围内主要流行 HIV-1。HIV 进入人体后可选择性侵入 $CD4^+$ 淋巴细胞，将其 DNA 整合到宿主细胞的染色体，进行大量复制，导致 $CD4^+$ 淋巴细胞损伤、死亡，最后导致 $CD4^+$ 淋巴细胞耗竭，免疫功能严重破坏。

HIV 在外界环境中的生存能力较弱，对物理因素和化学因素的抵抗力较低。对热敏感，56℃处理 30min、100℃处理 20min 可将 HIV 完全灭活。巴氏消毒及多数化学消毒剂的常用浓度均可灭活 HIV。如 75% 的乙醇、0.2% 次氯酸钠、1% 戊二醛、20% 的乙醛及丙酮、乙醚及漂白粉等均可灭活 HIV。但紫外线或 γ 射线不能灭活 HIV。

（二）感染途径

HIV 主要存在于感染者和患者的血液、精液、阴道分泌物、乳汁中。可通过性行为传播：与已感染的伴侣发生无保护的性行为，包括同性、异性和双性性接触感染。也可通过静脉注射吸毒传播：与他人共用被感染者使用过的、未经消毒的注射工具而感染，这是 HIV 非常重要的传播途径。也可通过母婴传播：在妊娠、生产和母乳喂养过程中，感染 HIV 的母亲可能会传播给胎儿及婴儿。另外，含有 HIV 的血液及血制品（包括人工授精、皮肤移植和器官移植）也可导致病毒的传播。握手，拥抱，礼节性亲吻，同吃同饮，共用厕所和浴室，共用办公室、公共交通工具、娱乐设施等日常生活接触不会传播 HIV。

（三）症状

HIV 感染分为急性期、无症状期和艾滋病期。

1. 急性期

部分患者在感染 HIV 初期无症状，大部分患者感染后 6 天至 6 周可出现急性症状，主要表现为发热、咽痛、盗汗、恶心、呕吐、腹泻、皮疹、关节痛、淋巴结肿大及神经系统症状。多数患者临床症状轻微，持续 1 ～ 3 周后缓解。95% 感染者在 6 个月内 HIV 抗体阳性，从感染 HIV 至抗体形成的期间称为窗口期，此时 HIV 抗体检测阴性，但是具有传染性。

2. 无症状期

感染者没有任何症状，可以正常生活和工作。患者可从急性期进入此期，或无明显的急性期症状而直接进入此期。持续时间一般为 6 ～ 8 年。但也有快速进展和长期不进展者。无症状期的长短与感染病毒的数量、型别、感染途径、机体免疫状况等多种因素有关。

3. 艾滋病期

艾滋病期为感染 HIV 后的最终阶段。此期主要临床表现为 HIV 相关症状、各种机会性感染及肿瘤。HIV 相关机会性感染及肿瘤的常见症状有发热、盗汗、淋巴结肿大、咳嗽、咳痰、咯血、呼吸困难、头痛、呕吐、腹痛腹泻、消化道出血、吞咽困难、食欲下降、口腔白斑及溃疡、各种皮疹、视力下降、失明、痴呆、癫痫、肢体瘫痪、消瘦、贫血、二便失禁、尿潴留、肠梗阻、持续性全身性淋巴结肿大等。常见的机会性感染包括：①呼吸系统，如肺孢子菌肺炎、肺结核、复发性细菌感染、真菌性肺炎；②中枢神经系统，如隐球菌脑膜炎、结核性脑膜炎、弓形虫脑病、各种病毒性脑膜脑炎；③消化系统，如白色念珠菌食管炎及巨细胞病毒性食管炎，沙门菌、痢疾杆菌、空肠弯曲菌及隐孢子虫性肠炎；④口腔，如鹅口疮、舌毛状白斑、复发性口腔溃疡、牙龈炎等；⑤皮肤、淋巴结，如带状疱疹、传染性软疣、尖锐湿疣、真菌性皮炎、甲癣、淋巴结结核；⑥眼部，如巨细胞病毒性及弓形虫性视网膜炎。常见肿瘤包括子宫颈癌、恶性淋巴瘤、卡波西肉瘤等。

（四）治疗

目前在全世界范围内仍缺乏根治 HIV 感染的有效药物。现阶段的治疗目标：最大限度和持久地降低病毒载量；获得免疫功能重建和维持免疫功能；提高生活质量；降低 HIV 相关的发病率和死亡率。本病的治疗强调综合治疗，包括一般治疗、抗病毒治疗、恢复或改善免疫功能的治疗及机会性感染和恶性肿瘤的治疗。

1. 一般治疗

对无症状 HIV 感染者，仍可保持正常的工作和生活，并密切监测病情的变化。对艾滋病前期或已发展为艾滋病的患者，应根据病情注意休息，给予高热量、高维生素饮食。

2. 抗病毒治疗

抗病毒治疗是艾滋病治疗的关键。随着采用高效抗逆转录病毒药物联合疗法的应用，大大提高了抗 HIV 的疗效，显著改善了患者的生活质量和预后。

3. 并发症的治疗

对于合并感染和恶性肿瘤的患者，应于医院进行相关治疗。

（五）注意事项

1. 因握手，拥抱，同吃同饮，共用办公室、公共交通工具等日常生活接触不会传播 HIV，所以 HIV 感染者或获得性免疫缺陷综合征患者均无须隔离治疗。

2. 要避免直接与艾滋病患者的血液、精液、乳汁和尿液接触。不要借用或共用牙刷、剃须刀、刮脸刀等个人用品；不要擅自输血和使用血制品，要在医生的指导下使用；要坚持洁身自爱，避免婚外性行为；使用安全套是性生活中最有效的预防性病和艾滋病的措施之一。

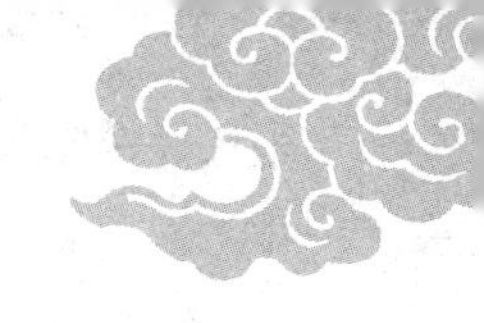

Part 5　孕育生命的摇篮
——子宫疾病怎么办

子宫是孕育生命的摇篮，是宝宝睡过的第一张床，也是宝宝在这个世界的第一份“不动产”，同时子宫也是女性送给宝宝的完美礼物。美丽的花朵需要精心培育，可爱的子宫同样需要用心呵护。

子宫内膜异位性疾病包括子宫内膜异位症和子宫腺肌病，两者均由具有生长功能的异位子宫内膜所致，临床上常可并存。但两者的发病机制及组织发生学不尽相同，临床表现及其对卵巢激素的敏感性也有差异，前者对孕激素敏感，后者则不敏感。

子宫内膜异位症

一、定义

子宫内膜组织（腺体和间质）出现在子宫体以外的部位时，称为子宫内膜异位症。异位内膜可侵犯全身任何部位，如脐、膀胱、肾、输尿管、肺、胸膜、乳腺，甚至手臂、大腿等处；但绝大多数位于盆腔脏器和壁腹膜，以卵巢、宫骶韧带最常见；其次为子宫及其他脏腹膜、阴道直肠隔等部位，故有盆腔子宫内膜异位症之称。

由于子宫内膜异位症是激素依赖性疾病，在自然绝经和人工绝经（包括药物作用、射线照射或手术切除双侧卵巢）后，异位内膜病灶可逐渐萎缩吸收；妊娠或使用性激素抑制卵巢功能可暂时阻止疾病发展。子宫内膜异位症在形态学上呈良性表现，但在临床行为学上具有类似恶性肿瘤的特点，如种植转移、侵袭转移及远处转移等。持续加重的盆腔粘连、疼痛、不孕是其主要的临床表现。

育龄期是子宫内膜异位症的高发年龄，其中76%的患者发生在25—45岁，这与子宫内膜异位症是激素依赖性疾病的特点相符。据报道绝经后用激素补充治疗的女性也有发病者。生育少、生育晚的女性发病明显高于生育多、生育早者。近年来子宫内膜异位症的发病率呈明显上升趋势，与社会经济状况呈正相关，这与剖宫产率增高、人工流产与宫腹腔镜操作增多有关。子宫内膜异位症在慢性盆腔疼痛及痛经患者中的发病率为20%～90%。25%～35%的不孕患者与子宫内膜异位症有关，妇科手术中有5%～15%的患者被发现有子宫内膜异位症。

二、病因

子宫内膜的来源至今尚未阐明，目前主要学说及发病因素有以下几种。

1. 异位种植学说

1921年，Sampson首先提出经期时子宫内膜腺上皮细胞和间质细胞可随经血逆流，经输卵管进入盆腔，种植于卵巢和邻近的盆腔腹膜，并在该处继续生长、蔓延，形成盆腔子宫内膜异位症，也称为经血逆流学说，多数临床和实验资料均支持这一学说：① 70%～90%的女性有经血逆流，在经血或早卵泡期的腹腔液中均可见存活的内膜细胞。②先天性阴道闭锁或宫颈狭窄等经血排出受阻者发病率高。③医源性内膜种植，如剖宫产后腹壁瘢痕或分娩后会阴切口出现子宫内膜异位症，可能是术时将子宫内膜带至切口直接种植所致，患者有多次宫腔手术操作史（人工流产、输卵管通液等）也不少见。④动物实验能将经血中的子宫内膜移植于猕猴腹腔内存活生长，形成典型子宫内膜异位症。异位种植学说虽被绝大多数学者接受，但无法解释在多数育龄女性中存在经血逆流，但仅少数（10%～15%）女性发病。

子宫内膜也可以通过淋巴及静脉向远处播散，发生异位种植，是子宫内膜异位种植学说的组成部分。不少学者在光镜检查时发现盆腔淋巴管、淋巴结和

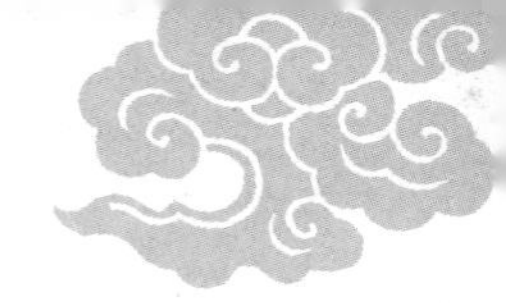

盆腔静脉中有子宫内膜组织，因此提出子宫内膜可通过淋巴和静脉向远处播散的说法。临床上所见远离盆腔的器官，如肺、四肢皮肤、肌肉等发生子宫内膜异位症，可能就是内膜通过血行和淋巴播散的结果。该学说无法说明子宫内膜如何通过静脉和淋巴系统，而盆腔外子宫内膜异位症的发病率又极低。

2. 体腔上皮化生学说

卵巢表面上皮、盆腔腹膜均由胚胎期具有高度化生潜能的体腔上皮分化而来，Mayer 提出体腔上皮分化来的组织在受到持续卵巢激素或经血及慢性炎症的反复刺激后，能被激活转化为子宫内膜样组织。但目前仅有动物实验证实，小鼠卵巢表面上皮可经过 K-ras 激活途径直接化生为卵巢子宫内膜异位症病变。

3. 诱导学说

未分化的腹膜组织在内源性生物化学因素诱导下可发展成为子宫内膜组织，种植的内膜可以释放化学物质诱导未分化的间充质形成子宫内膜异位组织。此学说是体腔上皮化生学说的延伸，在兔实验中已证实，而在人类实验尚无证据。

4. 遗传因素

子宫内膜异位症具有一定的家族聚集性，某些患者的发病可能与遗传有关，患者一级亲属的发病风险是无家族史者的 7 倍，人群研究发现单卵双胎姐妹中一方患有子宫内膜异位症时，另一方发生率可达 75%。子宫内膜异位组织中存在非整倍体（11，16，17）、三倍体（1，7）、单倍体（9，17）及片段丢失（1p，22q，5p，6q，70 等）染色体异常。此外，有研究发现子宫内膜异位症与谷胱甘肽转移酶、半乳糖转移酶和雌激素受体的基因多态性有关，提示该病存在遗传易感性。

5. 免疫与炎症因素

越来越多的证据表明免疫调节异常在子宫内膜异位症的发生、发展各环节中起重要作用，表现为免疫监视功能、免疫杀伤细胞的细胞毒作用减弱而不能有效清除异位内膜。研究还发现子宫内膜异位症与系统性红斑狼疮、黑色素瘤及某些 HLA 抗原有关，患者的 IgG 及抗子宫内膜抗体明显增加，表明其具有自身免疫性疾病的特征。还有证据表明，子宫内膜异位症与亚临床腹膜炎有关，表现为腹腔液中巨噬细胞、炎性细胞因子、生长因子、促血管生成物质增加，从而促进异位内膜存活、增殖并导致局部纤维增生、粘连。

6. 其他因素

国内学者提出“在位内膜决定论”，认为在位子宫内膜的生物学特性是子宫内膜异位症发生的决定因素，局部微环境是其影响因素。子宫内膜异位症患者在位子宫内膜的特性如黏附性、侵袭性、刺激形成血管的能力均强于非子宫内膜异位症患者的在位子宫内膜。环境因素也与子宫内膜异位症之间存在潜在联系，二噁英在子宫内膜异位症发病中有一定作用。血管内皮生长因子（VEGF）也可能参与子宫内膜异位症的发生，患者腹腔液中 VEGF 增多，使盆腔微血管生长增加，导致异位内膜易于种植生长。异位内膜除分泌雌激素外，还可削弱对局部雌激素的灭活作用促进自身增殖。此外，异位内膜细胞凋亡减少也可能与疾病进程有关。

三、易被异位子宫内膜侵犯的器官

1. 卵巢

卵巢最易被异位内膜侵犯，约 80% 的病变累及一侧，累及双侧的占 50%，异位病灶分为微小病灶型和典型病灶型两种。微小病灶型属早期，位于卵巢浅表皮层并在其内生长、反复周期性出血，形成单个或多个囊肿型的典型病变，称卵巢子宫内膜异位囊肿。囊肿大小不一，直径多在 5cm 左右，大至 10 ～ 20cm，内含巧克力样糊状陈旧血性液体，故又称卵巢巧克力囊肿。囊肿增大时表面呈灰蓝色。囊肿在月经期内出血增多，腔内压力大，特别是近卵巢表面的囊壁易反复破裂，破裂后囊内容物刺激局部腹膜发生局部炎性反应和组织纤维化，导致卵巢与邻近的子宫、阔韧带、盆侧壁或乙状结肠等紧密粘连，致使卵巢固定在盆腔内，活动度差。手术时若强行剥离，粘连局部囊壁极易破裂，流出黏稠暗褐色陈旧血液。这种粘连是卵巢子宫内膜异位囊肿的临床特征之一，可借此与其他出血性卵巢囊肿相鉴别。

2. 宫骶韧带、直肠子宫陷凹和子宫后壁下段

这些部位处于盆腔后部较低处，与经血中的内膜碎屑接触最多，故为子宫内膜异位症的好发部位。病变早期、轻者局部有散在紫褐色出血点或颗粒状结节，宫骶韧带增粗或结节样改变。随病变发展，子宫后壁与直肠前壁粘连，直肠子宫陷凹变浅甚至消失，重者病灶向阴道直肠隔发展，在隔内形成肿块并向阴道后穹隆或直肠腔凸出，但穿破阴道或直肠黏膜者较罕见。

3. 盆腔腹膜

盆腔腹膜子宫内膜异位症分为色素沉着型和无色素沉着型两种，腹腔镜下前者呈紫蓝色或黑色结节，为典型病灶，含有内膜腺体和间质细胞、纤维素、血管成分，并有出血；后者为无色素的早期病灶，但较前者更具活性。无色素异位病变发展成典型病灶需 6 ～ 24 个月。腹腔镜检查可以发现很多微小的腹膜子宫内膜异位症病灶。

4. 输卵管及宫颈异位

内膜累及输卵管和宫颈较少见。偶在输卵管浆膜层可见紫蓝色斑点或结节，管腔多通畅。宫颈异位病灶多系内膜直接种植，呈暗红色或紫蓝色颗粒于宫颈表面，经期略增大，易被误诊为宫颈腺囊肿。深部病灶宫颈剖面呈紫蓝色小点或含陈旧血液的小囊腔，多系直肠子宫陷凹病灶蔓延而来。

5. 其他部位

阑尾、膀胱、直肠异位病灶呈紫蓝色或红棕色点、片状病损，很少穿透脏器黏膜层。会阴及腹壁瘢痕处异位病灶因反复出血致局部纤维增生而形成圆形结节，病程长者结节可大至数厘米，偶见典型的紫蓝色或陈旧出血灶。

四、症状

1. 下腹痛和痛经

疼痛是子宫内膜异位症的主要症状，典型症状为继发性痛经、进行性加重。疼痛多位于下腹、腰骶及盆腔中部，有时可放射至会阴部、肛门及大腿，

常于月经来潮时出现，并持续整个经期。疼痛严重程度与病灶大小不一定成正比，粘连严重的卵巢异位囊肿患者可能并无疼痛，而盆腔内小的散在病灶却可引起难以忍受的疼痛。少数患者可表现为持续性下腹痛，经期加剧。但有27%～40%的患者无痛经，因此痛经不是子宫内膜异位症诊断的必要症状。

2. 不孕

子宫内膜异位症患者不孕率高达40%。引起不孕的原因复杂，如盆腔微环境改变影响精卵结合及运送、免疫功能异常，导致抗子宫内膜抗体增加而破坏子宫内膜正常代谢及生理功能、卵巢功能异常，导致排卵障碍和黄体形成不良等。中重度患者可因卵巢、输卵管周围粘连而影响受精卵运输。

3. 性交不适

性交不适多见于直肠子宫陷凹有异位病灶或因局部粘连使子宫后倾固定者。性交时碰撞或子宫收缩上提而引起疼痛，一般表现为深部性交痛，月经来潮前性交痛最明显。

4. 月经异常

15%～30%的患者有经量增多、经期延长或月经淋漓不尽或经前期点滴出血。可能与卵巢实质病变、无排卵黄体功能不足或合并有子宫腺肌病和子宫肌瘤有关。

5. 其他特殊症状

盆腔外任何部位有异位内膜种植生长时，均可在局部出现周期性疼痛、出血和肿块，并出现相应症状。肠道子宫内膜异位症可出现腹痛、腹泻、便秘或周期性少量便血，严重者可因肿块压迫肠腔而出现肠梗阻症状；膀胱子宫内膜异位症常在经期出现尿痛和尿频，但多被痛经症状掩盖而被忽视；异位病灶侵犯和（或）压迫输尿管时，引起输尿管狭窄、阻塞，出现腰痛和血尿，甚至形成肾盂积水和继发性肾萎缩；手术瘢痕异位症患者常在剖宫产或会阴侧切术后数月至数年出现周期性瘢痕处疼痛，在瘢痕深部扪及剧痛包块，随时间延长，包块逐渐增大，疼痛加剧。

除上述症状外，卵巢子宫内膜异位囊肿破裂时，囊内容物流入盆腹腔引起

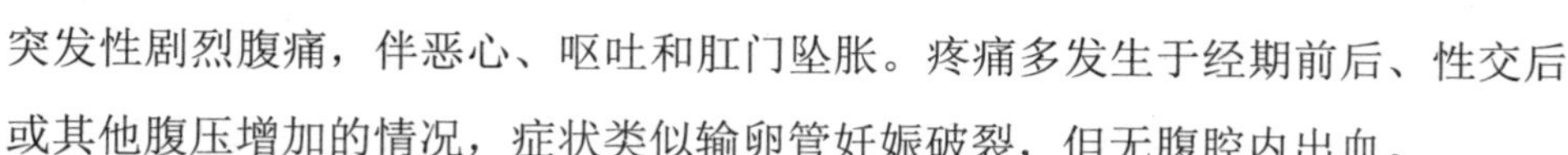

突发性剧烈腹痛，伴恶心、呕吐和肛门坠胀。疼痛多发生于经期前后、性交后或其他腹压增加的情况，症状类似输卵管妊娠破裂，但无腹腔内出血。

五、治疗方法

治疗子宫内膜异位症的根本目的是缩减和去除病灶，减轻和控制疼痛，治疗和促进生育，预防和减少复发。治疗方法应根据患者年龄、症状、病变部位和范围及对生育的要求等加以选择，强调治疗个体化。症状轻或无症状的轻微病变可选用期待治疗；有生育要求的轻度患者经过全面诊断评估后可以先给予药物治疗，重者行保留生育功能手术；年轻无生育要求的重度患者，可行保留卵巢功能手术，并辅以性激素治疗；症状及病变均严重的无生育要求者，考虑行根治性手术。

1. 期待治疗

期待治疗仅适用于轻度子宫内膜异位症患者，采用定期随访，并对症处理病变引起的轻微经期腹痛，可给予前列腺素合成酶抑制药(吲哚美辛、萘普生、布洛芬）等；希望生育者一般不用期待疗法，应尽早促使其妊娠，一旦妊娠，异位内膜病灶坏死萎缩，分娩后症状缓解并有望治愈。

2. 药物治疗

药物治疗包括抑制疼痛的对症治疗、抑制雌激素合成使异位内膜萎缩、阻断下丘脑－垂体－卵巢轴的刺激和出血周期为目的的性激素治疗，适用于有慢性盆腔痛、经期痛经症状明显、有生育要求及无卵巢囊肿形成的患者，采用使患者假孕或假绝经性激素疗法已成为临床治疗子宫内膜异位症的常用方法，但对较大的卵巢内膜异位囊肿，特别是卵巢包块性质未明者，宜采用手术治疗。

(1) 口服避孕药：是最早用于治疗子宫内膜异位症的激素类药物，其目的是降低垂体促性腺激素水平，并直接作用于子宫内膜和异位内膜，导致内膜萎缩和经量减少。长期连续服用避孕药造成类似妊娠的人工闭经，称假孕疗法。目前临床上常用低剂量高效孕激素和炔雌醇复合制剂，用法为每天 1 片，连续用 6 ～ 9 个月，此法适用于轻度子宫内膜异位症患者。副作用主要有恶心、呕吐，并警惕血栓形成风险。

(2) 孕激素：单用人工合成高效孕激素，通过抑制垂体促性腺激素分泌，造成无周期性的低雌激素状态，并与内源性雌激素共同作用，造成高孕激素性闭经和内膜蜕膜化，形成假孕。各种制剂疗效相近且费用较低。所用剂量为避孕剂量的 3 ～ 4 倍，连续应用 6 个月，如甲羟孕酮 30mg/d，副作用有恶心、轻度抑郁、水钠潴留、体重增加及阴道不规则点滴出血等。患者在停药数月后痛经缓解，月经恢复。

(3) 孕激素受体拮抗药：米非司酮与子宫孕酮受体的亲和力是孕酮的 5 倍，具有强抗孕激素作用，每天口服 25 ～ 100mg，造成闭经使病灶萎缩。副作用轻，无雌激素样影响，也无骨质丢失危险，但长期疗效有待证实。

(4) 孕三烯酮：为 19- 去甲睾酮甾体类药物，有抗孕激素、中度抗雌激素和抗性腺效应，能增加游离睾酮含量，减少性激素结合球蛋白水平，抑制 FSH、LH 峰值并减少 LH 均值，使体内雌激素水平下降，异位内膜萎缩、吸收，也是一种假绝经疗法。该药在血浆中半衰期长达 28h，每周仅需用药 2 次，每次 2.5mg，于月经第 1 天开始服药，6 个月为 1 个疗程。治疗后 50% ～ 100% 的患者发生闭经，症状缓解率达 95% 以上。孕三烯酮与达那唑相比，疗效相近，但副作用较低，对肝功能影响较小且可逆，很少因转氨酶过高而中途停药，且用药量少、服用方便。

(5) 达那唑：为合成的 17α- 乙炔睾酮衍生物。抑制 FSH、LH 峰；抑制卵巢甾体激素生成并增加雌孕激素代谢；直接与子宫内膜雌孕激素受体结合抑制内膜细胞增生，最终导致子宫内膜萎缩，出现闭经。因 FSH、LH 呈低水平，故又称假绝经疗法。适用于轻度及中度子宫内膜异位症痛经明显的患者。用法：月经第 1 天开始口服 200mg，每天 2 ～ 3 次，持续用药 6 个月。若痛经不缓解或未闭经，可加至每天 4 次。疗程结束后约 90% 的症状消失。停药后 4 ～ 6 周恢复月经及排卵。副作用有恶心、头痛、潮热、乳房缩小、体重增加、性欲减退、多毛、痤疮、皮脂增加、肌痛性痉挛等，一般能耐受。药物主要在肝脏代谢，已有肝功能损害者不宜使用，也不适用于高血压、心力衰竭、肾功

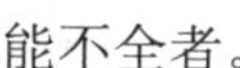
能不全者。

(6) 促性腺激素释放激素激动药：为人工合成的十肽类化合物，其作用与体内 GnRH 相同，促进垂体 LH 和 FSH 释放，但其对 GnRH 受体的亲和力较天然 GnRH 高百倍，且半衰期长、稳定性好，抑制垂体分泌促性腺激素，导致卵巢激素水平明显下降，出现暂时性闭经，此疗法又称药物性卵巢切除。目前常用的 GnRHa 类药物有：①亮丙瑞林 3.75mg，月经第 1 天皮下注射后，每隔 28 天注射 1 次，共 3 ～ 6 次；②戈舍瑞林 3.6mg，用法同前。用药后一般第 2 个月开始闭经，可使痛经缓解，停药后在短期内排卵可恢复。副作用主要有潮热、阴道干燥、性欲减退和骨质丢失等绝经症状，停药后多可消失。但骨质丢失需时 1 年才能逐渐恢复正常。因此在应用 GnRHa 3 ～ 6 个月时可以酌情给予反向添加治疗，提高雌激素水平，预防低雌激素状态相关的血管症状和骨质丢失的发生，可以增加患者的顺应性，如妊马雌酮 0.625mg 加甲羟孕酮 2mg，每天 1 次或替勃龙 1.25mg/d。

3. 手术治疗

手术治疗适用于药物治疗后症状不缓解，局部病变加剧或生育功能未恢复者及较大的卵巢内膜异位囊肿者。腹腔镜手术是首选的手术方法，目前认为腹腔镜确诊、手术＋药物为子宫内膜异位症的金标准治疗。手术方式有以下几种。

(1) 保留生育功能手术：切净或破坏所有可见的异位内膜病灶、分离粘连、恢复正常的解剖结构，但保留子宫、一侧或双侧卵巢，至少保留部分卵巢组织。适用于药物治疗无效、年轻和有生育要求的患者。术后复发率约 40%，因此术后尽早妊娠或使用药物以减少复发。

(2) 保留卵巢功能手术：切除盆腔内病灶及子宫，保留至少一侧或部分卵巢。适用于Ⅲ、Ⅳ期、症状明显且无生育要求的 45 岁以下患者。术后复发率约 5%。

(3) 根治性手术：将子宫、双附件及盆腔内所有异位内膜病灶予以切除和清除，适用于 45 岁以上重症患者。术后不用雌激素补充治疗者，几乎不复发。双侧卵巢切除后，即使盆腔内残留部分异位内膜病灶，也能逐渐自行萎缩退化直至消失。

(4) 手术与药物联合治疗：手术治疗前给予 3 ～ 6 个月的药物治疗，使异位病灶缩小、软化，有利于缩小手术范围和手术操作。对保守性手术、手术不彻底或术后疼痛不缓解者，术后给予 6 个月的药物治疗可推迟复发。

六、预防

子宫内膜异位症病因不明确，为多因素疾病，并且其组织学发生复杂，因此预防作用有限，主要注意以下几点以减少其发病。

1. 防止经血逆流

及时发现并治疗引起经血潴留的疾病，如先天性生殖道畸形、闭锁、狭窄和继发性宫颈粘连、阴道狭窄等。

2. 药物避孕

口服避孕药可抑制排卵、促使子宫内膜萎缩，使子宫内膜异位症的发病风险有所降低，对有高发家族史、容易带环妊娠者，可以选择此种方法。

3. 防止医源性异位内膜种植

尽量避免多次宫腔手术操作。进入宫腔内的经腹手术，特别是妊娠中期剖宫取胎术，均应用纱布垫保护好子宫切口周围术野，以防宫腔内容物溢入腹腔或腹壁切口；缝合子宫壁时避免缝线穿过子宫内膜层；关腹后应冲洗腹壁切口。月经前禁做输卵管通畅试验，以免将内膜碎屑推入腹腔。宫颈及阴道手术如冷冻、电灼、激光和微波治疗及整形术等均不宜在经前进行，否则有导致经血中内膜碎片种植于手术创面的危险。人工流产吸宫术时，宫腔内负压不宜过高，避免突然将吸管拔出，使宫腔血液和内膜碎片随负压被吸入腹腔。

子宫腺肌病

一、定义

子宫腺肌病（adenomyosis）是子宫内膜腺体和间质侵入子宫肌层形成弥

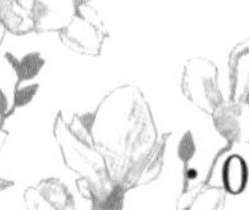

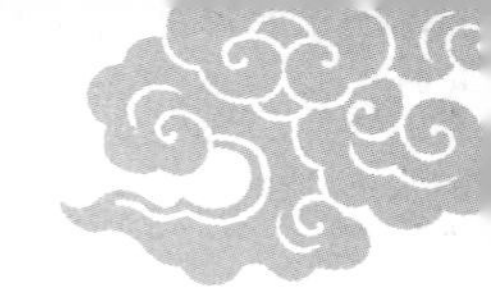

漫性或局限性的病变，是妇科常见病。它常常会导致继发性痛经及月经量增多等症状，因而严重影响女性的身心健康。目前治疗方案选择较多，常会根据患者的年龄、生育需要等进行个体化治疗。

二、病因

子宫腺肌病病因至今不明。目前的共识是因为子宫缺乏黏膜下层，因此子宫内膜的基底层细胞增生、侵袭到子宫肌层，并伴以周围的肌层细胞代偿性肥大增生而形成病变。而引起内膜基底层细胞增生侵袭的因素现有以下 4 种理论。

1. 与遗传有关。

2. 子宫损伤，如刮宫和剖宫产均会增加子宫腺肌病的发生；人流、分泌或者其他的子宫手术，很多操作于子宫的手术都很容易造成子宫内膜异位或子宫内膜在子宫肌肉里生长发育，刺激四周的肌细胞增生，从而引起子宫腺肌病。

3. 高雌激素血症和高泌乳素血症。

4. 病毒感染。

5. 生殖道梗阻。有些女性先天性或后天患有引起生殖道阻塞的疾病，而导致体内经血不能正常流出体外，使月经时宫腔压力增大，导致子宫内膜异位到子宫的肌层。

三、症状

1. 月经失调（40% ~ 50%）

其主要表现为经期延长、月经量增多，部分患者还可能出现月经前后点滴出血。这是由子宫体积增大，子宫腔内膜面积增加及子宫肌壁间病灶影响子宫肌纤维收缩引发。严重的患者可以导致贫血。

2. 痛经（25%）

其特点是继发性进行性加重的痛经。常在月经来潮前 1 周开始出现，当经期结束痛经即缓解。这是因为月经时子宫肌层内的异位子宫内膜在卵巢激素的影响下充血、肿胀及出血，同时还增加了子宫肌层血管的血量，使坚厚的子宫肌层扩张，引起严重的痛经。

3. 无明显症状

大约有 35% 的患者无明显症状。

四、治疗方法

子宫腺肌病的治疗手段较多，临床决策需结合患者的年龄、症状及生育要求进行个体化选择。并且常常结合手术、药物等综合性治疗方案。

1. 药物治疗

(1) 对症治疗：对于那些症状较轻，仅要求缓解痛经症状，尤其是近绝经期的患者，可以选择在痛经时予以非甾体抗炎药对症处理。因为异位的子宫内膜在绝经后会逐渐萎缩，所以此类患者在绝经后病痛就会得到解除而不需手术治疗。

(2) 假绝经疗法：GnRHa 注射可以使体内的激素水平达到绝经的状态，从而使异位的子宫内膜逐渐萎缩而起到治疗的作用。此方法又称为药物性卵巢切除或药物性垂体切除。一般在用药 3～6 周体内的血清雌激素就达到去势水平，可使痛经缓解。并且应用 GnRHa 后可以使子宫明显缩小，可作为一部分病灶较大、手术困难患者的术前用药。等到子宫变小后再手术，风险和难度会明显下降。但是 GnRHa 长期应用会出现更年期症状，甚至导致严重的心脑血管并发症及骨质疏松等，所以在应用 GnRHa 3 个月后建议反向添加雌激素以缓解并发症。另外 GnRHa 费用较高，所以目前并不作为长期治疗的方案，一旦停药，月经恢复就可能导致病情的再次进展。所以目前 GnRHa 常作为术前缩小病灶及术后减少复发的选择药物。

(3) 假孕疗法：部分学者认为口服避孕药物或孕激素可以使异位的子宫内膜蜕膜化和萎缩而起到控制子宫腺肌病发展的作用。部分患者选择上曼月乐环在子宫局部持续释放高效孕激素以控制子宫肌壁间的内膜异位病灶。但也有部分学者认为子宫腺肌病异位的子宫内膜大多为基底层的子宫内膜，它们对孕激素不敏感，所以孕激素（口服避孕药及曼月乐）治疗子宫腺肌病的效果尚存在争议。

2. 中医治疗

按照中医的理解，子宫腺肌病与瘀血内阻有关，而血瘀的形成又与寒凝、气滞、痰湿等致病因素有关，所以在治疗方面，既要以活血化瘀为原则，又要针对瘀血形成的原因及虚弱的程度予以兼顾。

3. 手术治疗

手术治疗包括根治手术和保守手术。根治手术即为子宫切除术，保守手术包括腺肌病病灶（腺肌瘤）切除术、子宫内膜及肌层切除术、子宫肌层电凝术、子宫动脉阻断术及骶前神经切除术和骶骨神经切除术等。

(1) 子宫切除术：适用于无生育要求且病变广泛，症状严重，保守治疗无效的患者。而且，为避免残留病灶，以全子宫切除为首选，一般不主张部分子宫切除。

(2) 子宫腺肌病病灶切除术：适用于有生育要求或年轻的患者。因为子宫腺肌病往往病灶弥漫并且与子宫正常肌肉组织界限不清，因此如何选择切除的方式以减少出血、残留并利于术后妊娠是一个很困惑的问题。不同学者有不同的方案，目前并没有一个统一的术式。如 Takeuchi 等报道腹腔镜下子宫病灶做横 H 形切口，可减少切除病灶时穿透宫腔的风险，将包绕病灶的肌层折叠缝合；王斌报道开腹行子宫肌层 U 形切除；Masato Nishida 选择宫体中央纵行切除，术后未用辅助治疗，术后 3 个月可妊娠。

4. 介入治疗

近年来，随着介入治疗技术的不断进步。选择性子宫动脉栓塞术也可以作为治疗子宫腺肌病的方案之一。其作用机制：①异位子宫内膜坏死，前列腺素分泌减少，缓解痛经；②栓塞后子宫体变软，体积和宫腔内膜面积缩小，减少月经量；③子宫体积不断缩小和平滑肌收缩，阻断引起内膜异位的微小通道，降低复发率；④局部雌激素水平和受体数量下降；⑤在位内膜侧支循环的建立，可由基底层逐渐移行生长恢复功能。Ravina 等报道子宫动脉栓塞术治疗子宫腺肌病，月经量减少约 50%，痛经缓解率达 90% 以上。王毅堂等报道 128 例子宫动脉栓塞术治疗子宫腺肌病的患者中有 80 例（62.5%）术后痛经完全消失，42 例（32.8%）明显缓解，6 例（5%）部分缓解。有 21 例在术后 9 ～ 36 个月正常妊娠并分娩健康婴儿。

但是部分学者认为子宫动脉栓塞术会影响子宫及卵巢的血供，从而对妊娠有不利影响，可能会导致不孕、流产、早产并增加剖宫产率。

五、预防

1. 做好计划生育，尽量少做人工流产和刮宫。有妇科疾病及早就医，避免过多的宫腔操作。

2. 月经期要做好自身的保健，不要做剧烈活动，注意控制情绪，不要生闷气，否则会导致内分泌的改变。经期禁性生活可以在一定程度上减少子宫腺肌病的发生。

3. 注意保暖防寒；调整自己的情绪；饮食应富含足够的营养，纠正偏食及不正常的饮食习惯，不宜贪食刺激性或寒凉食物等。

子宫肌瘤

一、定义

子宫肌瘤是女性生殖器最常见的良性肿瘤，是从子宫壁的平滑肌长出来的，由平滑肌和结缔组织构成，常见于 30—50 岁女性，20 岁以下少见，绝经以后随着子宫萎缩，发病率又明显下降。据统计至少有 20% 的育龄女性有子宫肌瘤，但是因为大多数肌瘤没有症状，患者不会就医，因此临床统计的肌瘤发病率远低于实际的发病率。

二、病因

子宫肌瘤的病因目前尚不清楚，因为肌瘤好发于生育年龄，青春期前少见，绝经后萎缩或消失，提示其发生可能与女性激素（雌激素及孕激素）相关，目前也有大量的研究认为雌激素及孕激素均有刺激肌瘤生长的作用。因此，体内的雌激素水平旺盛时，就会刺激肌瘤长大。与此同时，近年来的研究表明，刺激子宫肌瘤生长的因素除了雌激素水平之外，还与环境、饮食、压力等因素密切相关。

（一）年龄因素

40 岁及以上女性患子宫肌瘤的风险是 40 岁以下女性的 3.73 倍，此现象的原因可能是年龄越来越大，雌激素积累的时间越来越长，而这个年龄段的女性接近绝经期，卵巢功能衰退，不排卵，小卵泡分泌过多的雌激素，引起子宫肌瘤。

（二）其他因素

1. 饮食与保健品

育龄期女性经常进食含有雌激素的食品如蜂蜜、豆浆或经常接触化妆品的情况下，患子宫肌瘤的概率会明显增加。特别是保健品，保健品的管理不如药品严格，有些丰胸、美容产品或保健品，通常号称能抗衰老、防早衰，美容有奇效，但是其实里面添加了雌激素，服用后会增加肌瘤的发病率。

2. 饮食习惯

素食生活习惯的生育年龄女性血浆雌激素浓度比肉食生活习惯的女性下降 15% ～ 20%，并且粪便中的雌激素比肉食生活习惯的女性高出 3 倍，素食者饮食结构中的高纤维可能影响雌激素的吸收，使雌激素的重吸收作用减弱，并且使小肠菌群对雌激素的重吸收过程受到抑制，从而降低体内雌激素水平，降低子宫肌瘤的发病率。

3. 初潮年龄

初潮年龄越早发生子宫肌瘤的概率就越大。

4. 人工流产的次数

流产术是一种有创操作，子宫肌层间的一些静止的肌瘤细胞通过这些刺激、修复和感染因素而活跃，增长速度加快从而逐渐产生子宫肌瘤，因此多次人工流产会导致子宫肌瘤的发病。

5. 不良情绪

中医方面讲情绪对子宫肌瘤的影响时提到“气滞，七情内伤，肝失条达，血行不畅滞于胞宫而致，表现为下腹痞块，按之可移，痛无定处时聚时散，精神抑郁，胸胁胀满”。可见，不良情绪对子宫肌瘤的影响也是十分明显的。肝脏与雌激素的代谢密切相关，当女性情绪抑郁、憋闷、紧张、性格内向、什么都放在心里，久而久之就会引起气血不通，影响肝脏的代谢功能，当肝脏功能异常，肝脏对激素的灭活功能降低，从而可能使某些激素在体内堆积，当体内雌激素过多时，就会引起子宫肌瘤等。

6. 吸烟

烟草暴露（包括主动吸烟和被动吸烟）的女性患子宫肌瘤的风险是无烟草暴露女性的 1.58 倍。

7. 妇科炎症

长期的妇科炎症会增加子宫肌瘤的发病概率，原因可能是子宫长期慢性损伤或感染炎症不能及时诊治，致使病原体刺激子宫黏膜增生生长、细胞分裂异常而发生子宫肌瘤，同时盆腔炎也对子宫有刺激作用，可致盆腔慢性充血，诱发子宫肌瘤。慢性盆腔炎可致卵巢炎，造成雌激素分泌异常，其中雌激素水平刺激可能促进子宫肌瘤的发生。

8. 遗传因素

子宫肌瘤具有明显家族遗传倾向，家族有妇科肿瘤病史的人患子宫肌瘤的概率增加。

9. 乳腺增生

乳腺增生可增加子宫肌瘤的危险性，临床上乳腺增生患者多伴有子宫肌瘤，而子宫肌瘤患者也多伴有乳腺增生。

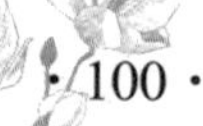

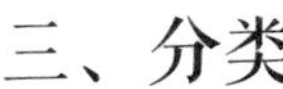

三、分类

子宫的形状像一个倒置的梨，黏膜层如梨核的壳，肌层如梨肉部分，浆膜层如梨皮。肌瘤均原发于子宫肌层，当继续增大时可向不同方向发展，一般我们根据肌瘤所在子宫的不同部位而分为以下几类。最常见的是位于子宫肌层者，称为肌壁间肌瘤，占 60% ～ 70%，肌瘤被肌层所包围。突向子宫壁外层者称浆膜下肌瘤（占 20%），而突向子宫腔生长称黏膜下肌瘤（占 10%），此瘤可突出于子宫腔内使宫腔逐渐增大变形，并常有蒂与子宫相连，如蒂长可堵住子宫颈口或脱出于阴道内。以上不同类型肌瘤大小各异，小者如粟粒，大者可重达 20kg 以上，可同时发生在同一子宫上，称为多发性子宫肌瘤。此外，还有一些少见的类型如浆膜下肌瘤向子宫旁的阔韧带生长称为阔韧带肌瘤，长在宫颈称为宫颈肌瘤（图 5-1）。

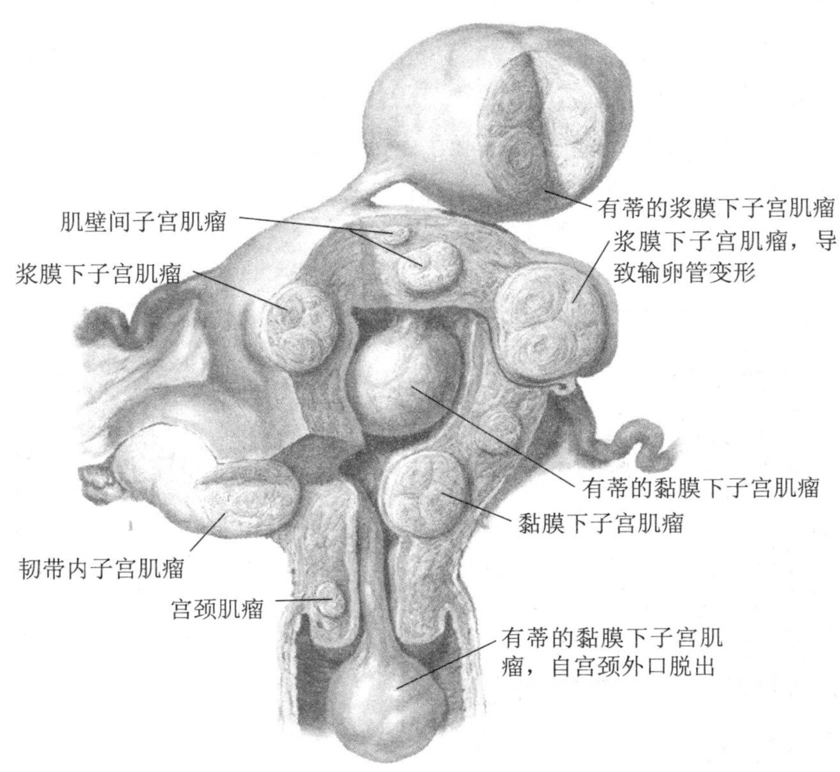

图 5–1　子宫肌瘤的种类

四、危害

虽然子宫肌瘤发病率很高，但事实上仅有一半以下的肌瘤会对女性的身体健康产生危害，这些危害与肌瘤的大小、位置及是否变性相关，那具体会有哪些危害呢？

1. 月经改变

月经改变为最常见的症状，表现为月经周期缩短、经量增多、经期延长、不规则阴道出血等，多见于大的肌壁间肌瘤及黏膜下肌瘤，肌瘤使宫腔增大，子宫内膜面积增加并影响子宫收缩，此外肌瘤可能使肿瘤附近的静脉受挤压，导致子宫内膜静脉充血与扩张，从而引起经量增多、经期延长。黏膜下肌瘤伴有坏死感染时，可有不规则阴道出血或血样脓性排液。长期经量增多可继发贫血，出现乏力、心悸等症状。

2. 白带增多

肌壁间肌瘤使宫腔面积增大，内膜腺体分泌增多，并伴有盆腔充血，致使白带增多。子宫黏膜下肌瘤一旦感染，可有大量脓样白带，若有溃烂、坏死、出血时，可有血性或脓血性、恶臭的阴道溢液。

3. 腹部包块

肌瘤较小时在腹部摸不到肿块，当肌瘤逐渐增大使子宫超过 3 个月妊娠大时可从腹部触及。巨大的黏膜下肌瘤可脱出于阴道外，患者可因外阴脱出肿物就医（图 5-2，图 5-3）。

4. 尿急、尿频、便秘

子宫前壁下段肌瘤可压迫膀胱引起尿频、尿急，宫颈肌瘤可引起排尿困难、尿潴留，子宫后壁肌瘤（峡部或后壁）可引起下腹坠胀不适、便秘等症状。阔韧带或宫颈巨型肌瘤向侧方发展，嵌入盆腔内压迫输尿管使上尿道受阻，形成输尿管扩张甚至发生肾盂积水。

5. 腹痛

肌瘤红色样变时有急性下腹痛，伴呕吐、发热及肿瘤局部压痛；浆膜下肌瘤蒂扭转可有急性腹痛。

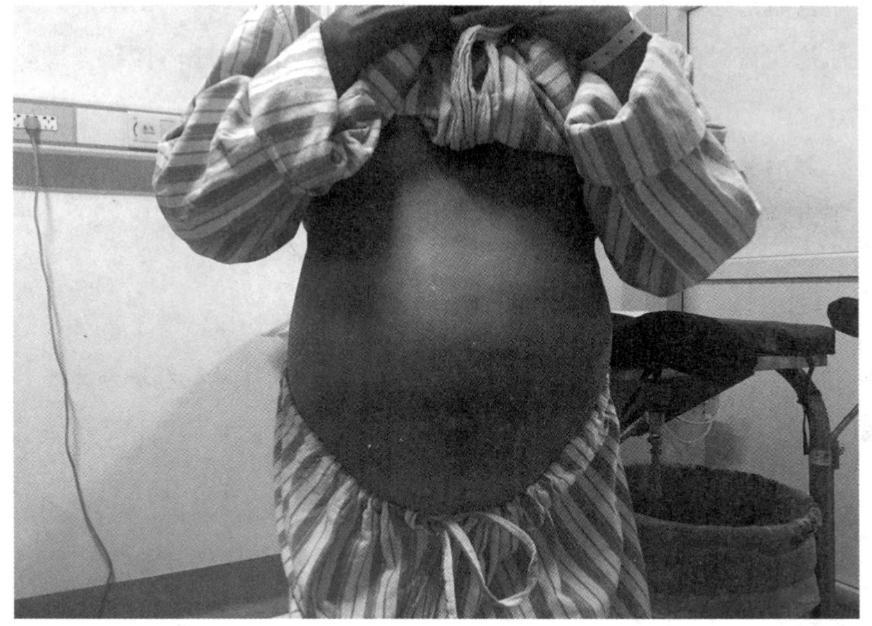

图 5-2 子宫肌瘤腹部包块

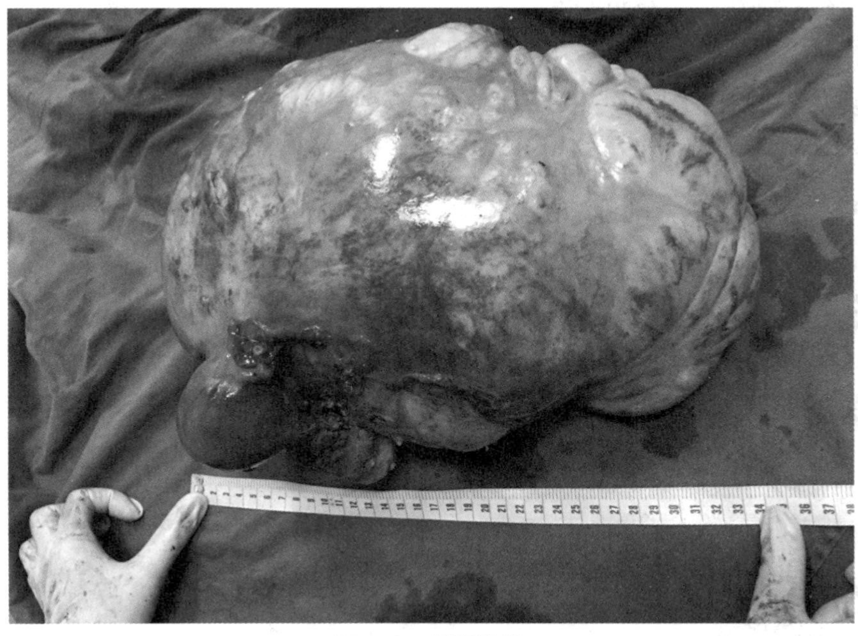

图 5-3 子宫肌瘤

6. 恶变肌瘤

子宫肌瘤恶变的概率非常低，仅有 0.4% ～ 0.8%，多见于年龄较大的女性，肌瘤在短时间内迅速长大或伴有不规则阴道出血的患者应该考虑恶变的可能。

7. 影响生育

子宫肌瘤会降低女性受孕成功率，但子宫肌瘤患者是可以妊娠的。子宫肌瘤对妊娠及分娩的影响与肌瘤位置与大小有关。

(1) 不孕：若子宫肌瘤位于子宫角部压迫输卵管入口，使子宫变形妨碍受精卵着床，若子宫肌瘤为黏膜下肌瘤，占据宫腔，可影响受精卵着床。若肌瘤体积较大，使宫腔变形，也可影响受精卵着床，以上因素均可导致不孕。

(2) 流产：黏膜下肌瘤可影响受精卵着床，导致早期流产；肌壁间肌瘤过大可使宫腔变形或内膜供血不足引起流产。

(3) 胎位异常：生长位置较低的肌瘤可妨碍胎先露下降，造成妊娠后期及分娩时胎位异常、胎盘低置或前置、产道梗阻等。

(4) 产后出血：胎儿娩出后易因胎盘粘连、附着面大或排出困难及子宫收缩不良导致产后出血。

五、预防

1. 养成良好的卫生习惯

保持外阴清洁可以有效地预防妇科疾病，从根本上杜绝病菌的侵入，尤其是在经期、人流后等特殊时期，采取特殊的保护可以有效地预防子宫肌瘤出现。有研究发现，每次性生活后冲洗外阴能有效降低子宫肌瘤的发病率。

2. 保持乐观的精神状态

心态对于女性来说是至关重要的，应对疾病也是这样的，焦虑、抑郁的不良情绪是子宫肌瘤发病的病因之一。虽然生活不能一帆风顺，也无法左右每天发生的事情，但是可以保持一颗乐观的心，从容面对各种压力和不顺，这对子宫肌瘤的预防也能起到一定的作用。

3. 积极采取避孕措施

多次反复人流是引起子宫肌瘤的病因之一，因此在没有准备要宝宝的阶段，应做好避孕措施，这样可以防止多次人流对子宫的严重损伤，同时也可以减少子宫肌瘤出现的概率。

4. 避免接触含大量雌激素的药物

避免在不必要的情况下长期服用雌激素和含雌激素的食物（如蜂蜜、豆浆），切忌一味追求保健品的美容养颜和抗衰老等功效而忽视了子宫的健康。若一定要服用美容口服液、胶囊，最保险的做法是每年做 1 次妇科检查，排除子宫肌瘤，并在医生的指导下服用这些产品。选购美容保健品时，应注意产品是否标示成分，不能买来路不明的产品。含有小剂量雌孕激素的短效避孕药是否会引起子宫肌瘤，或者使原有的子宫肌瘤长大，目前尚无定论。

5. 均衡饮食

戒烟忌酒，清淡饮食，多吃蔬菜、水果，蔬果中含有丰富的膳食纤维、维生素 C 和胡萝卜素、叶酸。膳食纤维可以抑制雌激素肝肠循环、降低雌激素活性，从而减少子宫肌瘤的危险性；维生素 C 可抑制活性氧自由基对细胞 DNA 的损伤、阻断亚硝胺类化合物的合成，从而降低发生肿瘤的危险。烟草暴露可增加子宫肌瘤的患病风险，因此戒烟忌酒可预防子宫肌瘤。

六、治疗方法

有症状的子宫肌瘤患者需要治疗，对于 70% ～ 80% 常规妇科检查发现无临床症状的子宫肌瘤患者，可采用保守治疗，包括期待治疗、药物治疗。前提是确定盆腔包块是良性的，患者能定期随访，肌瘤对周围组织尤其是输尿管无压迫，否则应选择手术。现代高分辨率的超声及 MRI 为许多无症状患者的保守治疗提供了有力的保障。可定期随访并做阴道 B 超进行监测。

对于有症状的子宫肌瘤，手术治疗仍然是广泛采用而行之有效的手段。决定手术时主要考虑子宫肌瘤相关的临床症状及严重程度，而临床症状与子宫肌瘤的类型、位置、大小和变性等情况有关。事实上肌瘤的位置比大小更有意义。位于黏膜下的子宫肌瘤，即使很小也可能会引起月经改变等严重的临床症状，而浆膜下的子宫肌瘤，即使较大也可能不会对患者健康产生危害。在过去的100多年中，由于妇科手术的进展使这种常见但可因出血、疼痛而致命的疾病得到了有效的控制，由子宫肌瘤引起的死亡基本消失，这是女性保健的一个里程碑。

七、需手术治疗的子宫肌瘤

过去的教科书把肌瘤大小作为是否需要手术的标准，认为肌瘤大于5cm就需要手术治疗，传统观念也这样认为，于是大批的患者因为子宫肌瘤切除了子宫。我国是子宫切除大国，那肌瘤大小是不是判断手术指征最重要的标准呢？显然不是，我们一再强调，有症状的子宫肌瘤才需要治疗，因此，是否有症状才是判断是否需要手术的金标准。

1. 月经过多、月经时间延长会导致继发性贫血者。肌壁间肌瘤体积过大，影响子宫收缩，压迫肌瘤周围的静脉会引起月经量增多。长期月经量增多将导致继发性贫血危害女性健康，而黏膜下肌瘤即使体积不大也能导致异常子宫出血、月经量过多或淋漓不净而造成患者贫血或失血性休克。有蒂的黏膜下肌瘤常突入阴道，供血受阻发生坏死、继发感染。所以有以上情况一经确诊则需手术治疗。

2. 出现严重腹痛、性交痛、慢性盆腔痛时应行手术治疗。子宫肌瘤一般不会引起腹痛，但有些特殊的情况，如子宫肌瘤红色样变及浆膜下子宫肌瘤蒂扭转，患者会出现剧烈的腹痛伴有恶心、呕吐、发热、白细胞升高，这种情况须立即手术治疗。而一些位置特殊的肌瘤如宫颈肌瘤、子宫峡部肌瘤，因位置较低可能合并性交不适或慢性盆腔痛，这些情况也需要手术治疗。

3. 子宫位于盆腔中部，前面毗邻膀胱，后面毗邻直肠，两侧有输尿管通过，宫颈肌瘤、多发性子宫肌瘤或子宫肌瘤过大可向前生长压迫膀胱，产生尿频、排尿困难、尿不尽，尤其是在早晨膀胱充盈时，临床常见因为子宫肌瘤导致尿潴留，必须依靠导尿而排尿的患者。若肌瘤向后生长则压迫直肠产生便

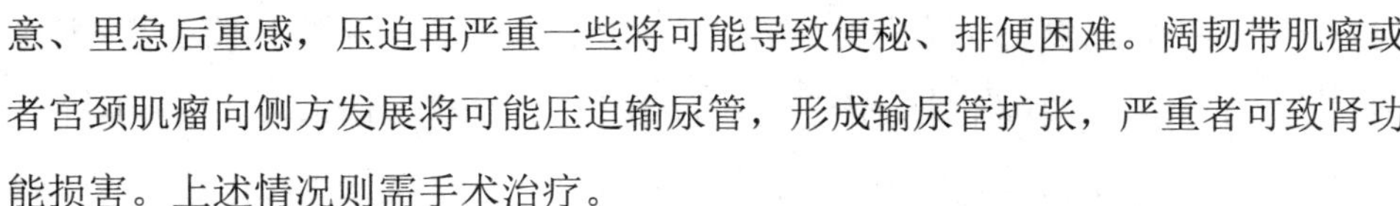

意、里急后重感，压迫再严重一些将可能导致便秘、排便困难。阔韧带肌瘤或者宫颈肌瘤向侧方发展将可能压迫输尿管，形成输尿管扩张，严重者可致肾功能损害。上述情况则需手术治疗。

4. 子宫肌瘤的恶变率很低，患子宫肌瘤后无须过分担忧。那什么情况下要警惕子宫肌瘤恶变呢？患者年龄大、肌瘤较大且生长迅速，B 超提示子宫肌瘤血供丰富，特别是绝经后肌瘤增长迅速或绝经后再出现肌瘤者。绝经后肌壁间肌瘤可以转为黏膜下肌瘤致不规则出血，易与子宫其他恶性疾病混淆，有必要切除子宫。

5. 通常子宫肌瘤并不会影响怀孕，但若肌瘤过大或黏膜下肌瘤则常导致不孕症或流产、早产。有时肌瘤虽然不大，但正好压迫输卵管开口而导致不孕，切除肌瘤对妊娠意义重大。是否在孕前进行肌瘤切除术？术后是否影响妊娠？这些不能一概而论，应取决于患者的年龄、身体状态、盆腔内病变、肌瘤的大小、位置及患者的主观愿望。

6. 过分焦虑、精神紧张、寝食不安者可进行手术。

八、术式选择

传统的手术治疗是开腹子宫切除术或子宫次全切除术、子宫肌瘤剔除术。随着近年来越来越普及的腹腔镜、宫腔镜、子宫动脉栓塞、超声聚焦、射频消融等微创技术的发展，手术的方法除了开腹外，还有许多方法和术式供患者选择。

如何选择术式？哪种术式更安全、更有效？第一，取决于患者的年龄、是否有生育要求，是否要求保留子宫；第二，取决于患者子宫肌瘤的类型、位置、大小和有无变性等情况；第三，取决于术者的经验和熟练程度；第四，取决于患者的身体情况，有无其他影响手术的疾病；第五，取决于医疗单位的器械设备。

子宫肌瘤的治疗强调个体化的原则。任何术式都不是万能的，都有一定的局限性，近年在有条件的医院传统的开腹手术几乎全被腹腔镜和宫腔镜取代，但对于巨大子宫肌瘤的切除采用腹腔镜手术还比较困难，开腹手术还是非常合理而有效的术式。浆膜下肌瘤不是宫腔镜手术的适应证，所以，如果发现子宫肌瘤，最好找医生根据自己的病情决定是否需要手术并帮助选择术式。

九、能否使用药物治疗子宫肌瘤

症状较轻或者是围绝经期的子宫肌瘤可以考虑药物治疗，但是药物治疗只是手术治疗的辅助或择期手术的暂时替代，迄今为止尚无能治愈子宫肌瘤的药物，不可偏听偏信。

常用的药物有促性腺激素释放激素激动药，这类药物可抑制排卵，降低体内雌激素水平，术前应用可以纠正贫血，减少子宫的血供，从而缩小肌瘤的体积，使微创手术更加容易进行。其主要的副作用是低雌激素产生的绝经样综合征和骨质丢失。米非司酮是孕激素受体的拮抗药，可抗孕激素减少肌瘤的血供，缩小肌瘤的体积，副作用比较小，可连续口服半年。内美通（孕三烯酮）连续口服 6 ～ 12 个月也可抗雌激素，诱导肌瘤退化，但有面部痤疮、体重增加等雄激素样副作用及肝功能受损的不良反应，故目前已较少使用。上述药物都会引起患者临时性闭经，一般停药 3 ～ 6 个月后，月经能自然恢复。此外，中医学博大精深，中医药也能有效缓解子宫肌瘤的症状。目前常用的中成药有桂枝茯苓胶囊、宫瘤消胶囊。

十、子宫肌瘤与生育

现代社会是一个充满竞争的社会，每个人都在忙忙碌碌地为生活为事业奔波，很多女性打拼完事业才考虑结婚生子，可积极备孕过程中却发现自己患了子宫肌瘤，这个时候该何去何从，子宫肌瘤会不会导致不孕？子宫肌瘤在妊娠期会有哪些影响？得了子宫肌瘤能不能怀孕？是要先治疗子宫肌瘤还是先怀孕？如果要治疗应选择什么样的治疗方法？

1. 通常小的子宫肌瘤并不会影响怀孕，肌瘤合并妊娠占肌瘤患者的 0.5% ～ 1%，也就是说 100 个肌瘤患者中就会有一个孕妇，而且肌瘤小又无症状者常常被忽略，实际发病率远高于报道，但是若肌瘤较大或者位置特殊将可能导致不孕，包括以下情况。

(1) 黏膜下肌瘤会影响受精卵着床导致不孕。

(2) 肌壁间肌瘤过大可引起宫腔变形，影响受精卵着床。

(3) 靠近宫角的子宫肌瘤会压迫输卵管的开口处，导致受精卵无法进入宫腔，从而引起不孕或宫外孕。

(4) 宫颈肌瘤会压迫子宫的颈管，这样就改变了子宫颈口的方向，使精子不能进入子宫颈口。

(5) 子宫肌瘤使子宫收缩的幅度和频率高于正常时候的幅度和频率，这样往往会干扰受精卵着床。

若可以判定肌瘤是引起不孕的原因，则需手术治疗。

2. 除了可能导致不孕，肌瘤对妊娠还有以下影响。

(1) 黏膜下肌瘤，减少宫腔的容积，可导致流产，压迫宫腔导致胎儿出现长头畸形、斜颈等问题。

(2) 肌瘤间的大肌瘤使宫腔变形，内膜血供不足，即使成功怀孕也可能导致流产及早产。肌瘤压迫还可能导致胎儿畸形。

(3) 宫颈及子宫峡部的肌瘤可占据子宫下段的空间，使妊娠后期及分娩时胎位异常、胎盘低置或前置、产道梗阻等。

(4) 胎儿娩出后易因胎盘粘连或排出困难以及子宫收缩不良导致产后出血。

(5) 妊娠期雌孕激素水平升高可能导致子宫肌瘤生长迅速。

(6) 妊娠期及产褥期肌瘤易发生红色变性，导致患者出现剧烈腹痛。

3. 大多数的子宫肌瘤其实并不会影响生育，先治疗子宫肌瘤还是先怀孕应视子宫肌瘤的位置和大小而定。

(1) 黏膜下子宫肌瘤对怀孕的影响最大，即使是很小的黏膜下肌瘤都可能引起不孕或早产、流产，还会压迫宫腔导致胎儿出现长头畸形、斜颈等问题，因此一经诊断需先手术再怀孕。

(2) 大于 4cm 的肌壁间肌瘤，特别是位置较低的宫颈肌瘤、子宫峡部肌瘤应先手术再怀孕。因为妊娠期间，雌孕激素明显升高，肌瘤较平时生长迅速，孕前肌瘤体积就较大，孕后随着肌瘤的长大可能导致早产、流产，或产道梗阻，危及母儿的健康，因此较大的肌壁间肌瘤，建议先手术再怀孕。

(3) 带蒂浆膜下，普通的较小的浆膜下肌瘤对生育几乎没有影响，孕前可不予处理，但是带蒂的浆膜下肌瘤随孕期子宫增大可能会发生扭转，造成剧烈腹痛，影响妊娠结局，因此，带蒂的浆膜下肌瘤建议先手术后怀孕。

(4) 无论是哪种部位的肌瘤，如果备孕 1 年以上未能怀孕，也可以考虑在腹腔镜下手术，将子宫肌瘤剔除，并同时检查宫腔形态和输卵管的情况再尝试怀孕。如果有既往孕史不良的情况，如在孕中期发生流产或者早产的情况，也可以考虑在下次怀孕前先处理肌瘤，再妊娠。研究发现对于早孕期流产的情况，肌瘤剔除并不能降低下次发生流产的情况，这可能与早孕期流产的发生主要是胚胎本身质量差有关。

4. 对于需要先手术再怀孕的未育女性，应该选择怎样的手术方式？手术后多久可以怀孕？怀孕后又该选择什么样的分娩方式呢？

(1) 黏膜下肌瘤：近年来，随着宫腔电切镜技术的发展，未孕女性行宫腔镜电切术已成为治疗该类子宫肌瘤最优的选择，宫腔镜下子宫肌瘤切除术手术时间短，出血少，更好地维持了子宫的完整性，并且将内膜的损伤降到最低，术后 3 个月就能怀孕，怀孕后需密切监测，可选择经阴道分娩。对于较大的无蒂黏膜下肌瘤和壁间内突子宫肌瘤术前使用 GnRHa 3 个月，抑制排卵，降低体内的雌孕激素水平，可以明显缩小肌瘤体积，有利于手术的进行。射频消融术是妇科领域新兴的微创技术，为子宫肌瘤的治疗提供了一种新的治疗方法。其主要的原理是在 B 超的监测下，使射频电磁波经过治疗刀从人体自然腔道进入到肌瘤中，使得病变组织局部产生高热效应，肌瘤最终会凝固变性直至坏死，起到治疗的效果，但其治疗效果和安全性还有待临床证实。

(2) 肌壁间子宫肌瘤与浆膜下子宫肌瘤：术式为子宫肌瘤剔除术，对于有计划怀孕是否需要开腹手术的问题，目前有前瞻性的研究指出，如果术者有足够的腔镜下缝合的经验，腹腔镜手术不是未育患者的禁忌。具体到每一位患者，还需要综合查体的结果、肌瘤的部位及个数、医院的条件、医生的经验等来考虑到底选用哪种手术方式。子宫肌瘤较大者也可以于术前使用 GnRHa 3 个月，然后再进行手术，降低子宫的创伤。我们曾治疗过一些子宫上有几十个子宫肌瘤的病例，并且也有不少治疗后成功妊娠的病例。但是由于子宫上的切口和瘢痕过多，通常不敢进行试产，多采用剖宫产的方式分娩。术后多久可以怀孕，要看剔除肌瘤数目的多少和肌瘤的大小、部位。如果肌瘤不多且又在浆膜上，手术后 6 ～ 12 个月就可以计划怀孕；如果肌瘤较大、数目多，且为肌壁间肌瘤需要避孕 2 年以上。

目前大多数要求生育或不要求生育的女性都愿意保留子宫，传统的子宫切除和肌瘤切除术将有所下降，包括药物、微创手术等保守治疗的方法将越来越受到重视。随着科技的发展和进步，在不远的将来子宫肌瘤不再是困扰广大女性的疾病。

子宫内膜癌

一、定义

子宫内膜癌是发生于子宫内膜的一组上皮性恶性肿瘤，以腺癌最为常见，好发于围绝经期和绝经后女性。子宫内膜癌是最常见的女性生殖系统肿瘤之一，每年有接近 20 万的新发病例，并且是导致死亡的第 3 位常见妇科恶性肿瘤。高发年龄为 58—61 岁，约占女性癌症总数的 7%，占生殖道恶性肿瘤的 20% ～ 30%。其发病与生活方式密切相关，发病率在各地区有差异，在北美和欧洲其发生率仅次于乳腺癌、肺癌、结直肠肿瘤，高居女性生殖系统癌症的首位。在我国，随着社会的发展和经济条件的改善，子宫内膜癌的发病率也逐年升高，目前仅次于宫颈癌，居女性生殖系统恶性肿瘤的第 2 位。由于子宫内膜癌生长慢、转移晚、症状显著，其治疗效果在妇科恶性肿瘤中是比较好的，5 年生存率一般都在 60% ～ 70%，个别的可达 80% 左右。

二、病因

子宫内膜癌的病因尚不明确，目前认为其发病与以下高危因素相关。

（一）遗传物质相关高危因素

子宫内膜癌的发病率有明显的种族差异和家族遗传倾向，白种人的发病风险最高。遗传因素在子宫内膜癌发生中有很大作用，有恶性肿瘤家族史的患者患子宫内膜癌的风险将增加 2 倍左右，遗传性子宫内膜癌占子宫内膜癌的 2% ～ 5%。

1. 林奇综合征

林奇综合征是一种常染色体显性遗传病，主要由错配修复基因的突变引起，具有明显的家族聚集性。患者倾向于并发多种恶性肿瘤，特别是结直肠癌与子宫内膜癌，女性患者中，子宫内膜癌发生率大于或等于结直肠癌。林奇综合征患者发生子宫内膜癌的终身风险比其他患者高 50 倍，且发病年龄较一般人群早 10 岁左右。美国癌症协会建议，有相关遗传突变已知和可疑携带者，从 35 岁开始，每年进行 1 次子宫内膜癌活检，建议可疑者进行遗传咨询及基因检测，在完成生育后可以行全子宫及双侧附件的切除以预防子宫内膜癌的发生。

2. 考登综合征

考登综合征是一种有独特皮肤表现的常染色体遗传性皮肤病，具有乳腺癌、甲状腺癌及子宫内膜癌的高危倾向。80% 的考登综合征患者中检测到 PCEN 的突变，患者患子宫内膜癌的概率比一般人群高 2 ～ 4 倍。

（二）遗传物质相关一般因素

1. 年龄因素

子宫内膜癌的发病高峰年龄为50—59岁，中国女性发病平均年龄为55岁，随着年龄的增长，子宫内膜癌的发病率呈上升趋势，相对风险为 2 ～ 3。

2. 绝经及初潮因素

52 岁未绝经者称为延迟绝经，延迟绝经者患子宫内膜癌的危险性比 49 岁

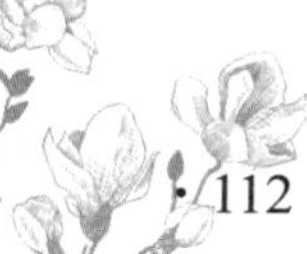

之前绝经者增加 2.4 倍，为 45 岁以前绝经者的 1.5 ～ 2.5 倍。其原因可能是延迟绝经患者无排卵性月经周期，缺少孕激素的作用，延长了雌激素对于子宫内膜的作用时间，导致子宫内膜增生的发生。12 岁或 12 岁以后初潮者患癌概率较更年轻就月经初潮者更低。

3. 未生育未孕

未生育未孕者至少比生过 1 个小孩者增加 2 ～ 3 倍的危险性。特别是因不排卵所致的不育，因持续受雌激素的作用，缺乏孕激素的对抗与调节，引起子宫内膜增生和癌变。甚至有研究者报道，30 岁以后较晚的生育也会增加危险性。

（三）内源性雌激素增高的因素

1. 肥胖

26% ～ 47% 的子宫内膜癌可能与肥胖有关，约有 80% 的子宫内膜癌患者体重超过正常平均体重的 10%，有人统计，按标准体重，超重 9 ～ 23kg，患内膜癌的危险性增加了 3 倍，如超重＞ 23kg，则危险性增加 10 倍。肥胖者体内脂肪增加雌激素存储，缓慢释放入血，同时缺少孕激素抵抗，而肾上腺分泌的雄烯二酮可在脂肪组织内经芳香化酶作用转化为雌酮，脂肪组织越多，转化能力越强，血浆中雌酮水平也越高。子宫内膜是雌激素的靶器官，子宫内膜长期受到无孕激素拮抗的雌酮影响，可导致内膜由增生到癌变。某些基础研究也指出，如增加了雄烯二酮到雌酮的转换，也就增加了内膜由增生到癌变的发生率。同时肥胖患者具有内源性胰岛素抵抗，胰岛素代偿性增加致高胰岛素血症，从而雄激素水平升高，脂肪又加速雄激素向雌激素转化，结果导致雌激素增加。

2. 糖尿病

糖尿病患者患子宫内膜癌的危险性比正常人增加 1.2 ～ 5.6 倍。高血糖使胰岛素代偿性增加致使发生高胰岛素血症。高胰岛素使雄激素增高，高雄激素通过芳香化酶转化生成雌激素，促进子宫内膜病变的发生与发展。

3. 高血压

高血压患者患子宫内膜癌的危险性比血压正常者增加 1.5 倍，正如肥胖、糖尿病易合并子宫内膜癌，高血压也系垂体功能失调的一种表现，常与上述三者合并存在，肥胖、糖尿病、高血压并称为子宫内膜癌三联征。

4. 多囊卵巢综合征（PCOS）

PCOS 患者的卵巢滤泡持续时间长，但不能成熟达到排卵，使子宫内膜处于持续的雌激素刺激下，缺乏孕酮的调节和周期性内膜脱落，导致内膜发生持续增生性改变，最终导致癌变。PCOS 患者体内雄激素水平比正常女性要高，雄激素可转化为雌激素导致内膜增生和增殖，进而发生不典型增生甚至子宫内膜癌。PCOS 患者体内高 LH、胰岛素和雄激素水平可以共同影响卵泡发育，长期无排卵可引起黄体功能缺陷，子宫内膜不发生周期性的脱落，雌激素持续刺激，可发展为子宫内膜癌。

5. 功能性卵巢肿瘤

卵巢性索间质肿瘤包括颗粒细胞瘤和卵泡膜细胞瘤。部分浆液性卵巢肿瘤具有分泌雌激素的功能，可引起月经不调、绝经后出血及子宫的内膜增生和子宫内膜癌。

（四）外源性雌激素因素

1. 绝经激素治疗（MHT）

单独使用雌激素替代治疗可增加子宫内膜癌危险性 10 ～ 20 倍，但若联合孕激素则不增加患子宫内膜癌的风险。但也有研究表明，如果曾用雌激素治疗过的女性，即使之后改用雌孕激素联合治疗仍存在高风险。

2. 三苯氧胺

三苯氧胺又名他莫昔芬，广泛应用于雌激素受体（ER）阳性乳腺癌患者的内分泌治疗。在乳腺中具有抗雌激素作用，但在子宫内膜中具有弱雌激素作用。应用他莫昔芬者与未应用者相比，发生子宫内膜癌相对危险度为 1.7 ～ 3.6，故建议常规进行筛查。

三、临床表现

早期的子宫内膜癌常无任何临床症状，随着病情发展，会出现如下表现。

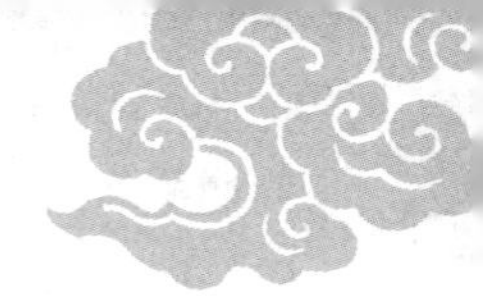

1. 出血

不规则阴道出血是子宫内膜癌的主要症状，常为少量至中等量的出血。常被年轻女性或围绝经期女性误认为是月经不调而忽视。绝经后女性多表现为持续或间断性绝经后阴道出血，民间称其为“倒开花”。有些患者仅表现为绝经后少量阴道血性分泌物。晚期患者在出血中可能混有烂肉样组织。

2. 阴道排液

部分患者有不同程度的阴道排液。在早期可表现为稀薄的白色分泌物或少量血性白带，如果合并感染或癌灶坏死，可有脓性分泌物伴有异味。有时阴道排液中可伴有组织样物。

3. 疼痛

癌灶和其引发的出血或感染可刺激子宫收缩，引起阵发性下腹痛。绝经后女性由于宫颈管狭窄导致宫腔分泌物引流不畅，继发感染导致宫腔积脓，患者可出现严重下腹痛伴发热。肿瘤晚期时癌组织浸润穿透子宫全层，或侵犯子宫旁结缔组织、宫颈旁韧带、膀胱、肠管或浸润压迫盆壁组织或神经时可引起持续性、逐渐加重的疼痛，可同时伴腰骶痛或向同侧下肢放射。

4. 腹部包块

早期内膜癌一般不能触及腹部包块。如内膜癌合并较大子宫肌瘤，或晚期发生宫腔积脓、转移到盆腹腔形成巨大包块（如卵巢转移）时可能在腹部触及包块，一般为实性，活动度欠佳，有时有触痛。

5. 其他

肿瘤晚期病灶浸润压迫髂血管可引起同侧下肢水肿疼痛；病灶浸润压迫输尿管引起同侧肾盂、输尿管积水，甚至导致肾萎缩；持续出血可导致继发贫血；长期肿瘤消耗可导致消瘦、发热、恶病质等全身衰竭表现。

四、诊断

可根据病史、临床表现协助诊断子宫内膜癌，但诊断的金标准是病理组织学检查。

1. 病史和临床表现

对于绝经后阴道出血、绝经过渡期月经紊乱者，均应排除子宫内膜癌后再按良性疾病处理，有以下情况的女性应该密切随访：①有子宫内膜癌发病高危因素者，如子宫内膜癌三联征者、不孕者、延迟绝经者。②有长期应用雌激素、他莫昔芬或有雌激素增高的病史者。③有乳腺癌、子宫内膜癌家族史者。

2. B 超

B 超检查可以了解子宫大小、子宫内膜厚度、有无回声不均或宫腔内赘生物，有无肌层浸润及其程度等，其诊断符合率达 80% 以上。由于子宫内膜癌患者中肥胖者甚多，因此经阴道超声比经腹部超声更具优势。由于 B 超检查方便且无创，因此成为诊断子宫内膜癌最常规的检查，也是初步筛查的方法。

3. 细胞学检查

可通过宫腔刷、宫腔吸引涂片等方法获取子宫内膜标本，但子宫内膜细胞平时不易脱落，一旦脱落又往往发生退化、变形、溶解等一系列变化而难以辨认，因此应用细胞学诊断子宫内膜癌的阳性率一般不高，约 50%，不推荐常规应用。

4. 分段诊刮

分段诊刮是确诊子宫内膜癌最常用、最有价值的方法。不仅可以明确是否为子宫内膜癌、子宫内膜癌是否累及宫颈管，还可鉴别子宫内膜癌和子宫颈腺癌，从而指导临床治疗。对于围绝经期阴道大量出血或出血淋漓不断的患者，分段诊刮还可以起到止血的作用。

5. 宫腔镜检查

宫腔镜下可直接观察宫腔及宫颈管有无癌灶存在，癌灶部位、大小、病变范围，以及宫颈管是否受累等；直视下对可疑病变取材活检，有助于发现较小的或较早期的病变，减少子宫内膜癌的漏诊率。宫腔镜直视下活检准确率接近 100%。宫腔镜检查和分段诊刮均有发生出血、感染、子宫穿孔、宫颈裂伤、人流综合反应等并发症的风险，宫腔镜检查尚有发生水中毒等的风险。对于宫腔镜检查是否可导致子宫内膜癌播散尚有争议，目前大部分研究认为宫腔镜检

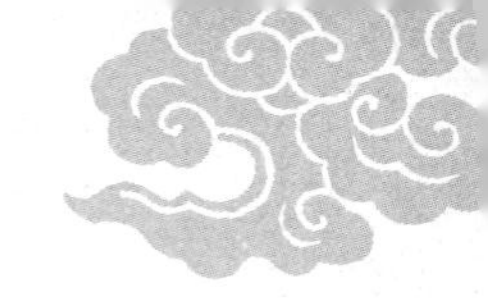

查不会影响子宫内膜癌的预后。

6. 磁共振成像（MRI）

MRI 可较清晰地显示子宫内膜癌的病灶大小、范围，肌层浸润及盆腔与腹主动脉旁淋巴结转移情况等，从而较准确地估计肿瘤分期。CT 对于软组织的分辨率略低于 MRI，因此在具有条件的医院，应用 MRI 术前评估者较多。

五、常见治疗

子宫内膜癌的治疗是以手术治疗为主，辅以放疗及药物（化学药物及激素）治疗的综合疗法，应根据患者的全身情况、癌症的分期选用和制订适宜的治疗方案。

子宫内膜癌的治疗早期以手术为主，晚期则采用手术＋放射＋药物的综合治疗，即使是晚期也应该尽量行手术切除肉眼可见的病灶，为术后放化疗创造条件。子宫内膜癌的手术范围要根据患者癌变的分期和术前影像学检查结果来确定。其基本原则是“切除可见病灶”，一般需要切除整个子宫＋双附件（卵巢和输卵管）＋盆腔，并做腹主动脉旁淋巴结清扫。很多患者不明白为什么要清扫淋巴结，因为癌细胞转移的第一站就是邻近的淋巴结，如果已经转移到淋巴结而没有清扫，只切癌组织，那么很快就会复发。淋巴结是人体的哨兵，如有病毒、细菌感染或癌细胞侵犯，它就会肿大。虽然患者在术前都做过 B 超或 CT、MRI 等影像学检查，但淋巴结可能肿大得并不明显，医生不能 100% 确定其是否有转移，所以术中做淋巴结清扫也是为了明确分期和诊断。

相当一部分早期子宫内膜癌患者仅通过规范的手术即得以治愈。如果病变扩散到宫颈（Ⅱ期）、盆腔或腹腔内其他器官（Ⅲ期），手术范围还要进一步扩大。具有复发高危因素的患者或者晚期患者，术后需要给予一定的辅助治疗，而对于年老体弱及有严重内科并发症不能耐受手术或禁忌手术者，以及Ⅲ期以上不宜手术者可选择单纯放疗。

孕激素治疗适用于晚期或复发的患者，保留生育能力的子宫内膜癌患者，保守性手术联合大剂量孕激素保留卵巢功能的患者，具有高危因素患者的术后辅助治疗。

由于子宫内膜癌患者常年纪较大，且有较多并发症，如高血压、糖尿病、肥胖及其他心脑血管疾病等，因此对于具体患者需要详细评估其身体耐受情况，给予个体化治疗。

六、保留生育功能的治疗

子宫内膜癌多发生于老年女性，平均发病年龄为60岁，其中50岁以上的患者占75%。但近年来，年轻患者所占比例也不断增加，近期的研究显示年龄＜40岁的女性在子宫内膜癌患者中所占比例已达15%，其中70%未生育。生育是人类繁衍的基本需求，也是维系家庭和社会关系的重要纽带。虽然手术是治疗子宫内膜癌的标准方法并可取得良好的治疗效果，但切除子宫就意味着失去生育能力。所以，面对子宫内膜癌时，大多数年轻并有生育需求的患者会陷入两难的抉择：治疗是否能够保留子宫？如果不切除子宫，病情会不会恶化？

1. 年轻患者是否可以保留生育功能

子宫内膜癌虽然是一种恶性肿瘤，但是其发病缓慢，疾病的发展常经历几年甚至十几年的历程，病程相对较长，而年轻子宫内膜癌患者多为早期、分化程度较高、极少发生肌层浸润、发生卵巢转移和输卵管转移的可能性较低，且多数为雌激素依赖型，预后较好。

2. 保留生育功能的适应证

虽然年轻的子宫内膜癌患者大多数预后较好，但是子宫内膜癌毕竟是恶性肿瘤，必须要在保证治疗安全性的前提下才可考虑保留生育功能。考虑保守治疗的患者，必须要同时符合以下条件。

(1) 年龄＜40岁有迫切的生育要求，并且有生育的能力。

(2) 病变局限于内膜层，影像学检查（如磁共振）未侵犯子宫肌层且无宫外转移。

(3) 病理学诊断为高分化子宫内膜腺癌，并经病理学专家确认。

(4) 有条件严密随访者。

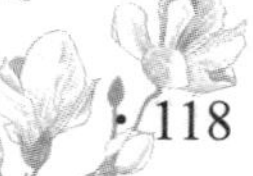

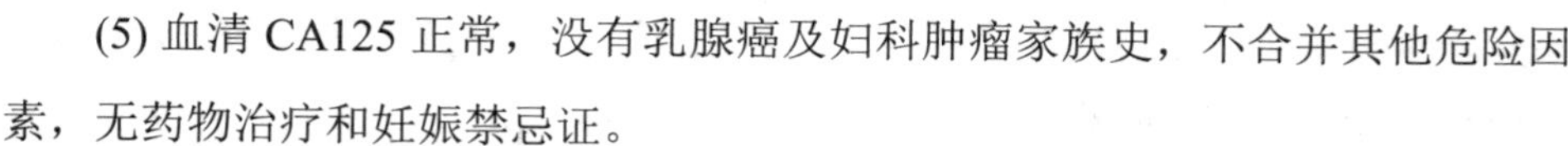

(5) 血清 CA125 正常，没有乳腺癌及妇科肿瘤家族史，不合并其他危险因素，无药物治疗和妊娠禁忌证。

制订治疗方案前，患者最好咨询不孕症专家以排除其他不孕因素，同时必须充分理解保守治疗不是标准治疗方式，是在权衡利弊后不得已而为之的一种治疗方法。

3. 保守治疗

(1) 药物治疗：孕激素治疗子宫内膜癌已有近 50 年的历史，是内膜癌保守治疗的一线药物。临床常用的为醋酸甲地孕酮及醋酸甲羟孕酮。以高效、大剂量、长期应用为宜，至少应用 12 周以上方可评定疗效，用药结束后行磁共振和诊刮或宫腔镜检查，如果检查病情缓解，则再继续巩固治疗 3 ～ 9 个月，每 3 个月至半年行诊刮术，病理提示未复发，停药后即可尝试妊娠。

(2) 保守手术治疗：如果病灶较为局限，尤其病灶呈息肉型，可先用宫腔镜切除癌灶及其周围内膜和部分肌层，术后再口服孕激素进行治疗 6 个月，完成激素治疗后即尝试妊娠。

(3) 其他治疗方法：近年来也有研究者提出使用含孕激素宫内节育环（曼月乐）进行保守治疗，但初期治疗还是建议选用大剂量的高效孕激素，治疗 3 ～ 6 个月，病理检查提示病情缓解，若短期内不考虑妊娠，再放置曼月乐。

4. 保守治疗后的妊娠时机

有生育意愿的患者宜及早妊娠。年轻子宫内膜癌患者常合并肥胖、多囊卵巢综合征等可导致排卵功能障碍的疾病，再加上内膜因素，均可以导致患者不孕，建议这类患者完全缓解后尽快治疗相关疾病或行辅助生育技术助孕。无不孕病史者可以观察 3 个月尝试自然妊娠，如 3 个月以上仍未妊娠，也建议尽快行辅助生育技术助孕。现有研究报道的年轻子宫内膜癌患者接受保守治疗后，妊娠率最高为 35%。但促排卵期间如果没有成功妊娠，疾病有可能复发，需 3 ～ 6 个月查 1 次内膜。

5. 保守治疗后的处理

约 50% 的子宫内膜癌患者保守治疗 6 个月后癌灶不能得到完全缓解，如果病理检查发现癌灶部分缓解，再用3个月药物如癌灶不能完全缓解，则需手术切除子宫；若治疗6个月后癌灶无变化，或进展为中分化癌或低分化癌，需立即手术治疗。即使保守治疗完全缓解，并成功妊娠，但是仍有35%～57%的复发率，故患者完成生育后，仍建议切除子宫及附件，顺产后有再次生育需求者产后6周行诊刮术。顺产后无再次生育要求者，应在产后接受标准的子宫内膜癌分期术。对于剖宫产后有再次生育要求者需术中探查，包括仔细探查卵巢、腹腔冲洗液细胞学检查、盆腔和腹主动脉旁淋巴结取样及任何可疑病灶的活检，若提示异常，建议手术。剖宫产后无再次生育要求者可同时行标准的子宫内膜癌分期手术。

总之，保守治疗子宫内膜癌可以为患者创造生育的机会。但需要再次强调的是，并非所有子宫内膜癌患者均适用保守治疗，治疗前必须经过仔细的评估，治疗后也仍需严密随访以监测病情变化。

七、预防

1. 因子宫内膜癌病因尚不明确，目前尚不能预防其发生，因此，重点应放在早期发现、早期治疗上。对绝经后出血，更年期月经紊乱应注意排除子宫内膜癌的可能，对年轻女性月经紊乱治疗无效者，也应及时做B超检查和子宫内膜检查。重视子宫内膜癌的癌前病变，对已证实有子宫内膜不典型增生等的癌前病变者，根据患者情况宜行全子宫切除术，有生育要求者应及时给予大剂量孕激素治疗并监测病情变化。

2. 严格掌握激素替代治疗的适应证并合理使用，对更年期及绝经后女性更应慎用。对有子宫的女性，在应用雌激素的同时宜适当应用孕激素保护子宫内膜，并严密监测。

3. 改变生活习惯，节制饮食，加强锻炼，通过控制高血压、糖尿病、肥胖等“富贵病”的发生减少子宫内膜癌的发病率。

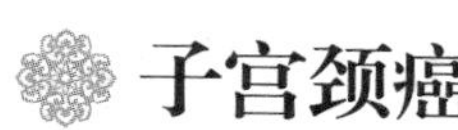

子宫颈癌

一、定义

宫颈癌是发生在宫颈上皮细胞的癌症，它是全球女性中仅次于乳腺癌和结直肠肿瘤的第 3 个常见恶性肿瘤，在发展中国家其发病率仅次于乳腺癌，居第 2 位，是最常见的女性生殖道恶性肿瘤。2012 年全世界约 53 万例宫颈癌新发病例，占所有女性肿瘤的 12%，死亡病例达 27.5 万例。其中，85% 的发病和死亡病例发生在发展中国家。由于幅员辽阔、人口基数大，我国宫颈癌新发病例占世界新发病例总数的 11.7%。随着我国社会经济的快速发展，个体性行为等行为方式的改变，宫颈癌危险暴露因素增加，我国宫颈癌发病率总体呈上升趋势，其发病率和死亡率逐年升高。宫颈癌的发病有明显的地区差异，发展中国家高于发达国家，而在中国，宫颈癌发病率总体为城市高于农村，而宫颈癌导致的患者死亡率却为农村高于城市，这一现象与我国经济发展水平状况相符，城市生活节奏快，性观念相对开放，宫颈癌危险暴露因素增加，故发病率较高，但城市医疗卫生资源丰富，大多数宫颈癌在早期得以诊断，因此死亡率相对较低，而农村地区群众卫生保健意识薄弱，并且医疗卫生资源不足，很多宫颈癌一经诊断已是晚期。

宫颈癌的发病年龄各国报道不一，但普遍较年轻，欧洲人群中 45—49 岁女性的宫颈癌发病率达高峰，随后随着年龄增加呈下降趋势。在多数国家的女性中，宫颈浸润癌发病率在 20 岁以前很低，20—29 岁开始增长。我国女性宫颈癌发病率在 25 岁以下处于较低水平，在 25—40 岁呈持续大幅度上升。我国城市女性宫颈癌发病率在 45 岁达到顶峰后缓慢下降，农村女性宫颈癌发病在 55 岁左右出现峰值。

二、病因

宫颈癌是目前唯一一个病因明确的妇科恶性肿瘤，其发病与高危型人乳头瘤病毒（HPV）的持续感染相关。

1. HPV 的发现

HPV 其实是种古老的病毒，早在 1907 年人们就发现了它的踪迹，像乙肝病毒一样，HPV 也是一种 DNA 病毒，属乳头多瘤空泡病毒科，乳头瘤病毒属。直径 52 ～ 55nm，无被膜，正二十面体结构，表面有 72 个壳体（图 5-4）。病毒基因组是双链环状 DNA 分子，至今已分离出 130 多种。它是一种嗜上皮性病毒，有高度的特异性，只侵犯人类，对其他动物无致病性，易感染人类表皮和黏膜鳞状上皮，感染后可引起人类良性的肿瘤和疣，如生长在生殖器官附近皮肤和黏膜上的人类寻常疣、尖锐湿疣及生长在黏膜上的乳头状瘤。

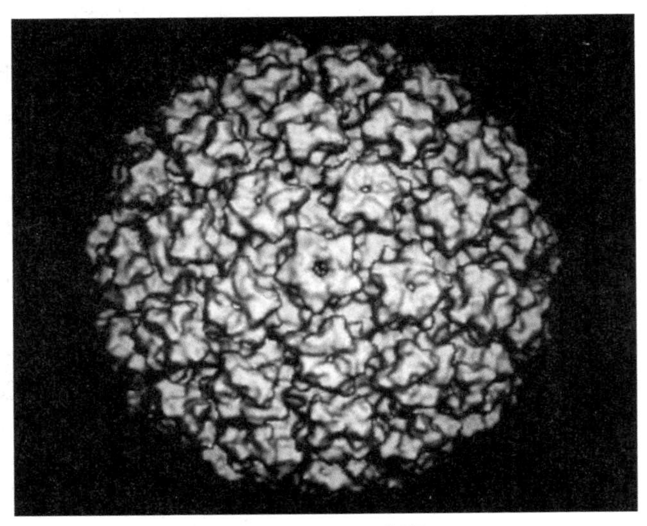

图 5-4　HPV 病毒

1976 年德国医学科学家、病毒学家 Harald zur Hausen（图 5-5）提出 HPV 可能是性传播致癌因素，他也因此获得 2008 年诺贝尔生理学或医学奖。从此宫颈癌的研究进入了新的篇章，不断有科学家致力于 HPV 感染与宫颈癌关系的研究，并有大量研究证实宫颈癌的发病与 HPV 的持续感染密切相关，特别是 HPV16 型和 HPV18 型。几乎所有的宫颈癌的病例样本中都能找到 HPV，从而印证了 HPV 是宫颈癌的致病病毒，也使得宫颈癌成为目前人类所有癌症病变中唯一病因明确的癌症。根据 HPV 引起宫颈癌的风险高低，科学家们把常见的 HPV 分为低危型 HPV 和高危型 HPV。

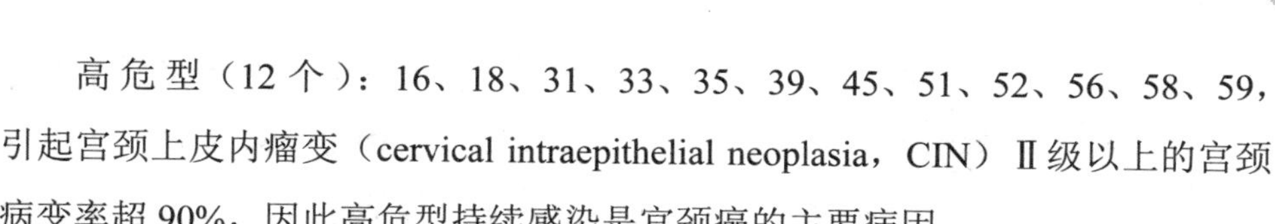

高危型（12 个）：16、18、31、33、35、39、45、51、52、56、58、59，引起宫颈上皮内瘤变（cervical intraepithelial neoplasia，CIN）Ⅱ级以上的宫颈病变率超 90%，因此高危型持续感染是宫颈癌的主要病因。

疑似高危型（8 个）：26、53、66、67、68、70、73、82。

低危型（11 个）：6、11、40、42、43、44、54、61、72、81、89，主要导致湿疣类病变和 CIN，引发宫颈癌的概率不到 5%。

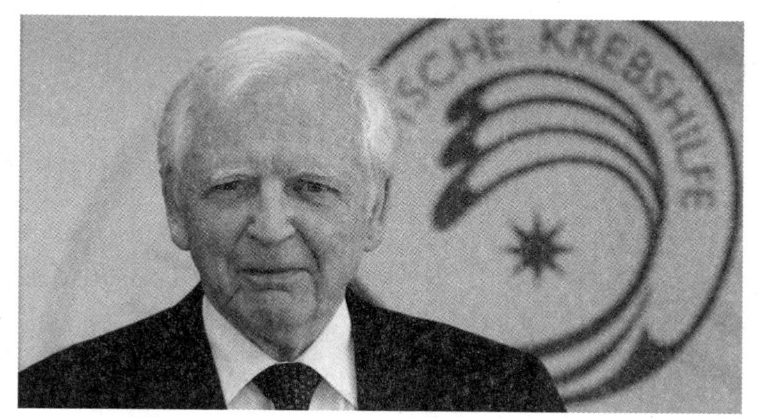

图 5–5　德国医学科学家、病毒学家 Harald zur Hausen

2. HPV 感染不一定会得宫颈癌

通过将近半个世纪的科学研究及健康教育，宫颈癌的发病与高危型 HPV 持续感染密切相关的理念已经深入人心，有不少女性朋友认为只要感染了 HPV 就是得了不治之症，彷徨、无措，甚至对生活失去信心。再加上 HPV 的传播途径主要是通过性传播，不少感染 HPV 的女性还被套上道德的枷锁，这简直就是雪上加霜。那感染了 HPV 的人就一定有性乱史吗？感染了 HPV 就一定会得宫颈癌吗？ HPV 真有那么恐怖吗？

其实 HPV 在普通人群中的感染率是很高的，即便你有固定单一的性伴侣，但仍有感染风险，据统计每 5 位女性就有 4 位在一生中会感染 HPV，所以说 HPV 的感染是很普遍的，究竟有多普遍？我们用数据来说话，依据 1995—2010 年的全球 100 万份样本显示，细胞学正常女性 HPV 感染率高达 11.7%，大致相当于每 10 个人就有 1 人感染 HPV，年轻女性感染率尤其高（美国 20—24

岁女性的感染率达45%），另有流行病学研究显示，人群中高危HPV感染率为15%～20%，初次性生活后50%以上女性发生HPV感染，80%女性一生中感染过HPV。总之一句话，HPV感染无处不在，很多人在一生中都可能感染过HPV，就好像普通感冒一样，或者说HPV感染就是宫颈的一次感冒，它除了性传播途径以外，还可以通过很多种接触途径传播：①密切接触；②间接接触：通过接触感染者的衣物、生活用品（概率极低）；③医源性感染：医务人员在治疗护理时防护不当，造成自身感染或通过医务人员传给患者，当然经手部皮肤表面传播的HPV数量远远小于经性接触令生殖器感染的病毒量，因此有必要到医院就诊的患者，不能因为害怕有传染的可能而讳疾忌医，延误病情；④母婴传播：是由婴儿通过孕妇产道密切接触而发生的。由此可见，性传播不是HPV感染的唯一传播途径。

面对这么高的HPV感染率，女性往往心理崩溃。其实，HPV感染没有想象的那么恐怖。宫颈癌的发病与HPV感染密切相关，但是HPV感染并不等于宫颈癌。大多数的HPV感染其实都是一过性的，只要机体抵抗力正常都可以通过免疫功能及宫颈上皮脱落等途径将病毒清除掉。据研究表明，高达91%以上的高危HPV感染可以在6～24个月内被清除，只有约10%的患者转变为持续性感染，发展到低级别病变（CIN Ⅰ）也有60%会转归消退，即使发展到高级别病变（CIN Ⅱ / Ⅲ）也还是有较大的痊愈的可能（30%～40%），而最终只有不到1%的患者可能发展为宫颈浸润癌，从持续的高危类型HPV感染发展为宫颈癌前病变，最后成为浸润性宫颈癌，这个过程很漫长，正规的筛查在这个漫长的发展过程中完全可以发现绝大部分（＞99.7%）的病变，所以即使不幸感染上了HPV也不需要过度恐慌。

3. 宫颈癌前病变

前面我们提到HPV的持续感染会发展为宫颈的癌前病变，那什么是宫颈的癌前病变呢？宫颈的癌前病变是从高危型HPV感染发展到宫颈浸润癌的一个必经过程，正所谓“冰冻三尺非一日之寒”，癌症也不是一天得来的，连WHO都说癌症是一个慢性病。从高危型HPV的持续感染到宫颈浸润癌的发生往往需要几年到几十年的过程，大多数都会经历一个“从良到恶”的过程。癌前病变：是从良性病变到恶性病变的中间状态，通常是可逆的。原位癌：肿瘤只在原位置生长，还没有侵犯到附近的组织，也没有转移。手术切除是治疗原位癌最重要且有效的手段。浸润癌：就是我们常说的癌症，它是一种不可逆的病变，癌细胞会持续浸润扩散。

宫颈的癌前病变称之为宫颈上皮内瘤变（CIN），根据病变所占上皮的比例不同，CIN 分为 CIN Ⅰ、CIN Ⅱ、CIN Ⅲ。通常，宫颈低级别病变（CIN Ⅰ）主要由低危型 HPV 感染引起，高级别病变（包括 CIN Ⅱ、CIN Ⅲ）主要由高危型 HPV 持续性感染引起。从感染 HPV 病毒到引起 CIN，直至宫颈癌需要 5 ～ 8 年的时间。无论是哪个级别的 CIN，都会有病变消退、持续存在、进一步进展等 3 种情况存在。各 CIN 级别中，消退率都占有一定的分量，级别越低，病变逆转的机会越大，疾病进展的风险越低。级别越高，病变进展的风险越高。CIN Ⅰ向 CIN Ⅱ、CIN Ⅲ进展也不是一蹴而就的，同样需要经历漫长的过程。因此定期体检非常有必要，及早发现 CIN，及时处理，就能将宫颈癌掐死在摇篮里，不过因为 CIN 有病变自然消退的特点，所以并不是所有的 CIN 都需要手术治疗，若随访条件允许，CIN Ⅰ可以不用手术，定期随访，CIN Ⅱ、CIN Ⅲ如果有生育要求可以行 LEEP 刀手术治疗，若无生育要求，可行宫颈冷刀锥切，术后根据组织病理结果决定后续治疗。

4. HPV 感染导致宫颈癌

宫颈癌的形成并非一朝一夕、一蹴而就。自初始感染 HPV 直至进展为宫颈浸润癌的漫长过程中，高危型 HPV 基因组整合进入正常细胞 DNA，所编码的致癌蛋白 E6、E7 担当起引发并维持宫颈上皮细胞恶变的职责，使宫颈上皮细胞发生一系列免疫学、遗传学及表观遗传学等方面的改变，包括 T 细胞免疫的损害、抑癌基因的甲基化、染色体的不稳定和非整倍性、PIK3CA 基因突变等，病变不断累积，进而导致细胞癌变。而因 HPV 对皮肤和黏膜上皮具有高亲嗜性，感染局限，病毒分子难以进入血液或淋巴，不引起炎症、病毒血症、宿主细胞裂解或坏死等免疫应答，病变从而得以在几乎无症状、悄无声息的状态下不断发展。

宫颈上皮由阴道部鳞状上皮和颈管柱状上皮组成，两者的交接部被称为转化区或鳞－柱交接，于青春期后在雌激素的作用下形成。转化区的未成熟鳞状上皮代谢活跃，最易在HPV等刺激下发生细胞异常增生、分化不良、细胞核异常、有丝分裂增加等，进而形成CIN。大部分低级别CIN可自然消退，但高级别CIN（CIN Ⅱ / Ⅲ）具有癌变潜能，可突破上皮下基底膜浸润间质，由原位癌、微小浸润癌逐步发展为浸润癌，故被视为癌前病变这一过程中，对其他发病相关因素诸如吸烟、长期使用口服避孕药、多产、同时感染单纯疱疹病毒2型（HSV-2）或人类免疫缺陷病毒（HIV）等，起到“煽风点火、推波助澜”的作用，增大了HPV持续感染和宫颈组织恶变的风险。

5. 持续HPV感染

90%以上的HPV感染是一过性感染，8～24个月内，能被自身的免疫系统清除，只有不到10%会发展为持续性感染。那什么是持续性感染呢？2年以上同一亚型的HPV感染才称为HPV持续感染。另外，HPV感染还分低危型感染及高危型感染，只有高危型的HPV持续感染才与宫颈癌的发病相关。因此我们再次强调，感染了HPV不是什么大不了的事情，无须过分恐慌。

对于HPV感染，现有的治疗手段主要有抗病毒药物，包括阿昔洛韦、聚肌胞苷等；免疫增强药包括干扰素、转移因子、免疫球蛋白、白介素12等；局部用药包括疣必治、5-FU、三氯醋酸、肽丁胺霜等，但大都缺乏循证医学的有力证据、理论支持及大样本的研究。总体来说，目前并没有很好地被大家所认可的治疗方式，无论是高危类型的HPV还是低危类型的HPV，目前都没有有效的抗病毒治疗，但这也不是一件特别令人沮丧的事情，其实目前很多人类病毒都是没法消灭掉的，如HIV、HBV，甚至最常见的感冒病毒。若不幸持续感染了HPV，只要定期到妇科门诊检查，积极治疗HPV导致的病变，如生殖道和肛门的疣、癌前病变，就可以从很大程度上杜绝宫颈癌的发生。

6. 预防HPV感染

HPV的主要传播途径还是性传播，健康的生活方式、尽量减少性伴侣的个数，能降低感染 HPV 概率，不过也只是减少概率，因为不能保证性伴侣没有感染，那么接下来可以应用的手段就是使用安全套，安全套不能完全阻隔病毒，但可以减少接触病毒的个数，从而降低感染率。平时还应注意卫生，月经期不要同房。

90% 的 HPV 感染可以靠自身的免疫系统清除，因此健康的生活方式、不吸烟、不饮酒、不熬夜、适当的运动、合理的饮食、加强机体抵抗力也是预防 HPV 感染的有效方法。

7. HPV 疫苗

通过国内外医学科学家的积极努力，二价、四价和九价的 HPV 疫苗相继问世，让我们能更有效地预防 HPV 相关疾病，同时 HPV 疫苗也被世界卫生组织推荐为宫颈癌和其他 HPV 相关疾病综合预防策略中的一级预防措施。继二价和四价 HPV 疫苗相继在我国大陆地区正式接种后，2018 年 4 月 29 日，国家食品药品监督管理总局发布《九价人乳头状瘤病毒疫苗有条件批准上市》的通知，标志着九价 HPV 疫苗将在我国大陆地区上市并开始接种。在选择接种疫苗前，需要了解和做的准备如下。

(1) HPV 疫苗的效果：因为宫颈癌的发病与高危 HPV 持续感染密切相关，因此预防 HPV 感染可以预防宫颈癌的发生，九价 HPV 疫苗可预防 92.1% 的宫颈癌，但 HPV 对已经患癌或患癌前病变的患者是没有用的，称它为抗癌疫苗是不准确的。

(2) 二价疫苗、四价疫苗和九价疫苗的区别："价"代表了疫苗可预防的病毒种类。二价疫苗可以预防 16 型和 18 型 HPV 感染，国际研究数据显示，超过 70% 的宫颈癌都是由这两种病毒引起的。四价疫苗可以预防 6 型、11 型、16 型、18 型 HPV 感染，HPV6 和 HPV11 虽然不属于宫颈癌高危型 HPV 病毒，但可以引起外阴尖锐湿疣。九价 HPV 疫苗是针对 6 型、11 型、16 型、18 型、31 型、33 型、45 型、52 型、58 型 HPV 感染，用于预防 HPV 引起的宫颈癌、外阴癌、阴道癌、肛门癌、生殖器疣、持续感染、癌前病变或不典型病变。

(3) 适合接种 HPV 疫苗的人群：HPV 疫苗接种以年龄为要求，最好在有性生活前接种，但有性生活史不是接种的禁忌。美国的推荐是9—26岁的女性。目前获准进入我国的HPV疫苗，二价疫苗的推荐接种年龄为9—25岁，四价疫苗的推荐接种年龄是20—45岁，九价疫苗建议16—26岁的女性接种。

(4) 接种疫苗可以怀孕的时间：建议接种疫苗6个月后再备孕，但是目前没有发现疫苗对胎儿有不利影响。因此若接种期间意外怀孕，不用急于终止妊娠，可严密观察继续妊娠。目前还没有孕妇和哺乳期女性接种疫苗的相关数据，暂时不推荐孕妇和哺乳期女性接种宫颈癌疫苗。

(5) 接种前需检测体内是否感染HPV：在接种疫苗前建议行TCT及HPV检查（在后面的章节中会详细介绍这两种检查方法），排除已有的宫颈病变。如果已经有宫颈病变，如CIN等，建议治疗后再接种。2012年韩国的研究显示，HPV感染或由此引发的宫颈病变治愈后，进行HPV疫苗接种可以减少疾病的复发率。

(6) 其他：如果已经进行了1～2剂HPV二价或四价疫苗，则不推荐用九价疫苗替代完成接种方案。完成3剂四价HPV疫苗接种后要接种九价HPV疫苗，则至少间隔12个月后才能开始接种，且接种剂次为3剂。

三、高危因素

子宫颈相当于子宫的门户，担负着防御和守卫的功能。由于子宫颈的特殊位置，使其极易受到外来细菌、病毒的侵袭，加上分娩、流产等造成的创伤，以及宫颈上皮组织的特殊形态性变化，导致宫颈上皮易有炎症向恶变转化的倾向，有以下高危因素的女性更容易患宫颈癌。

1. 初次性行为过早，性伴侣过多

有资料显示，初次发生性行为的年龄越早，宫颈癌的患病率也就越高。医学界做了这样一个分析，将≥22岁有性行为的女性，患宫颈癌的风险度设定为1，那么20—21岁有性行为的女性患宫颈癌的风险度就会增加到1.62；如果再年轻一点，18—19岁就有性行为的话，那么它的风险度就增加到了2.54；16—17岁就有性行为的话，患宫颈癌的风险度就增加到了3.88，这就告诉我

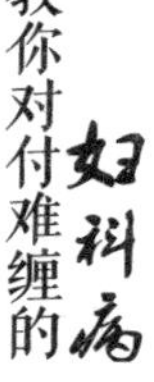

们性行为发生得越早对女性危害就越大。因为那个年龄的女性的生殖系统及宫颈都还没有发育成熟，抵御外来侵扰和抗病的能力也很低，极易受到伤害和感染，埋下了日后患宫颈癌的隐患。性行为混乱者，患宫颈癌的危险性也大大提高。多项研究显示，生活中的性伴侣数越多，其患宫颈癌的相对危险性越高，国外研究发现≥ 10 个性伴侣的女性较≤ 1 个性伴侣者宫颈癌发病相对危险度高 3 倍以上。而当性伴侣数＞ 6 个且初次性交在 15 岁以前时，宫颈癌的危险性升高 10 倍以上。而在一个多世纪以前人们就发现修女患宫颈癌是极其罕见的，由此可见性伴侣过多也是导致宫颈癌的主要原因之一。

2. 人工流产及分娩过早，次数过多

许多研究证实，分娩次数多并且分娩过早也可增加宫颈癌发病的风险。资料显示阴道分娩＞ 4 次者与＜ 1 次者比较，患宫颈癌的危险性增加 2 倍。国内也有研究显示初产年龄小及孕产次数多与宫颈癌的发病率相关。妊娠期女性的 HPV 感染率明显高于非妊娠期健康女性，且感染率随妊娠进展而逐渐上升。由于妊娠时体内雌孕激素水平升高，局部免疫状态改变等因素增加了 HPV 感染机会，增强病毒毒力，且孕期内分泌的改变可使宫颈转化区外移，多次妊娠则宫颈转化区反复变动，且在分娩过程中往往会出现不同程度的宫颈损伤，转化区活跃的未成熟细胞或鳞状上皮细胞在诱因的作用下易出现不典型增生，当病因持续存在时，不典型增生可继续发展为原位癌，最后形成浸润癌。多次人工流产也增加宫颈癌的发病概率，人工流产术易对宫颈造成机械性创伤，引起宫颈移行带鳞状上皮化生，在修复过程中受不良因素的刺激，形成宫颈上皮内瘤变，逐渐发展成癌。

3. 性伴侣不注意卫生

宫颈癌的发病与男性息息相关。当男性有婚外性伴侣时，接触到 HPV 等性传播病原体的机会增加，于是其配偶更容易罹患宫颈癌。据报道，丈夫有婚外性伴侣（1 或 2 个以上）时，妻子患宫颈癌的相对危险度上升为 2.08 和 4.310。还有资料显示，如果一位男士的前妻是因为宫颈癌病故的话，那么他的继任妻子再发宫颈癌的风险将是常人的 2 ～ 3 倍。若男性包皮过长或包茎，包皮皱褶和冠状沟内就很容易囤积一些污垢，在这些污垢里不乏细菌和病毒，男性包皮污垢中的胆固醇经细菌作用后可转变为致癌物质。因此，为了家庭和自己的妻子，男性朋友也要讲究个人卫生和性生活卫生，恪守性道德。

4. 吸烟与被动吸烟

其与宫颈癌的发生存在明显的关联性，吸烟者发生宫颈癌的可能性是非吸烟者的 1.98 倍。吸烟与 HPV16 感染有协同作用，宫颈黏液中的尼古丁和可铁宁高含量可降低宫颈的免疫防护，使其更容易感染 HPV 病毒，最终导致肿瘤的发生。此外致癌性烟草代谢物可随尼古丁和可铁宁一起进入宫颈组织中，使宫颈黏液的致突变性增加，从而导致宫颈癌变。吸烟的量和年限与宫颈癌的发生密切相关，当每天吸烟≥ 20 支，吸烟年限≥ 5 年时，宫颈癌的发生概率明显增加，被动吸烟也会有同样的高风险。

5. 宫颈肿瘤家族史

临床医学家研究宫颈癌的遗传病因时发现，人群中宫颈癌有遗传易患性，表现为家族聚集性，宫颈癌的发病除遗传因素外，还受其他许多因素的影响，这些危险因素有累加作用，因此对有宫颈癌高发危险的人群，特别是有宫颈癌家族史者，应给予较多的医疗监护和指导，避免危险因素的累加。

6. 合并性传播疾病

性行为混乱时，除了 HPV 感染，合并其他性传播病原体的感染风险也相应增大，包括单纯疱疹病毒（HSV）、巨细胞病毒、淋病奈瑟菌、沙眼衣原体（CT）、解脲衣原体、梅毒螺旋体和 HIV 等，HSV-1 感染可增加患宫颈癌的危险，并与 HPV 有联合作用，CT 感染可能增加 HPV 的易感性，在宫颈病变进展中起重要作用，目前普遍认为假丝酵母菌感染与宫颈癌无关，阴道菌群紊乱、厌氧菌感染、阴道毛滴虫、梅毒与宫颈癌的关系尚存在争议。

7. 长期口服避孕药（OC）

宫颈有一个特殊的“移行带”，是宫颈癌的好发部位，研究发现口服避孕药可能会影响这个移行带的变化，但是使用 OC 少于 5 年者并不增加宫颈癌发病危险度，5 ～ 9 年者相对危险度为 2.8，超过 10 年者相对危险度高达 4.0，

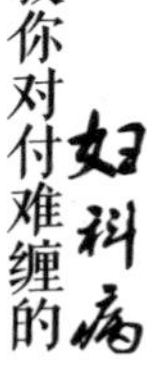

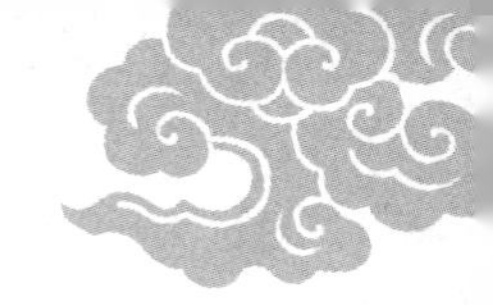

而HPV阳性又使用OC者宫颈浸润癌发病率极高，长期服用避孕药对宫颈组织由HPV感染向宫颈癌前病变演变有促进作用。

8. 营养不良

国内外许多调查显示增加蔬菜、水果、含膳食纤维较多的食物摄入，有助于预防宫颈癌；而营养失衡，维生素A、维生素C、维生素E、叶酸等抗氧化维生素，硒、锌等微量元素的缺乏可能是宫颈癌潜在的危险因素。其中对叶酸的探讨最为热门，叶酸缺乏与宫颈癌的发生、发展有关。研究表明叶酸缺乏可协同高危型HPV感染致宫颈癌及癌前病变，尤其是HPV16感染合并叶酸缺乏的人群更容易患宫颈癌。补充叶酸还可降低吸烟女性患宫颈癌的风险，更进一步证实了叶酸在宫颈癌防治中的保护作用。

四、预防

预防宫颈癌，正确的做法是坚持进行规律的筛查。在美国，宫颈癌筛查时间是从女性开始性生活后3年左右，不晚于21岁，终止时间是70岁以后；要在10年内有3次以上满意而正常的细胞学检查。筛查间隔：传统细胞学涂片检查每年1次；宫颈液基薄层细胞学检查法（TCT）每2年1次。30岁后，连续3次正常者，可2～3年检查1次。

中国癌症研究基金会2004年的宫颈癌筛查指南建议：在经济发达地区，筛查起始时间为25—30岁，经济欠发达地区为35—40岁，高危人群均应适当提前。终止时间定于65岁。其间隔是每年1次，连续2次正常，延长间隔至3年；连续2次人乳头瘤病毒呈阴性，可延长间隔至5～8年。

五、临床表现

原位癌及早期浸润癌常无任何症状，多在普查中发现，部分患者可有同房后阴道出血，或者是白带（阴道分泌物）异常。随着病情发展，进展期的子宫颈癌逐渐表现出一系列的临床症状，若发生了转移还将出现转移部位的相关症状。其表现的形式和程度与子宫颈癌病变的早晚及病理类型有一定的关系。

1. 阴道分泌物增多

大多数宫颈癌患者有不同程度的阴道分泌物增多。初期由于癌的存在刺激宫颈腺体分泌功能亢进，产生黏液样白带，随着癌瘤的发展，癌组织坏死脱落及继发感染，白带变浑浊，如淘米水样或脓样带血，具有特殊的恶臭，晚期宫颈癌的恶臭可以让检查的医生终生难忘。

2. 阴道不规则出血

早期表现为少量血性白带及接触性阴道出血，也就是常说的性交后出血。随着肿瘤的进展，出血的次数及每次出血的量将逐渐增加，宫颈癌阴道出血往往极不规则，一般是先少后多，时多时少。“菜花型”出血早，量也多，晚期癌肿侵蚀大血管后，可引起致命的大量阴道出血。由于长期的反复出血，患者常常继发贫血。

3. 疼痛

疼痛为晚期宫颈癌的症状。疼痛主要是由肿瘤侵犯或压迫盆腔神经所致，若闭孔神经、骶神经、大血管或骨盆壁受到肿瘤侵犯时，可引起严重的疼痛，有时向下肢放射。当然还有其他的原因也会引起疼痛，如宫颈管内被癌瘤阻塞，宫腔内分泌物引流不畅或形成宫腔积脓时，会出现下腹部胀痛；癌肿侵犯宫旁组织，输尿管受到压迫或浸润时，可引起输尿管或肾盂输尿管积水，产生胀痛或痉挛性下腹部一侧或两侧剧烈疼痛；癌肿压迫髂淋巴、髂血管使回流受阻时，可出现下肢肿胀和疼痛。

4. 其他症状

主要为肿瘤侵犯转移引起的症状，宫颈位于盆腔的中心，随着癌瘤的进展，向前可以侵犯膀胱，向后侵犯直肠，向两侧则侵犯输尿管。晚期宫颈癌侵犯膀胱时，可引起尿频、尿痛或血尿，甚至发生膀胱阴道瘘。如两侧输尿管受压阻塞，则可引起梗阻上段输尿管扩张，随后引起肾积水、肾衰竭，是死亡的主要原因之一。当癌肿向后蔓延压迫或侵犯直肠时，常有里急后重、便血或排便困难，甚至形成直肠阴道瘘。

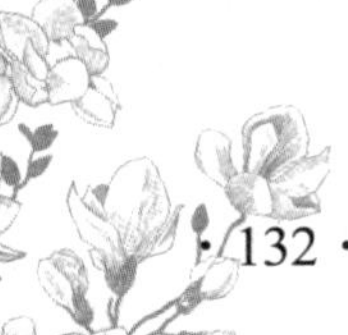

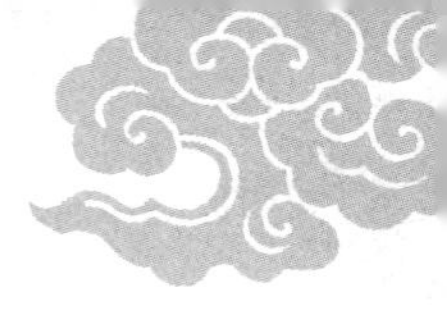

六、治疗方法

宫颈癌的治疗是综合考虑患者临床分期、生育要求、全身情况、医疗技术水平及设备条件后，以手术治疗为主，辅以放化疗的综合治疗。

1. 手术治疗

主要用于早期宫颈癌患者。对于早期的患者（ⅠA$_1$ 期）行子宫全切术，若患者有生育要求或无法手术，可行锥切，切缘阴性者术后随访观察。中期的患者（ⅠA$_2$ ～ⅡA 期）行广泛全子宫切除术及盆腔淋巴结清扫术；腹主动脉旁淋巴切除或取样。年轻患者（年龄＜ 45 岁）的宫颈鳞癌，若卵巢正常可保留。根据患者的不同分期选用不同的术式。

2. 放射治疗

适用于：①中晚期患者；②全身情况不适宜手术的早期患者；③宫颈大块病灶的术前放疗；④手术治疗后病理检查发现有高危因素的辅助治疗。

3. 药物治疗

化疗主要用于晚期或复发转移的患者，近年也采用手术联合术前新辅助化疗（静脉或动脉灌注化疗）来缩小肿瘤病灶及控制亚临床转移，也用于放疗增敏。常用化疗药物有顺铂、卡铂、紫杉醇、博来霉素、异环磷酰胺、氟尿嘧啶等。

4. 治疗完成后的随访

宫颈癌治疗后 1 年内复发率为 50%，2 年内复发率为 75% ～ 80%。治疗后 2 年内应每 3 个月复查 1 次；3 ～ 5 年每 6 个月复查 1 次，第 6 年开始每年复查 1 次。随访内容包括盆腔检查、B 超、TCT、HPV、胸片、血常规、血生化等。

七、治疗误区

1. 手术即为治愈

部分患者和家属缺乏医学常识，不了解恶性肿瘤的转移性和侵袭性，肿瘤细胞可经淋巴和血液向全身转移。术后盲目乐观，不重视后续治疗，最终影响患者生存质量。也有部分患者害怕放化疗的毒副作用而放弃后续治疗。这些都是错误的，宫颈癌手术后并不代表已治愈，其仍有复发的可能，若手术切除不完全，更有转移扩散的可能。宫颈癌治疗是一个长期性、系统性的过程。宫颈癌手术后，应视具体情况选择合适的辅助治疗手段，如放化疗、中医药治疗。其中，中医药治疗已逐渐成为宫颈癌手术后重要的治疗手段，不仅能防止复发，还能提高人体抗病力，加快机体功能的恢复。

2. 出院后不用再复查

定期复查，重视后续治疗，对症状好转的宫颈癌患者尤为重要。部分患者在手术、放化疗结束后，症状缓解或肿块消失后，放弃后续治疗，结果肿瘤复发或发生转移，使治疗前功尽弃。定期复查，了解病情的转化情况，以便在好转或者复发等情况发生时，能进行进一步的跟踪治疗是宫颈癌治疗过程中非常重要的一环。

3. 迷信秘方、偏方

随着早期诊断和治疗方法的进展及抗肿瘤药物的开发，宫颈癌患者的治愈率越来越高，但仍有部分患者迷信所谓的家传治癌秘方、偏方，其成分复杂，真正抗肿瘤的成分少，对肿瘤细胞不具杀伤力。由于患者求治心切，盲目迷信秘方、偏方和所谓的治癌专家，浪费了钱财，失去了最佳治疗时机。因此患者一定要选择正规的医疗机构进行治疗并选择国家批准生产的正规宫颈癌用药。

4. 依赖营养食品

一些患者对某种“包治百癌”的保健类食品深信不疑，长期服用，从而放弃正规治疗，这是极为错误的观念。营养品、保健品不是药品，不能代替正规药品起到癌症治疗的作用。并且，包治百癌的夸大宣传本身就不符合科学规律。患者一定要坚持正规的长期治疗方案，有针对性地选择合适的用药。配合医生的治疗方案才能获得最好的宫颈癌治疗结果。

总的来说，宫颈癌的治疗是一个长期性、综合性的过程，患者及患者家属均应明确宫颈癌的治疗误区，选择正规治疗机构，接受正确的治疗手段，才可能从根本上治愈宫颈癌。

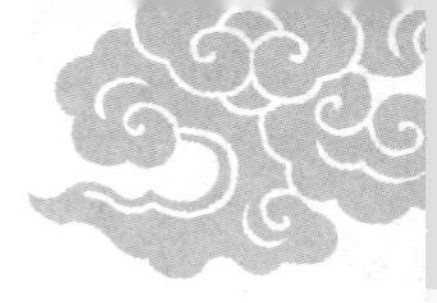

八、预后

宫颈癌的预后与以下因素相关。

1. 期别

晚期的宫颈癌预后很差，早期的宫颈癌预后相对较好。因此，早发现、早治疗才是关键。所以育龄女性或者说有过性生活的女性每年定期进行宫颈细胞学检查十分重要。

2. 手术的质量

早期宫颈癌是可以通过手术治疗的，通常将这个手术称为宫颈癌根治术。这个愿望是好的，经过手术希望达到对于宫颈癌的根治。如果手术质量足够高的话，从某种意义上来讲几乎可以做到根治，从既往手术后复发的研究中发现，手术残留的淋巴结，尤其是转移的淋巴结，以及手术范围不够，都是术后复发的主要原因。

3. 放化疗

放化疗适合各期宫颈癌，如果能够很好地控制并发症，对于多数患者是理想的治疗。尤其是对于那些不能手术的晚期患者。实际上放化疗的患者主要是顾及宫颈癌近期和远期并发症，当然选择合适的医院也是很重要的。还需要提及的就是放化疗不是单纯的放疗，需同时加上化疗，这样效果才会更好。

4. 良好的随诊

随诊并不能预防宫颈癌的复发，但是却能及时发现复发，这样才能及时治疗。对于中央型复发可以通过盆腔廓清术彻底地切除肿瘤，挽救将近半数人的生命；对于非中央型复发，只能通过化疗一定程度地延长生命。

5. 良好的心态，积极的配合

与医生进行良好的配合是患者最大获益的重要因素。好好锻炼身体，调整心态，愉快地生活是患者朋友应该去做的。这样才能获得非常好的自身环境，而且对于肿瘤的控制也非常有益。

Part 6　养护女性健康之源

——卵巢疾病怎么办

卵巢是女性的健康之源。卵巢健康，你就可以拥有细滑肌肤、青春活力；卵巢健康，你就可以拥有健康的机体、丰满的身材。

多囊卵巢综合征

一、概述

多囊卵巢综合征（polycystic ovarian syndrome，PCOS）是一种复杂的、常见的生殖功能障碍与糖代谢异常并存的内分泌综合征，因由 Stein 和 Leventhal 于 1935 年首先报道，故又称 Stein–Leventhal 综合征（S–L 综合征）。

多囊卵巢综合征是由于神经、内分泌及代谢系统和卵巢局部的调控因素失衡而出现的疾病，在生育年龄女性中发病率为 5% ～ 10%，基本病理生理改变为慢性持续的无排卵和高雄激素血症和胰岛素抵抗，主要的病理组织改变集中在卵巢，表现为卵巢体积增大，白膜增厚，间质增生变硬，皮质内存在多个处于发育和闭锁时期的小卵泡，卵巢呈现多囊状改变，是生育期女性月经紊乱及不孕最常见的病因之一，占无排卵性不孕的 30% ～ 60%，甚至有报道达 75%。

多囊卵巢综合征往往于青春期开始发病，随着年龄的增长症状会出现不同的变化。生育期女性主要的临床表现为不排卵导致的月经紊乱（主要为月经稀发、闭经）和高雄激素相关的各种临床表现，如多毛、肥胖、痤疮、不育、黑棘皮病、乳房萎缩倾向等；而到中老年期便会出现高血压、糖尿病、心血管疾

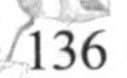

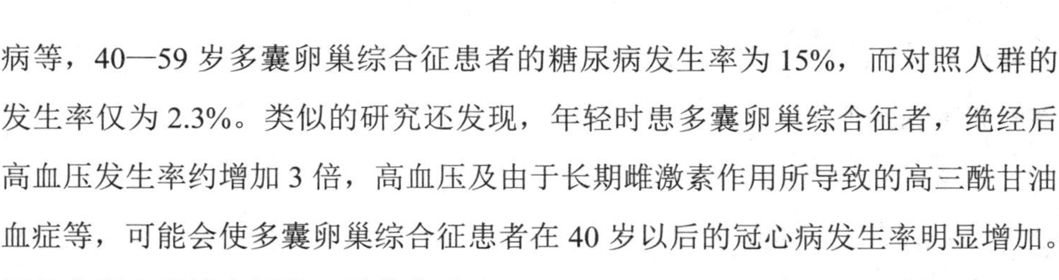

病等，40—59 岁多囊卵巢综合征患者的糖尿病发生率为 15%，而对照人群的发生率仅为 2.3%。类似的研究还发现，年轻时患多囊卵巢综合征者，绝经后高血压发生率约增加 3 倍，高血压及由于长期雌激素作用所导致的高三酰甘油血症等，可能会使多囊卵巢综合征患者在 40 岁以后的冠心病发生率明显增加。因此多囊卵巢综合征是一种终身疾病。

二、病因

目前病因不清，多囊卵巢综合征常表现为家族群聚现象，提示有遗传因素的作用。患者常有同样月经不规律的母亲或者早秃的父亲；早秃是多囊卵巢综合征的男性表型，女性多囊卵巢综合征和男性早秃可能是由同一等位基因决定的；高雄激素血症和（或）高胰岛素血症可能是多囊卵巢综合征患者家系成员同样患病的遗传特征。总体来说，多囊卵巢综合征是一种与遗传相关、由多个病因引起的临床综合征，但确切病因不清，可能是几个关键因素与环境因素共同作用的结果，也可能存在其他未知因素。

1. 饮食

肥胖是多囊卵巢综合征的一个重要特征，大约有 50% 的多囊卵巢综合征患者体型肥胖。众所周知，不健康的饮食与肥胖和代谢异常密切相关，而肥胖作为多囊卵巢综合征疾病的一部分，又与疾病的发生互为因果，形成恶性循环，多囊卵巢综合征患者多肥胖，同时肥胖越严重，多囊卵巢综合征就越难控制，因此饮食控制和指导对于多囊卵巢综合征的防治有重要意义。

2. 心理社会因素

人是生物、心理、社会的复合体，心理、社会因素对人体特别是人体内分泌的影响不容忽视。现代社会日趋激烈的竞争环境和紧张、快节奏的生活方式必然给女性带来更大的心理压力。大量研究显示，多囊卵巢综合征与心理社会因素密切相关，一些特殊的生活事件可能是发病的诱因，从心理学应激理论来看，这些生活事件能使患者产生应激反应，刺激下丘脑－垂体－肾上腺轴及下丘脑－垂体－卵巢轴，导致激素分泌异常，卵泡发育停滞及无排卵，卵巢发生多囊化形态学改变；而过多的雄激素作用则出现多毛、痤疮等体征，从而形成多囊卵巢综合征。

3. 遗传

过去 10 年，科学家们相继研究了 80 多个与多囊卵巢综合征可能相关的基因，发现了多囊卵巢综合征与一些基因的异常相关，但至今仍未发现与多囊卵巢综合征确切相关的特异基因。研究者现普遍认为多囊卵巢综合征是由多个关键基因与环境因素相互作用的结果。多囊卵巢综合征发病具有家族聚集性，有外国学者观察了 1332 例单卵双胎和 1873 例双卵双胎或非孪生姐妹，总的多囊卵巢综合征遗传率为 72%，单卵双胎者的关联系数为 0.71，双卵双胎或非孪生姐妹的关联系数为 0.38（关联系数越大说明相关性越高）。

4. 环境因素

有学者认为，胎儿发育时期接触高雄激素环境，即准妈妈在孕期处于高雄激素状态或者使用雄激素类药物会导致女宝宝日后患多囊卵巢综合征的概率增加。出生后暴露于环境内分泌干扰物（environmental endocrine disruptors，EED）也可导致女孩患多囊卵巢综合征的概率增加。EED 是一类广泛存在于自然界中、影响激素代谢并产生不良效应的外源性物质，也称为激素类似物。有的 EED 具有类似雌激素或雄激素的结构和功能，如双酚 A 及二噁英，长期摄入可能导致包括女性乳腺癌、女性生殖系统恶性肿瘤、男性睾丸癌及前列腺癌等内分泌相关的肿瘤，女性生殖系统疾病如多囊卵巢综合征，以及出生和生长发育缺陷。作为饮水杯使用的一次性塑料杯及作为装潢材料的涂料中均含有双酚 A，而厨房油烟中可能含有二噁英。双酚 A 是环境雌激素的一种，属于低毒性化合物。正常生活中，可以通过皮肤、呼吸道及消化道等途径进入体内，与细胞内雌激素受体结合，通过多种机制产生雌激素或抗雌激素作用，从而干扰内分泌系统的正常功能。二噁英可通过芳基氢化受体直接调节转录或干扰雌激素受体介导的转录效应而对机体造成伤害，因此提高对 EED 的认识及防范是防治多囊卵巢综合征的一项重要措施。

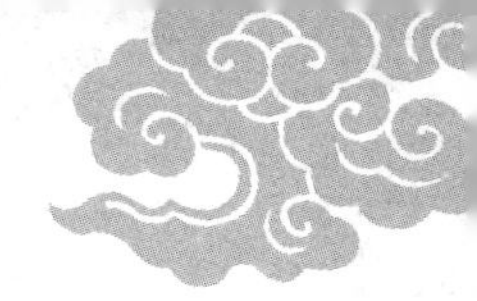

三、危害

（一）影响生育

许多多囊卵巢综合征患者都存在生育力下降的问题，可能原因是肥胖、代谢紊乱、卵巢功能异常、卵子质量下降、稀发排卵，甚至不排卵和胎儿发育异常。主要有以下几方面的问题。

1. 卵泡发育异常

在卵泡发育过程中，生长的卵子须依赖卵泡液内提供的能量和营养物质，多囊卵巢综合征的女性可能出现卵泡液中的营养代谢异常，从而导致卵子质量下降，影响受孕，或导致受孕后胚胎停止发育。同时多囊卵巢综合征的女性由于各种原因会引起激素水平紊乱，从而导致稀发排卵甚至不排卵，进而影响受孕。

2. 高雄激素血症

大部分多囊卵巢综合征患者有高雄激素血症，即使有幸怀上宝宝，在早期妊娠的时候，妈妈体内高的雄激素也会影响胚胎，可能会导致胎儿发育异常，尤其对于女性胎儿的影响较大。胎儿的高雄激素血症可能扰乱胚胎程序化分化，特别是影响调节生殖和代谢的基因。

3. 代谢紊乱

多囊卵巢综合征患者怀孕后，妊娠期糖尿病发生率达 40% ～ 50%，妊娠期高血压疾病发生率达 5%，胎儿宫内发育迟缓发生率达 10% ～ 15%，发生风险均高于正常女性，这可能与多囊卵巢综合征患者肥胖、糖代谢异常和子宫血流异常等因素有关。有大量的研究证实，多囊卵巢综合征的女性妊娠并发症比正常女性高，流产率、早产儿出生率、新生儿并发症发生率及死胎率均高于正常女性。因此多囊卵巢综合征的女性在怀孕前应进行健康体检，包括戒烟、节食、控制体重和补充维生素（如叶酸等）。在怀孕期间，应严密监测妊娠期并发症（如妊娠期糖尿病、妊娠期高血压等疾病）。

（二）心血管疾病的发病率增加

心血管疾病是一类与遗传因素和不良生活方式密切相关的疾病，危险因素包括高血压、糖尿病、向心性肥胖、心理因素、吸烟和脂代谢紊乱等。多囊卵巢综合征患者出现心血管疾病的风险是正常人群的2倍。并且可能在青春期发病，从而引起远期并发症。

1. 胰岛素抵抗

所谓胰岛素抵抗就是指各种原因使胰岛素促进葡萄糖摄取和利用的效率下降，机体代偿性的分泌过多胰岛素产生高胰岛素血症，以维持血糖的稳定。在一部分多囊卵巢综合征患者中，尽管体重在正常范围，但向心性肥胖发生率较正常人群高，胰岛素抵抗明显，从而逐步发展为糖耐量异常、代谢综合征和糖尿病，成为心血管疾病的高发人群。

2. 脂代谢异常

多囊卵巢综合征患者常见脂代谢异常，在多囊卵巢综合征早期，患者即可出现载脂蛋白B/AI升高。总之，多囊卵巢综合征患者长期的肥胖、胰岛素抵抗及脂代谢紊乱将明显增加心血管疾病发生的风险，特别是绝经后患者。

3. 其他危害

由于胰岛素抵抗及肥胖等原因，多囊卵巢综合征患者有糖尿病高发的风险，大量的研究证实，多囊卵巢综合征患者发生2型糖尿病的危险性增加3～7倍。另外，多囊卵巢综合征还与子宫内膜癌的高发有关，由于没有排卵，所以卵巢只分泌雌激素和雄激素，而不分泌孕激素。雌激素刺激子宫内膜增生，而孕激素使子宫内膜发生分泌反应。如果子宫内膜长期受雌激素的作用而无孕激素的作用，就会发生子宫内膜增生过长和子宫内膜癌。

四、识别与诊断

（一）识别

既然多囊卵巢综合征有如此多的危害，那我们如何识别多囊卵巢综合征呢？它有哪些临床表现呢？

1. 月经失调

月经紊乱是多囊卵巢综合征最主要的症状，多数多囊卵巢综合征患者有月

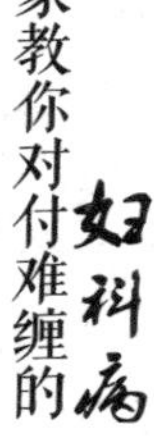

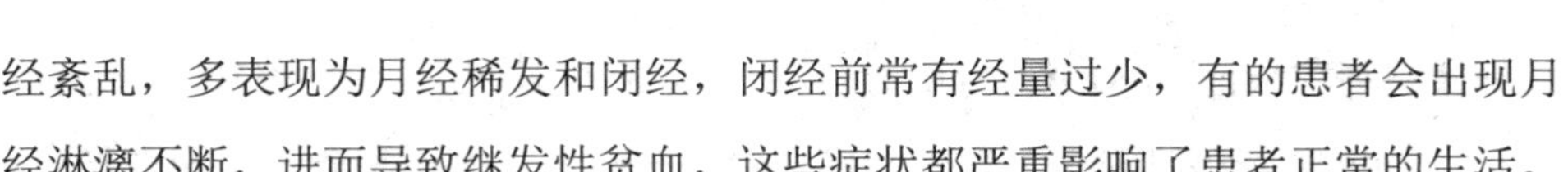

经紊乱，多表现为月经稀发和闭经，闭经前常有经量过少，有的患者会出现月经淋漓不断，进而导致继发性贫血，这些症状都严重影响了患者正常的生活。

2. 不孕

女性得了多囊卵巢综合征，由于激素出现紊乱或者是卵巢的基本功能缺少而导致没有排卵，也就是排卵功能发生障碍导致长期不怀孕，即使怀孕也容易发生流产。多囊卵巢综合征可直接破坏女性正常的生育，导致女性生育困难或不孕的发生。

3. 多毛

由于患者体内的雄激素过多从而引起多毛，多毛部位主要是上唇、下颌、乳晕周围、肚脐以下正中线、耻骨上、肛周、大腿根部等，毛发十分密集，比较粗长且颜色深。

4. 痤疮

多见于脸部，如前额、双侧脸颊等，胸背、肩部也可出现，最初表现为粉刺，如果弄破会形成丘疹、脓包、结节、囊肿、瘢痕等。这给女性患者的日常生活带来非常严重的影响。

5. 肥胖

临床上大约有 50% 的患者会有肥胖的困扰，多于青春期出现。肥胖症和多囊性卵巢综合征之间互为因果，关系错综复杂，这或许和胰岛素敏感性下降有一定的联系。

6. 黑棘皮病

此症状也是由高雄激素引起的，可出现天鹅绒样、片状角化过度等病变，造成患者的颈背部、腋下、乳房下、外阴、腹股沟等处皮肤皱褶出现对称性灰褐色色素。

（二）诊断

多囊卵巢综合征的诊断标准与其病因一样，一直是困扰业界的一大难题，各路专家经历了近百年的争论，目前诊断标准仍在持续更新中。

1. 1935 年，Stein 和 Leventhal 描述了闭经、多毛和双侧卵巢多囊性增大的无排卵相关综合征（S-L 综合征）。

2. 1990 年，美国国立卫生研究院（NIH）制订了多囊卵巢综合征诊断标准：月经异常和无排卵；临床或生化显示高雄激素血症；排除其他引起高雄激素血症的疾病。

3. 2003 年，欧洲人类生殖和胚胎与美国生殖医学学会的鹿特丹专家会议推荐的标准是目前全球使用最多的诊断标准。

(1) 稀发排卵或无排卵。

(2) 高雄激素的临床表现和（或）高雄激素血症。

(3) 超声表现为多囊卵巢［一侧或双侧卵巢有 12 个以上直径为 2 ～ 9mm 的卵泡，和（或）卵巢体积大于 10ml］。

上述 3 条中符合 2 条，并排除其他高雄激素疾病，如先天性肾上腺皮质增生（CAH）、库欣综合征、分泌雄激素的肿瘤，即可诊断为多囊卵巢综合征。

4. 2006 年，雄激素过高协会 (Androgen Excess Society，AES) 制订的标准如下。

(1) 多毛和（或）高雄激素血症。

(2) 稀发排卵或无排卵和（或）多囊卵巢。

(3) 排除其他雄激素过多的相关疾病，如先天性肾上腺皮质增生、库欣综合征、高泌乳素血症、严重的胰岛素抵抗综合征、分泌雄激素的肿瘤、甲状腺功能异常等。

在我国，目前中华医学会妇产科学分会推荐采用的诊断标准是 2003 年鹿特丹专家会议推荐的标准，但该标准是否适合中国人群还有待研究。专家建议待中国国内的流行病学调查和相关研究有了初步结果之后，再斟酌是否对此诊断标准进行修正。

（三）青春期诊断

多囊卵巢综合征自青春期起病，延续至生育期，影响蔓延至绝经后，危害患者的终身健康，因此早诊断、早治疗是非常有必要的。然而，多囊卵巢综合征的特征性病理变化是不排卵，最常见的临床表现是月经紊乱。青春期的女孩，初潮的前 2 年往往会出现不排卵及月经紊乱，所以青春期的多囊卵巢综合征诊断需谨慎。

有学者认为青春期多囊卵巢综合征患者至少具备以下项目中的 4 ～ 5 项才可诊断：①初潮后 2 年出现闭经或月经稀发；②临床高雄激素表现；③生化高雄激素表现；④胰岛素抵抗或高胰岛素血症；⑤ B 超提示卵巢多囊样改变。

有学者根据鹿特丹专家会议推荐的标准对青春期多囊卵巢综合征患者进行诊断，指出青春期多囊卵巢综合征患者必须满足所有鹿特丹标准包含的项目，他们建议对仅满足该标准中 2 项的可疑青春期多囊卵巢综合征患者进行随访跟踪。由以上学者观点发现，青春期多囊卵巢综合征诊断标准较成人更加严谨，这样可以避免过度诊断青春期多囊卵巢综合征。考虑多囊卵巢综合征发病与胎儿起源、遗传有关，目前我国还建议对初潮 2 ～ 3 年后的青春期月经不规则的、有以下高危因素的青少年进行多囊卵巢综合征相关筛查，包括：①家族史（多囊卵巢综合征、男性秃顶、糖尿病、高血压、肥胖）；②青春期前肥胖；③胎儿宫内生长受限、出生后快速生长或出生体重过高；④肾上腺皮质功能早现或阴毛提早出现；⑤月经初潮提早；⑥超重或肥胖；⑦持续无排卵；⑧高雄激素血症；⑨代谢综合征；⑩不同疾病情况下的高胰岛素血症，包括胰岛素受体基因缺陷、先天性脂质营养失调的基因缺陷。

总之，诊断青春期多囊卵巢综合征的原则就是：①谨慎诊断每位初潮后 2 年仍月经紊乱的青春期患者，并且做好在诊断后进行 6 ～ 12 个月随访调查，观察其月经变化及血清学改变情况，尽量避免过度诊断、过度用药。②对有高危因素的青春期多囊卵巢综合征患者早期诊治、早期治疗，有效预防远期并发症。

五、预防

因为多囊卵巢综合征起病于青春期，在生育期造成严重的影响，因此我们从两个方面介绍多囊卵巢综合征的预防。

（一）育龄期多囊卵巢综合征的预防

1. 合理安排饮食

日常生活中要注意调节饮食，合理搭配各种营养物质，做到营养全面均衡。避免辛辣刺激、油腻肥甘的食物，宜清淡饮食，多吃一些蔬菜水果。

2. 注意劳逸结合

适量运动不仅可以增强体质、对受孕有帮助，还可以帮助控制血糖、血脂和血压。但应注意运动得当，尽量避免剧烈运动。

3. 合理调节情绪

女性要学会稳定情绪，注意自我调整，保持乐观情绪、心情舒畅，避免暴怒、抑郁、过度紧张和长期焦虑。可以用听舒缓的音乐、做轻柔的运动等方式来调整情绪。

4. 科学减肥

有氧运动是有效、健康的减肥方法。有氧运动有利于提高人体新陈代谢，促进能量的消耗，避免机体能量过剩而转化为脂肪积聚，降低患多囊卵巢综合征的风险。

（二）青春期多囊卵巢综合征的预防

1. 加强宣教

针对青春期多囊卵巢综合征的发病特点，应做好孕产妇围产期保健及肥胖女童的健康管理，提倡正确、良好的健康、营养、饮食概念和生活模式；加强对肥胖儿童、代谢综合征、青春期多囊卵巢综合征和远期危害科普知识宣传和教育及生活方式干预。

2. 高危人群的筛查

对初潮 2 ～ 3 年后的青春期月经不规则的青少年及有以下多囊卵巢综合征高危因素的人群进行多囊卵巢综合征的相关筛查。

(1) 家族史（多囊卵巢综合征、男性秃顶、糖尿病、高血压、肥胖）。

(2) 青春期前肥胖（体重超过标准体重 20%）。

(3) 胎儿时生长受限、出生后快速生长或过高出生体重（胎儿宫内发育迟

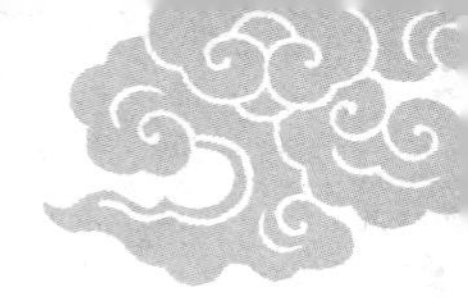

缓、巨大儿等）。

(4) 肾上腺皮质功能早现或阴毛提前出现。

(5) 月经初潮提前（10 岁以前）或性早熟。

(6) 超重或肥胖。

(7) 持续无排卵。

(8) 高雄激素血症。

(9) 代谢综合征（2003 年鹿特丹专家会议制定的诊断标准）。

(10) 不同疾病情况下的高胰岛素血症。

临床医生需要对筛查出的高危女孩及家长进行相关知识的宣教并对高危女孩整个青春期进行严密的随访。一些多囊卵巢综合征的患者在青春期很早的时候就出现明显的类似“多囊卵巢综合征”外貌，早期判别出有发生多囊卵巢综合征危险的女孩并在多囊卵巢综合征发展的早期实施监管、治疗可能是防止多囊卵巢综合征和多囊卵巢综合征远期并发症发生的最有效方法。

六、治疗

多囊卵巢综合征的治疗手段也经历了漫长而复杂的进化过程。

1. 第一阶段

对囊性增生的卵巢作楔形切除。1935 年 Stein 首先报道了此疗法，这在几十年以前算是最先进的。当时大家对多囊卵巢综合征缺乏研究，楔形切除术虽然使一部分患者获得了妊娠，但因其剖腹动刀之弊，注定要被非手术疗法取代。

2. 第二阶段

药物治疗。20 世纪 60 年代发现了性激素及与之相关的药物，于是用西药促排卵风行一时。枸橼酸氯米芬、HMG、GnRH、注射用重组人促卵泡激素（果纳芬）、去氧孕烯炔雌醇（妈富隆）等蜂拥而出，尤其是枸橼酸氯米芬的高排卵率，价廉物美，简便易行，着实让医生和患者高兴了一阵子。可是，随着时间的推移，其妊娠率低、流产率高的缺点逐渐暴露出来，迫使医生不得不另辟蹊径。

3. 第三阶段

基于“多囊卵巢综合征的病因与卵巢局部的代谢异常有关”的理论，医生们又把目光重新瞄上了卵巢。出现了超声引导下卵巢穿刺、腹腔镜下卵巢打孔。更有人把呆滞卵泡取出体外，培养至成熟，受精后再植入子宫或输卵管。这些疗法可能对卵巢造成损伤，或导致盆腔粘连及对胎儿有潜在的危害，故亟待改进。

4. 第四阶段

随着对多囊卵巢综合征研究的深入，发现该疾病是一种多因素导致的复杂的临床综合征，因此，治疗方法也应该是结合手术、药物及改善生活习惯为一体的个体化的治疗。主要包括以下几种方法。

(1) 调整生活方式：控制饮食，适度运动，健康减肥。肥胖与多囊卵巢综合征的关系错综复杂，过度肥胖会触发多囊卵巢综合征，因为胰岛素水平升高到一个临界点后，就会刺激卵巢制造更多的雄性激素，结果会影响正常的月经周期，从而导致月经紊乱。部分多囊卵巢综合征患者可通过调整生活方式，减肥后自愈。改善生活习惯无效后才考虑医疗干预。多囊卵巢综合征的治疗方法有两种，一线治疗为药物治疗，其次是手术治疗。

(2) 药物治疗：包括中药治疗及西药治疗，针对不同年龄，治疗方法不同，青春期主要以调节月经、降雄激素为主，而生育期则以促孕为主；对已生育者以中药调节卵巢功能，提高神经内分泌代谢功能，预防远期并发症为主。使用的药物主要是口服避孕药，药物同时可以调整月经周期，一般服用3～6个月。促排卵药主要使用的有枸橼酸氯米芬、来曲唑等。中医学博大精深，对于西药治疗效果不好的患者，可考虑中西医结合治疗。

(3) 手术治疗：腹腔镜卵巢治疗，在腹腔镜下，手术穿刺卵泡，使雄激素水平下降，从而达到治疗目的，以对抗雄激素的作用，促使卵巢排卵。

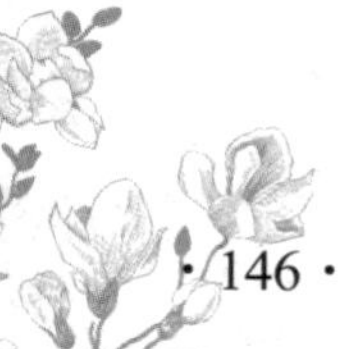

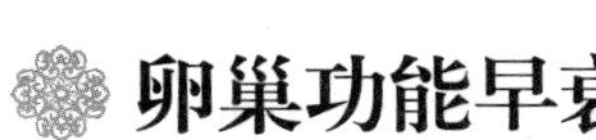

卵巢功能早衰

一、定义

女性的平均自然绝经年龄为50—52岁，绝经年龄存在种族和地区分布的差异，但其绝对值相差不大。若女性在40岁以前由于卵巢功能衰竭而出现持续性闭经、绝经和性器官萎缩则称为卵巢功能早衰（POF），常有促性腺激素水平的上升和雌激素的下降，临床表现伴有不同程度的潮热多汗、阴道干涩、性欲下降等绝经前后症状。通俗地讲，40岁以前绝经就称为卵巢功能早衰。其实卵巢功能早衰在临床上并不少见，研究认为，40岁以前卵巢功能早衰的发病率为1%，而30岁以前的卵巢功能早衰发生率为1‰。

二、病因

大多数女性都是50岁才告别月经，可是为什么有的女性早早地就没有了月经？卵巢功能早衰到底是什么原因引起的？其实，卵巢功能早衰是一种多病因引起的综合征，目前具体病因还不明确，可能与以下因素有关。

1. 遗传因素

约10%的卵巢功能早衰患者有家族史，姐妹数人或祖孙三代可共同发病。另外，卵巢功能早衰和早绝经均有较高的家族遗传倾向。而且，科学家们还发现，正常卵巢功能的维持有赖于两条正常的X染色体，若X染色体出现异常，如特纳综合征（只有一条X染色体）、X三体、等臂X染色体、X短臂和长臂的部分缺失及X染色体的平衡异位等，或者是X染色体上的基因发生突变，均会导致卵巢功能早衰。

2. 免疫因素

自20世纪50年代开始，研究者发现9%～40%的卵巢功能早衰患者合并其他内分泌腺体或系统的自身免疫性疾病，如自身免疫性甲状腺炎、系统性红斑狼疮、重症肌无力、甲状旁腺功能减退、类风湿关节炎、特发性血小板减少性紫癜、糖尿病等。卵巢功能早衰患者常合并 2 种或以上的自身免疫性疾病，所有伴随卵巢功能早衰的自身免疫疾病中，甲状腺疾病是最常见的，12% ～ 33% 的卵巢功能早衰患者能被检测出患有甲状腺疾病。

3. 医源性因素

(1) 手术：手术直接切除双侧卵巢后其临床表现与卵巢功能早衰一致，但不属于卵巢功能早衰。有一些手术虽然没有直接切除卵巢，但是可能损伤了卵巢的血供，使卵巢功能受损，最终导致卵巢功能衰竭，如子宫全切、子宫次全切、输卵管结扎、输卵管切除术、卵巢囊肿剥除术、子宫动脉介入栓塞术等，因此在手术过程中尽量保护正常的卵巢及其周围组织以减少损伤、保护卵巢功能已成为妇科医生的业界共识。

(2) 化疗及放射损伤：化疗药物会损伤卵巢，影响卵巢功能，大部分患者在化疗期间可能会出现闭经及月经紊乱，对于年轻的需要化疗的患者，有专家主张使用 GnRHa（如达菲林等），通过抑制卵泡生长来保护卵巢功能，但其疗效有待考证，目前未广泛用于临床。

放疗对卵巢功能的损伤取决于患者接受的放射量。若卵巢接受长时间大量的放射线则导致卵巢受损，发生卵巢功能早衰，普遍认为当卵巢受到的直接照射剂量在 0.6Gy 以下时，卵巢功能几乎无影响；0.6 ～ 1.5Gy 时，对 40 岁以上女性的卵巢功能有一定影响；1.5 ～ 8.0Gy 时，50% ～ 70% 的 15—40 岁女性出现卵巢功能衰竭；超过 8Gy 时，几乎所有年龄段女性的卵巢将发生不可逆的损害。

4. 特发性卵巢功能早衰

虽然目前研究已发现多种病因与卵巢功能早衰相关，但仍有大部分病例未找到明确病因，所以把这部分病例定义为特发性卵巢功能早衰。但随着分子生物学和分子遗传学的进展和大样本的随机研究，相信人们会找到更多明确的病因。

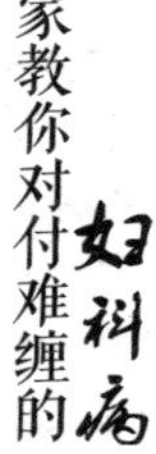

三、高危因素

人们常说熬夜的女人老得快，这有没有科学依据呢？前面我们说卵巢功能早衰与遗传因素相关，那如果父母给了一组好基因是不是卵巢功能就不会提前衰竭了？当然不是，卵巢功能早衰还与以下的高危因素相关。

1. 不良的饮食和生活习惯

众所周知，吸烟、饮酒、失眠是卵巢功能早衰发生的危险因素。吸烟的女性发生卵巢功能早衰的概率是不吸烟女性的 3 倍，染发也可能导致卵巢功能早衰，染发剂中含有的抗氧化剂代谢后的化学物质 4- 乙烯环已烯能引起卵巢功能衰竭。多吃蔬菜水果可以预防卵巢功能早衰的发生。

2. 感染因素

目前已经证实，幼女时患腮腺炎的患者，发生卵巢功能早衰的风险将增加 10 倍。女孩在年幼时患流行性腮腺炎可合并病毒性卵巢炎，而 2% ～ 8% 的卵巢炎患者往往会继发卵巢功能早衰。盆腔感染也是卵巢功能早衰的重要原因之一，病毒、细菌、结核杆菌等侵入卵巢，导致卵巢炎症后纤维化、卵泡数量减少，最终发展为卵巢功能早衰。在临床中我们还常常见到卵巢输卵管的融通性积脓，即卵巢与输卵管连通，包裹大量的脓液，卵巢皮质完全被破坏，纤维化形成瘢痕，这类患者往往会并发卵巢功能早衰。

3. 精神压力

女性的激素分泌有赖于下丘脑 - 垂体 - 卵巢轴功能的正常工作，而下丘脑是情绪表达的中心，其边缘系统是情绪体验部位，因此不良的情绪，如抑郁、焦虑、压力过大，都可能导致下丘脑 - 垂体 - 卵巢轴功能紊乱、排卵功能障碍、闭经，进而导致卵巢功能减退，激素水平降低，最终导致卵巢功能早衰。

四、危害

卵巢功能早衰如果不及时诊断，不及早用雌孕激素替代治疗，会有以下明显的远期影响。

1. 骨质疏松

雌激素和孕激素均可抑制骨吸收，防止骨丢失，预防骨质疏松。卵巢功能衰退后，血雌孕激素水平降低，骨丢失加快，患者易发生骨质疏松甚至骨折。

临床上出现骨质疏松表现与骨峰值密切相关，过去的横断面研究显示，女性的骨峰值年龄在 30 岁左右，近年来的纵向研究发现，女性骨峰值年龄在 20 岁左右，通过躯体大小的校正后，骨峰值无性别差异。20 岁以后，两性大多数部位骨的年丢失率为 0.5% ～ 1%，绝经前后的 5 ～ 10 年骨丢失加快，每年丢失率为 1.8% ～ 3.5%，绝经 10 年后骨丢失速度有所下降。无论任何年龄，绝经后的骨丢失率都基本相似，卵巢功能早衰患者由于绝经年龄早，绝经时的骨峰值较高，出现骨质疏松症状与绝经年龄的间隔时间相对较长。但过早绝经，骨丢失的提前加速，使卵巢功能早衰女性的各部位骨密度较同龄女性低，各年龄段的骨质疏松症和骨折发生率较同龄女性高。卵巢功能早衰患者的空腹尿钙与肌酐比值、尿羟脯氨酸与肌酐比值和血清碱性磷酸酶的水平均高于正常对照的同龄女性，说明卵巢功能早衰患者的骨吸收增强；Anasti 等通过测定卵巢功能早衰女性股骨颈的骨密度后发现，2/3 的患者股骨颈的骨密度较同龄女性低 1 个标准差，病程超过半年的患者，近半数股骨颈骨密度低于同龄女性 1 个标准差。绝经后女性由于骨质疏松所致的骨折增加 20%，其中骨盆骨折的并发症致死率为 30%。

2. 心血管疾病

心血管疾病的发生率较同龄女性增高。心血管疾病研究表明，自血管形成之日起，血管的粥样硬化性变化就已经开始，不良的生活习惯、不良的遗传背景、不良的生活经历等均影响着心血管疾病的发生发展。近 60 年的研究表明，血清雌激素水平的差异是引起绝经前女性心血管疾病发生率低于同龄男性的主要因素。补充雌激素可降低绝经后女性各年龄段的心血管疾病发生率。进一步的研究发现，雌激素可改善血脂、血脂蛋白和载脂蛋白组成，提高抗氧化作用以保护血管内皮细胞，促进 NO 和 PG_1（前列腺素）的生成，抑制内皮素、血管内皮细胞生长因子及血栓素等的产生，改善胰岛素抵抗状况等，其综合效应是对心血管系统起保护作用。有研究者发现卵巢功能早衰患者血总胆固醇、三酰甘油、低密度脂蛋白、极低密度脂蛋白和载脂蛋白 B100 等高于同龄女性，高密度脂蛋白和载脂蛋白 A_1 水平低于同龄女性，补充雌孕激素后，除三酰甘

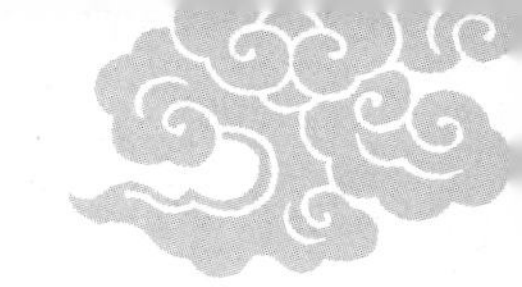

油继续升高外，前述变化均发生逆向改变。因此，卵巢功能早衰患者的早期诊断对于降低其心血管疾病的发生率具有重要的临床价值。

3. 阿尔茨海默病（老年性痴呆）的发生时间提前

早老性痴呆的临床表现主要是进行性记忆丧失，定向、理解和判断能力障碍，智力下降及性格和行为情绪改变等。近年来的研究提示，雌激素可能具有延缓阿尔茨海默病发生、改善皮肤弹性及关节功能等作用。由于卵巢功能早衰患者的雌激素水平下降，可能会使其更早出现阿尔茨海默病。因此，卵巢功能早衰患者的早期诊断和治疗对于降低和延缓阿尔茨海默病的发生具有重要的意义。

五、症状

1. 闭经

分为原发闭经和继发闭经，继发闭经发生在 40 岁之前。通过对大样本卵巢功能早衰患者的调查发现，其闭经之前并没有特征性的月经异常的先兆。有的人是在规律的月经后突然闭经，有的是停避孕药或分娩以后闭经，有的则在闭经之前表现为月经周期及经期的紊乱。

2. 不孕

部分患者因不孕就诊而发现卵巢功能早衰。不孕是卵巢功能早衰患者就诊和苦恼的主要原因。有原发不孕和继发不孕，所以建议有卵巢功能早衰家族史者应尽早计划怀孕。

3. 低雌激素症状

原发闭经者低雌激素症状［潮热和（或）性交困难等］少见（22.2%），如果有也大多与既往用过雌激素替代治疗有关，继发闭经者低雌激素症状常见（85.6%）。这与低雌激素症状是由雌激素撤退引起的理论相一致。这些低雌激素症状还包括萎缩性阴道炎和尿频、尿痛等萎缩性尿道炎。

4. 伴发自身免疫性疾病的表现

如艾迪生病、甲状腺疾病、糖尿病、红斑狼疮、类风湿关节炎、白癜风和克罗恩病等。另外还有肾上腺功能不全的隐匿症状，如近期体重的减轻、食欲减退、不明确的腹部疼痛、衰弱、皮肤色素沉着加重和嗜盐。

5. 卵巢功能间断的自然恢复

1982 年 Rebar 等报道 26 例以单次 FSH ＞ 40U/L 诊断卵巢功能早衰的患者，其中 9 例有卵泡功能，5 例有排卵，1 例妊娠。从而强调以单次 FSH ＞ 40U/L 作为卵泡衰竭的证据是错误的。随后的多个研究证实染色体正常的卵巢功能早衰患者仍有间断的卵巢功能恢复（包括有 2 次或 2 次以上的 FSH 升高者）。阴道 B 超可发现 30% ～ 40% 的患者有卵泡结构，以血清 E_2 ＞ 50pg/ml 为标准，则 50% 的患者有卵泡功能，以血清 P ＞ 3ng/ml 为标准，则 20% 的患者有排卵。所以，卵巢功能早衰并不等于卵巢功能的完全丧失，短暂的或间断的卵巢功能恢复是可能的。卵巢功能早衰患者在确诊后仍有 5% ～ 10% 的机会怀孕。

六、治疗

对于一个年轻的卵巢功能早衰患者来说，卵巢功能早衰给她们带来的不仅是生理的影响，还有更严重的心理影响，特别是当听说卵巢功能早衰无药可治且不能逆转后，对于还未生育的患者更犹如晴空霹雳，这意味着她们今后再也不可能有自己的后代，这种痛苦是可想而知的。随即而来的就是对自己和家人的埋怨，如不该这么晚看病、不该避孕、不该做人流、父母的基因不好等。的确，到目前为止，除了有明确自身免疫性疾病引起的卵巢功能早衰可以通过免疫抑制治疗获得肯定效果外，对大部分不明原因的特发性卵巢功能早衰来说，尚没有被证明确实有效的治疗措施来恢复或保护卵巢功能。国内外有很多关于卵巢功能早衰患者发生妊娠的报道，但在这些报道中缺乏大样本的病例对照研究，Van Kasteren 对这些文献（52 个病例报道、8 个观察研究、9 个非对照研究、7 个对照研究）进行总结后得出结论，卵巢功能早衰患者在确诊后仍有 5% ～ 10% 的机会怀孕，但任何治疗措施都不能使这个妊娠率增加，即治疗或不治疗怀孕的可能性都是 5% ～ 10%，而且这种可能是不可预测的。这似乎打消了临床医生对卵巢功能早衰治疗的积极性。事实上，把大量的时间和金钱花在不见效果的促排卵上的确是一种浪费。所以，对于卵巢功能早衰的患者来说，最重要的治疗就是雌孕激素替代治疗缓解症状、预防远期并发症（骨质疏松、心血管疾病、早老性痴呆等）、防止子宫萎缩（为赠卵胚胎移植作准备），同时进行心理治疗，改变观念，对于未生育的女性，不要盲目期待可遇而不可求的卵巢功能恢复甚至妊娠，应在观念和经济都接受的合适时机接受赠卵胚胎移植助孕。

（一）雌孕激素替代治疗

雌孕激素替代治疗（HRT）对于年轻的卵巢功能早衰患者来说是非常重要的，既可以缓解低雌激素症状及泌尿生殖道萎缩（为赠卵胚胎移植作准备），又可以预防远期并发症（骨质疏松、老年性痴呆等），使结肠癌的风险降低37%。但长期雌孕激素替代治疗也有一定的风险，如发生子宫内膜癌和乳腺癌。研究表明孕激素每月应用时间大于10天时的雌孕激素替代治疗可使子宫内膜癌的风险几乎降至零，而乳腺癌的风险略有增加，但死亡率不增高。通常采用雌孕激素序贯联合方案。在应用雌孕激素替代治疗之前，应进行个体化的利弊权衡，并进行必要的监测和随访。雌孕激素替代治疗的最新观点认为孕激素的应用会增加乳腺癌的风险，但不用孕激素又会增加子宫内膜癌的风险，所以对于没有生育要求的卵巢功能早衰患者，可以应用经皮吸收的雌激素贴片，其没有肝脏的首过效应从而减少对肝功能的损害，同时带孕激素的宫内环减少子宫内膜癌的风险又不增加乳腺癌的风险，两全其美。对于已经切除子宫的卵巢功能早衰患者，则可仅应用雌激素的皮肤贴片，不必用孕激素。

（二）预防骨质疏松

除雌孕激素替代治疗外，每天保证1200mg钙的摄入。维生素D 400～800U/d，进行必要的体育锻炼，如走路、瑜伽或太极等。对于卵巢功能早衰患者，雌孕激素替代治疗雌激素用量应比绝经女性多，因为年轻的卵巢功能早衰患者需要更多的雌激素来缓解血管舒张症状和维持正常的阴道黏膜。所以一般用雌激素制剂每月21天，后10天加孕激素。戊酸雌二醇属天然雌激素，其药效与药代动力学和雌二醇（E_2）相同，更符合生理，所以对于计划怀孕的女性可推荐使用。很多文献报道在HRT治疗期间或停药后的短期内卵巢功能早衰患者发生排卵或妊娠，并解释其可能的机制是雌激素通过负反馈减少循环中高浓度的FSH，从而解除了高促性腺激素对颗粒细胞的促性腺激素受体的降调节，随着受体的增加，卵泡内残留的卵泡恢复对促性腺激素的敏感性，从而增加排卵和妊娠的可能。

（三）促排卵治疗

文献有很多关于对卵巢功能早衰患者促排卵的成功经验的报道，治疗前筛选患者的条件大多是闭经时间短、血FSH水平不太高、临床判断为卵泡型卵巢功能早衰等。一般用HRT或GnRHa抑制内源性促性腺激素（主要是FSH）至较低水平（＜20U/L）后，予足量HMG/hCG促排卵同时B超监测，要求HMG用量大、持续时间长。降调节能使促排卵成功的理论依据是降调节后内源性FSH水平降低，颗粒细胞表面FSH受体增多，增加了卵巢的敏感性。但前瞻性的病例对照研究发现这种治疗与HRT相比并没有显著性差异，Van Kasteren认为妊娠稍增多与密切的监测和指导同房有关，也可以用自然的间断卵巢功能的恢复来解释。所以我们没有足够的理由来盲目地推荐患者使用促性腺激素促排卵，更正确的做法应该是叮嘱患者在感觉有雌激素增多的症状时（如阴道分泌物增多、乳房胀痛等）来医院做卵泡监测，如发现有优势卵泡，根据患者病情可积极采取措施指导同房或行宫腔内人工授精（IUI）或自然周期/改良自然周期的体外受精（IVF），及时抓住这个可遇不可求、来之不易的机会。

（四）脱氢表雄酮治疗

脱氢表雄酮（DHEA）50%由肾上腺皮质网状带分泌，20%由卵巢分泌，30%由外周脱氢表雄酮转化而来，体内每天产生6～8mg，血浓度为3～35nmol/L，其水平随年龄增长而降低。脱氢表雄酮是合成雄烯二酮、睾酮、雌二醇的重要物质，脱氢表雄酮的含量高低影响这些激素的水平。

2009年，Mamas等发表了5例卵巢功能早衰患者应用脱氢表雄酮治疗的研究的初步结果。第1例患者因卵巢功能早衰计划赠卵。给患者用脱氢表雄酮是为了增加内源性雌激素水平，因为该患者对戊酸雌二醇（为接受赠卵准备子宫内膜）无反应。令人惊讶的是经过 2 个月的治疗月经恢复，用脱氢表雄酮的第 3 个月自然受孕并最终分娩了一个健康的男孩。另外 4 例患者用脱氢表雄酮治疗 3 ～ 6 个月，显示 FSH 水平下降（＜ 20mU/ml）。其中 3 例自然受孕，1 例用 CC ＋ HMG 微刺激促排卵后通过经腹输卵管宫腔内移植受孕。另有 14 例年龄在 36—40 岁的卵巢功能早衰女性进行脱氢表雄酮的治疗并加入到他们正进行的研究。8 例在治疗的 3 ～ 7 个月自然受孕。只有 1 例发生流产。另 6 例经 6 个月的脱氢表雄酮治疗没有获得妊娠，其中 5 例显示 FSH 水平高（＞ 40mU/ml），可能是因为双侧卵巢子宫内膜异位囊肿的手术，另 1 例特发性卵巢功能早衰，根本就没有反应。

脱氢表雄酮副作用很小，若用大剂量，则有痤疮、面部毛发生长和偶尔的声音变粗。关于它的安全性，一篇脱氢表雄酮应用 50mg/d 共 52 周的随机双盲研究未发现对脂代谢和胰岛素抵抗有任何影响，而且未发现对子宫内膜有负面影响。脱氢表雄酮应在生殖专家的指导下应用，以掌握应用的剂量和期限。一般为 50 ～ 75mg/d，应用 2 ～ 4 个月，一旦妊娠应停药。将来需进行更大样本的随机对照研究来证实这些结果。

（五）卵胚胎移植术

1984 年 Lutjen 等报道了世界第一例卵巢功能早衰卵母细胞赠送获得成活新生儿，为卵巢功能早衰患者提供了获得生育的途径。到目前为止，赠卵胚胎移植对卵巢功能早衰患者来说仍是获得妊娠的最有效的治疗。北京大学第三医院生殖中心报道卵巢功能早衰患者赠卵体外受精的妊娠率在新鲜胚胎移植周期可达 50%，且与受卵的卵巢功能早衰患者的年龄相关性小。所以卵巢功能早衰患者确诊后不必尽快行赠卵体外受精，因为很多患者思想上不能接受这种助孕方式、找不到合适的赠卵者或卵源、经济困难等，可以等待一段时间，在思想和经济等各方面都准备充分时再行赠卵体外受精也不迟。

准备行赠卵体外受精前，卵巢功能早衰患者应用雌孕激素进行人工周期治疗 5 ～ 6 个周期，有撤退性出血；了解供卵者的月经周期，估计月经来潮日，并于供卵者的估计来潮日前 3 ～ 5 天受卵者开始每天口服 1 ～ 4mg 戊酸雌二醇（E_2V），根据阴道 B 超监测子宫内膜的厚度及形态调整剂量，于供卵者注射 hCG 日开始每天肌内注射黄体酮（P）40mg 2 天，60mg 3 天，自移植日（取卵后第 3 天移植）开始每天 100mg，模拟自然周期和妊娠早期，E_2V 和 P 一直维持至妊娠 90 天左右。但目前世界上各个治疗中心普遍存在卵母细胞来源困难的问题，我国卫生部规定今后赠卵的来源仅限于辅助生育技术获得的剩余卵母细胞，所以赠卵来源就更为局限了。Remohi 等的研究发现适当延长雌激素替代的时间等待体外受精的剩余赠卵并不影响成功率。这也明显减少受卵者的周期取消率（改为冻存胚胎），增加新鲜胚胎移植的概率。但作者指出雌激素替代的时间不宜超过 9 周，否则易出现突破性出血。

（六）卵巢移植

2004 年 10 月 Donnez J 等首次报道一例人卵巢组织冻存后自体移植使卵巢功能恢复并分娩活胎。随后几年有多个卵巢冻存和移植成功并妊娠分娩的报道。2008 年一篇文献报道单卵双胎间卵巢移植：8 例接受冻存组织的移植，7 例新鲜皮质移植（1 例 3 年后接受冻存组织移植，因初次移植已无功能）。所有接受移植者 77 ～ 142 天后出现有排卵的月经周期和正常的月经第 3 天血 FSH 水平。6 例自然怀孕（1 例怀孕 2 次），2 例已分娩健康婴儿，3 例妊娠中。移植物功能最长持续 36 个月（有 1 次分娩和 1 次流产）。卵巢功能的恢复新鲜移植与解冻移植无明显差别。

七、预防

想找到治疗卵巢功能早衰新的有效的方法，最根本的是要透彻了解引起卵巢功能早衰的病理生理机制。目前这方面的研究很多，主要是关于候选基因、免疫因素和卵泡凋亡等。将来，我们能准确估计卵细胞的大小，预测并调节卵细胞丢失的速率，通过无创性的诊断方法能正确分清卵泡型和无卵泡型卵巢功能早衰，通过灵敏的卵巢储备功能预测方法能判断卵巢功能早衰的早期阶段。雌孕激素替代治疗的药物更安全而有效。在不久的将来，保护卵巢的生殖功能可以提供给有卵巢功能早衰高危因素的患者，如化放疗患者、有卵巢功能早衰家族史的患者、候选基因突变的患者等。目前卵母细胞的冻存技术已日趋成熟，并逐步应用于临床，为处于卵巢功能早衰高危的人群建立了生育力保存的平台。另外卵巢组织的冻存和移植、卵泡的体外成熟等研究也有了丰硕的成果。这给有卵巢功能早衰高危因素的人带来了福音，但估计这个成果真正广泛应用于临床还需要一定的时间，因此我们还要寻找更多的途径来研究卵巢功能早衰的病因和治疗措施。

卵巢肿瘤

一、定义

卵巢是女性重要的生殖器官，也是女性生命的源泉。它们是位于子宫两侧的一对卵圆形仅如蚕豆大小的组织。卵巢默默储存并孕育着生命的种子——卵子，同时分泌着维持女性性征的重要内分泌激素。可能是生命的构造过于复杂和神秘，卵巢表现出比其他器官更高的患病风险。在小小的卵巢上可能发生的疾病超过了 30 种，而且其中绝大多数是肿瘤性疾病。更可怕的在于卵巢恶性肿瘤总是静悄悄地发生，当被发现时绝大多数已经发展到晚期，丧失了彻底手术切除的机会。这样神秘而重要的器官，需要得到我们更多的了解和关注。

认识卵巢肿瘤首先要从它的种类开始。卵巢肿瘤按病理学特点分为四大类：第一类为上皮性肿瘤，比例最高，包括常见的浆液性肿瘤、黏液性肿瘤、内膜样肿瘤等；第二类为生殖细胞肿瘤，比例较高，包括常见的畸胎瘤等；第三类为性索间质细胞瘤；第四类为包括间叶性肿瘤、转移性肿瘤等在内的特殊种类肿瘤。

按更容易理解的方法来分，卵巢肿瘤也可以简单分为良性、恶性、交界性三类。良性肿瘤多没有症状，在体检时偶然发现，一般病程长，生长缓慢，常在一侧卵巢病变，多呈囊性，表面光滑，B 超上表现为液性暗区，边界清晰，肿瘤指标 CA125 正常。而恶性肿瘤病程短，多见双侧，实性或囊实性不规则增大，发现时多有腹胀、腹部肿块、腹水表现，B 超见暗区内杂乱光团，界限不清，CA125 增高。除此之外，尚有交界性肿瘤，特点是存在潜在的恶性病变趋势，各方面的表现介于良、恶性肿瘤之间。

二、常见卵巢肿瘤的对策

（一）儿童和青少年最常见的生殖细胞肿瘤

1. 畸胎瘤

畸胎瘤又称皮样囊肿，是生殖细胞瘤中最常见的类型。其中 95% 以上是良性的成熟型畸胎瘤，极少数为恶性的不成熟型畸胎瘤。它会在卵巢内生成毛发、牙齿，还有一些油脂。由于畸胎瘤本身不会自行消失，而且可能不断地成长，还可能会造成卵巢扭转，所以最好及早切除。未成熟型畸胎瘤诊断时平均年龄是 11—14 岁，半数发生于月经来潮前，常见有腹部肿块、腹痛，如肿瘤破溃后可扩展，预后恶劣。

2. 无性细胞瘤

无性细胞瘤又称为生殖细胞癌，是儿童及青春期最常见的中度恶性生殖细胞瘤。常见腹部增大的肿块，病程发展相对迅速，肿瘤最大直径可达 20cm，右侧多于左侧。还可以是混合型无性细胞瘤，即包含其他生殖细胞瘤成分，如性腺母细胞瘤、不成熟畸胎瘤、内胚窦瘤、成熟畸胎瘤和绒毛膜癌等。

3. 内胚窦瘤

内胚窦瘤的恶性程度极高，也曾称为卵黄囊瘤，其内含有许多类似卵黄囊空泡的小囊。肿瘤组织通过淋巴道和腹腔组织迅速扩散，病程短。常伴腹痛，诊断时多属Ⅲ期，平均诊断时年龄为 18—19 岁，特征之一是血清 AFP 增高。

良性生殖细胞肿瘤的治疗主要是手术。由于患者大多都是小女孩或年轻女性，为了保留生育功能，一般都采取卵巢肿瘤剥除或患侧附件切除术。手术后卵巢功能可能受到一定的影响。对于完成生育的女性可以直接切除全子宫和双附件。恶性生殖细胞肿瘤的治疗一般是手术＋化疗。同样为了保留生育功能，

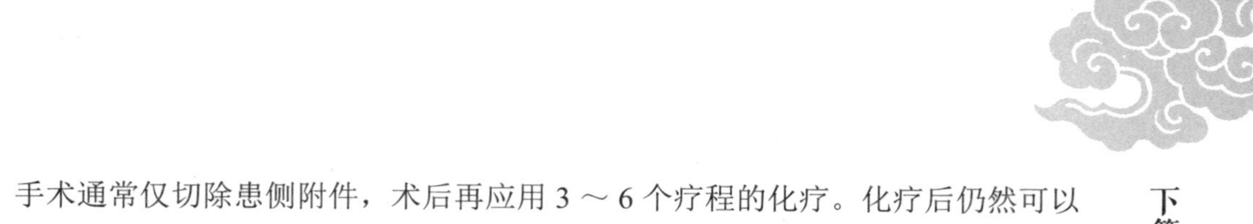

手术通常仅切除患侧附件，术后再应用 3 ～ 6 个疗程的化疗。化疗后仍然可以怀孕生子。

（二）育龄女性常见的卵巢肿瘤

1. 功能性囊肿

这是育龄女性最常见的卵巢囊肿。有排卵周期的女性，当异常量的卵泡液体聚集在滤泡内或黄体内，形成滤泡囊肿或黄体囊肿。这种功能性囊肿有时会很大，但不管用药与否，通常会在 3 个月内自行消失。一般在月经中后期，卵泡发育或排卵后多见，所以体检发现卵巢囊性结构时，可以在月经后第 5 天再行复查以进行鉴别，绝大多数的功能性囊肿会消失不见。

2. 浆液性囊腺瘤及黏液性囊腺瘤

在观察 3 个月后，仍然存在的囊肿有可能属于上皮卵巢肿瘤，而非功能性囊肿。这是因为具有分泌功能的浆液细胞及黏液细胞在排卵后被包埋在卵巢内，不断地分泌液体形成囊肿。这种囊肿是不会消失的，需要开刀切除。根据患者年龄的大小，可以选择卵巢囊肿剥除或患侧附件切除。

3. 巧克力囊肿

即卵巢子宫内膜样肿瘤，是指子宫内膜异位症长在卵巢内，在卵巢内形成大量黏稠咖啡色巧克力状的液体。因为肿瘤会随着时间增长而变大，渐渐侵蚀正常的组织，造成卵巢组织不可逆的损害。持续存在的巧克力囊肿还会影响排卵，严重影响生育能力。经过评估其严重性后，一般都需要开刀处理。

需要指出的是，除非是可以自行消退的功能性囊肿，确实存在的卵巢肿瘤在手术取出进行病理诊断之前，是没有任何办法可以排除恶性可能的。考虑到卵巢恶性肿瘤的不良后果，再考虑到腹腔镜微创技术的进步，目前认为对于任何实体存在的卵巢肿瘤，都有手术探查的意义和必要。

（三）卵巢恶性肿瘤

卵巢恶性肿瘤（卵巢癌）在女性生殖系统癌瘤发病率中占第 3 位，仅次于宫颈癌和宫体癌。但近年来，由于对宫颈癌及宫体癌的防治，这两种肿瘤的死亡率大大下降。而卵巢癌由于其发病部位隐蔽，早期症状不明显，仍然难以及时发现。目前，在女性生殖系统癌瘤中，卵巢癌是死亡率最高的一种肿瘤，是绝经后女性生殖系统的第一杀手。

卵巢恶性肿瘤中，不论是国内或国外的资料，均以上皮性癌最为多见。常见的卵巢恶性肿瘤包括浆液性囊腺癌、黏液性囊腺癌、恶性子宫内膜样癌、恶性透明细胞癌、未成熟畸胎瘤、无性细胞瘤、卵巢内胚窦瘤（卵黄囊瘤）、颗粒细胞瘤等。早期的卵巢癌可无症状，多在手术及病理检查中确诊。晚期常有腹胀、下腹部包块或包块迅速长大，往往病程短；可有膀胱或直肠压迫症状；可伴有疼痛、发热、贫血、无力及消瘦等恶病质表现；如肿瘤破裂或扭转可致急腹痛。某些卵巢肿瘤可分泌雌激素或睾丸素，可发生异常阴道出血、绝经后出血、生育年龄女性继发闭经、男性化等内分泌症状。手术是治疗卵巢肿瘤最重要的方法。少数的早期年轻患者在满足一定条件的情况下，可以做保留生育功能的患侧附件切除术。大多数的卵巢癌手术需要切除全子宫、双侧附件，再行盆腔淋巴结清扫及病灶切除手术。术后大多需要辅助 8 ～ 12 个疗程的化疗，之后终身定期随访。一旦肿瘤发展到晚期，手术并不能完全切除病灶，5 年的生存率仅有 1/3。

三、相关问题

1. 怎样及早发现卵巢肿瘤

正如之前提到的，卵巢肿瘤难以通过症状早期发现，所以定期体检显得格外重要。建议有条件的女性，特别是中老年女性，每年都要做一次妇科超声检查。一旦发现卵巢区域肿块，应当立即检查相关肿瘤指标。如果肿瘤指标正常，可以在月经第 5 天复查，若肿块持续存在，应当择期手术切除。如果卵巢癌指标异常，则高度怀疑肿瘤恶性，应当尽快手术。此外，如果感觉腹胀，腹部摸到肿块，甚至胃口差，都应当考虑做妇科检查，以排除卵巢肿瘤。

2. 怎么看肿瘤指标报告

最常用的卵巢癌相关抗原即 CA125，它存在于上皮性卵巢癌组织和患者的血清中，是辅助诊断恶性浆液性卵巢癌的重要指标，也是卵巢癌术后、化

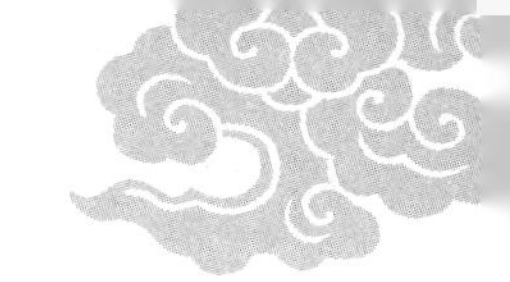

疗后疗效观察的指标，可以持续动态地观察。95% 的健康成年女性 CA125 的水平≤ 35U/ml。如果患者血清 CA125 的水平是基线水平的 2 倍，应提高警惕。但临床上常见的子宫内膜异位症、盆腔炎、胰腺炎、肝炎、肝硬化，甚至早期妊娠期间也有 CA125 的轻度升高。一般认为，CA125 ＞ 200U/ml 才较倾向于考虑恶性肿瘤。所以，体检中发现轻度 CA125 增高时不用过度担心。此外，很多医院也在引入另一种新的肿瘤标志物检查——人附睾蛋白 4（HE4），同样有助于卵巢癌的早期诊断、鉴别诊断、治疗监测和预后评估。正常生理情况下，HE4 在人体中有非常低水平的表达，但在卵巢癌组织和卵巢癌患者血清中均高度表达。HE4 水平与年龄有关，年龄越大其水平就越高。健康女性的 HE4 在 140 以下，大约 98% 的女性 HE4 水平是低于 140 的。HE4 在卵巢癌病例中高水平表达，显著升高者 80% 以上者都是卵巢癌。专业医师还可以通过 HE4 联合 CA125 计算更精确地提出卵巢癌恶性风险指数。当然，大多数情况下的肿瘤指标都只是轻度增高，恶性肿瘤的风险还是很小的。

3. 易患卵巢癌的人群

卵巢癌的病因目前尚不清楚，其发病可能与年龄、生育、血型、精神因素及环境有关。独身或未生育的女性卵巢癌发病率高。有人统计，独身者的卵巢癌发病率较已婚者高 60% ～ 70%。精神因素对卵巢癌的发生发展有一定的影响。性格急躁、长期精神刺激可导致宿主免疫监视系统受损，对肿瘤生长有促进作用。有试验表明，卵巢对工业城市的烟雾污染相当敏感，其中所含的多环芳香烃化合物能够破坏卵母细胞。卵巢对香烟也很敏感，每天吸 20 支香烟的女性闭经早、卵巢癌发病率高。所以，与其他肿瘤一样，健康的生活习惯、良好的心态都是防治卵巢癌的重要因素。由卵巢和女性生殖内分泌的密切关系可见，女性维持良好的内分泌环境对于卵巢的健康非常重要。

总的来说，卵巢肿瘤是非常复杂的一组疾病，很难用几篇短文就讲述清楚。一旦检查发现了卵巢肿瘤，不要过度紧张和忧虑，更不要轻信网络信息，及时就诊才是最重要和最正确的选择。

Part 7　重塑自信重塑美

——乳房疾病怎么办

乳房是人类生命之源，是女性的第二性征器官，是女性自信和魅力所在，是美的象征。然而，乳腺癌发病率逐年上升，已经成为威胁女性健康的头号杀手。每年因乳腺癌死亡的病例数不断上升，给女性的身心健康带来沉重打击。因此，预防和早期发现已成为乳腺癌防治的重点。以下通过介绍临床上常见的几种乳房肿瘤，从病因、临床表现、治疗、预防等方面阐述，以使大众对乳房肿瘤的发病特点、临床症状、体征及治疗手段有所了解，从而减少未知恐惧，更好地预防乳腺癌，做到早期发现、早期诊断、早期治疗乳腺癌，最大限度降低其对女性、对家庭、对整个社会带来的危害。

成年女性乳房呈半球形，成对，位于双侧胸大肌表面，主要由脂肪组织、乳腺小叶和乳腺导管组成。每一侧乳腺由 15 ～ 20 个腺叶组成，每个腺叶由无数个乳腺小叶构成，每个腺叶有单独的导管系统，由外周向乳头汇集，乳腺小叶末端呈微小囊状结构，在哺乳期可分泌乳汁，乳汁沿乳腺导管系统排出体外，发挥哺乳功能。乳房内除了乳腺组织、脂肪组织、筋膜，还有神经、血管和淋巴管。

乳房的淋巴系统非常丰富，正常的淋巴系统内循环无色的淋巴液，并汇集于淋巴结。淋巴结的结构类似蚕豆形，主要作用是过滤淋巴液，并储存白细胞以抵御疾病和感染。在乳房周围区域，成簇的淋巴结聚集于腋窝、锁骨上下窝及内乳区，这与乳腺癌的主要转移方式密切相关。

乳房是内分泌腺的主要靶器官之一，主要受垂体、肾上腺皮质、卵巢激素的调控。这些激素在女性不同的生理阶段影响乳房生长、发育、增生、萎缩等过程。

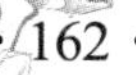

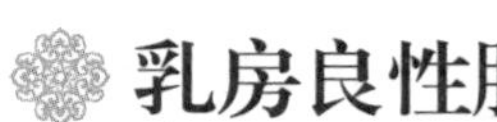乳房良性肿瘤

临床上发现的大部分乳房肿块并不是乳腺癌，而是乳腺良性肿瘤。乳房良性肿瘤也是一种不正常的细胞生长，但不会转移至远处器官，也不危及生命。部分良性肿瘤可能增加患乳腺癌的风险。因此，乳房上出现的任何肿块或是变化都要高度警惕，需要由专业医师来检查、判断肿瘤的性质及是否会增加将来患乳腺癌的风险。

一、纤维腺瘤

纤维腺瘤是女性最常见的乳房良性肿瘤，产生的主要原因是乳腺小叶内纤维细胞对雌激素敏感性增高，常见于处在激素分泌旺盛时期的年轻女性，以20—30 岁最多见。部分患者表现为双侧乳房多发，肿块质韧，呈椭圆形或圆形，边界清楚，表面光滑，可以推动，多在无意中或洗澡时偶然发现，常无明显的伴随症状。大部分纤维腺瘤生长缓慢，但在妊娠期可能迅速增大，因此妊娠前后发现的乳腺纤维腺瘤可能需要手术切除，以免影响哺乳或出现恶变。乳腺超声是最常用的检查方法，可协助诊断，常表现为乳房腺体层内低回声占位，形体规则，边界清楚，部分可见包膜，内部回声均匀，后方回声增强，血供不丰富或非常丰富。一般肿瘤＜ 2cm 者，恶变概率极低，因此对于年轻、未婚未育、肿瘤较小、生长速度缓慢的患者，一般建议定期专科随访，推荐每6 ～ 12 个月 1 次。BI-RADS-3 类，手术切除是其唯一的治疗方式。

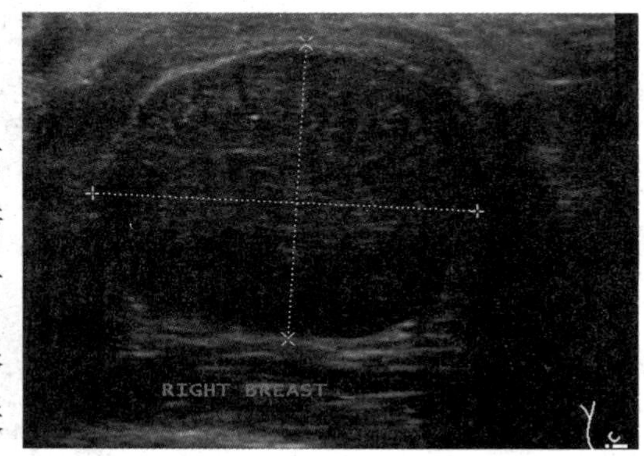

图 7-1　病例 1 中患者的乳腺超声

病例 1：女性，21 岁，发现右乳中央区肿块 1 年余。如图 7-1 所示为其乳腺超声，提示纤维腺瘤可能，BI-RADS-3 类。纤维腺瘤肉眼观：质韧，椭圆形，边界清楚，表面光滑，活动度好（图 7-2）。纤维

腺瘤剖面呈瓷白色（图 7-3）。

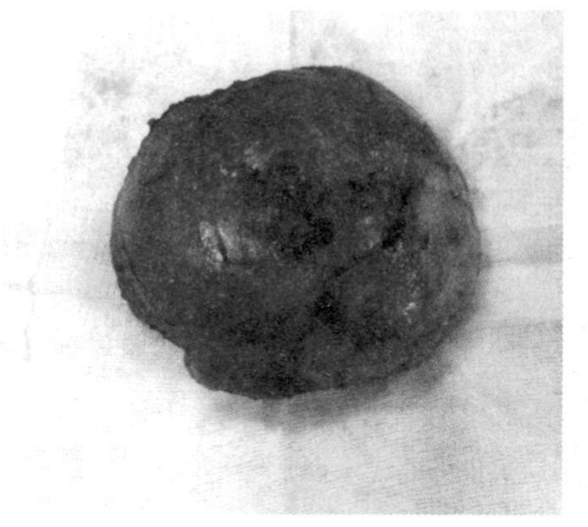

图 7-2　病例 1 中患者的纤维腺瘤

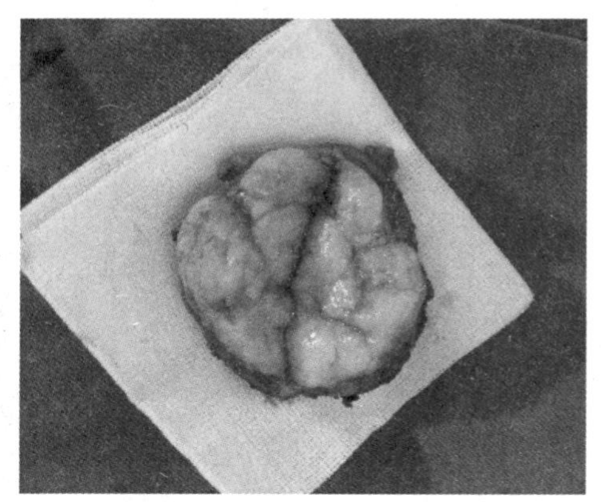

图 7-3　病例 1 中患者的纤维腺瘤剖面

二、导管内乳头状瘤

导管内乳头状瘤多见于育龄期女性，75% 以上发生于近乳头根部的乳腺导管壶腹部，肉眼下非常小，位于导管内，呈紫红色乳头状，临床表现为乳头溢液，常为血性或棕色，仅少数患者可在乳头根部触及肿块。可采用乳腺超声、导管造影或导管镜检查来协助诊断。

6% ～ 8% 的导管内乳头状瘤有恶变倾向，尤其是多发的导管内乳头状瘤病，其是乳腺癌的高危因素之一。临床上多采用切除病变导管的方式来治疗，由于导管内乳头状瘤多位于乳头根部，术后可能导致乳头内陷及哺乳困难。

病例 2： 女性，42 岁，B 超提示左乳晕区腺体层无回声结构内有一 10.4mm×12.2mm 弱回声结构凸向腔内，边界清楚，形态欠规则，内部回声欠均（图 7-4）。

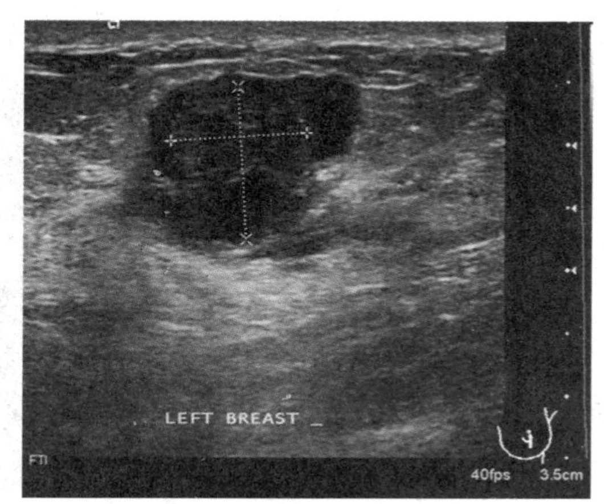

图 7-4　病例 2 中患者的乳腺超声

三、分叶状肿瘤

分叶状肿瘤为来源于中胚层的间质肿瘤，根据细胞分化程度不同可分为良性、交界性及恶性。临床上表现为较大乳房肿块，短期内迅速长大，无其他明显伴随症状。交界性和恶性分叶状肿瘤可迅速增大，甚至占据整个乳房，恶性分叶状肿瘤侵袭性强，可随循环系统转移至内脏器官，出现转移症状，危及生命。乳腺超声、钼靶可协助诊断，主要治疗方式为肿瘤扩大切除、乳房全切术。恶性分叶状肿瘤对放化疗多不敏感。

病例 3：女性，32 岁，发现左乳肿块半年。乳腺超声提示左乳有一巨大实质低回声肿块，约 85.4mm×69.6mm×32.2mm，边界清楚，形态不规则，呈分叶状，内部回声欠均，包膜完整，BI-RADS-4A 类（图 7-5）。

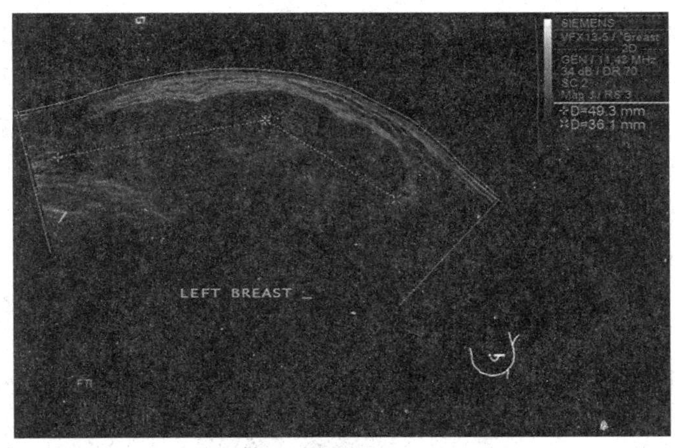

图 7-5　病例 3 中患者的乳腺超声

四、脂肪瘤

乳房脂肪瘤与身体其他部位脂肪瘤一样，由大量成熟的脂肪组成，常见于 40 岁以上的人群，无任何伴随症状。可合并身体其他部位脂肪瘤同时存在，较大时可引起压迫症状，绝大部分不需要手术，常选用乳腺超声明确诊断。

病例 4：女性，59 岁，发现右乳肿块 20 年。乳房外观如图 7-6 所示。手术标本：巨大脂肪瘤，约 20cm×18cm（图 7-7）。

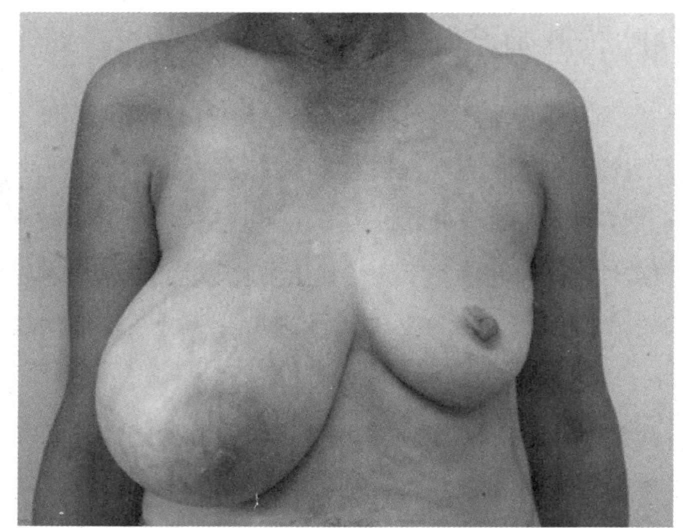

图 7–6　病例 4 中患者的乳房外观

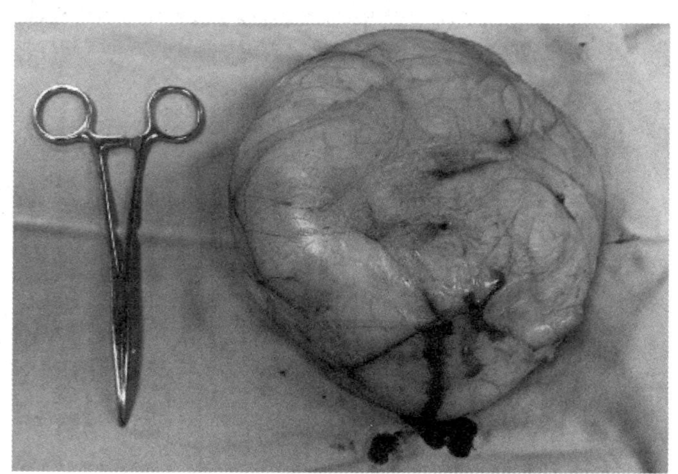

图 7–7　病例 4 中患者的手术标本

五、乳腺囊肿

临床上非常多见，一般发病者为中年女性，表现为乳房内大小不等的多发囊性肿块，囊内可见淡黄色、棕色清亮或浑浊液体。其原因可能为体内雌激素与孕激素分泌比例失调导致乳腺组织过度增生和复旧不全，可伴有乳房随月经周期变化的疼痛。治疗主要以对症止痛为主，并需定期随访。

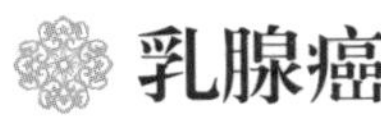

乳腺癌

一、概述

（一）定义

乳腺癌是一种发生于乳腺上皮组织的恶性肿瘤，肿瘤细胞首先在乳房内形成肿块并生长，逐渐侵犯周围正常组织，引起乳房变硬、皮肤破溃、腐烂，并转移至远处的器官，引起机体功能障碍，危及生命。肿瘤长到一定体积在体表可触摸到，或通过超声和 X 线观察到，即为乳腺恶性肿瘤。

（二）发病情况

女性乳腺癌的发病率逐年上升，在中国已经超越肺癌、结直肠癌、甲状腺癌、胃癌，位于女性恶性肿瘤发病的首位，每 25 位女性中就有 1 位确诊乳腺癌。最新中国乳腺癌统计数据显示，2014 年全年新发病例 278 900 例；女性乳腺癌死亡病例 66 000 例；位于女性恶性肿瘤死因第 5 位；男性乳腺癌的发病率约为 1%。

（三）中国乳腺癌发病特点

年轻化，发病高峰期为 45—55 岁，较美国乳腺癌的发病高峰期提前了 10—15 岁；早期乳腺癌比例较低，晚期乳腺癌高达 30% 以上；保乳率低，平均不足 20%；乳腺癌死亡率高。

（四）病因学

绝大部分乳腺癌的病因及发病机制尚不清楚，正常乳腺细胞 DNA 突变可能演变成恶性细胞。某些家族遗传性 DNA 变异可以遗传至下一代，从而增加乳腺癌发病风险；与生活方式相关的一些危险因素如饮食、运动过少也会增加乳腺癌发病风险，但其如何引起正常乳腺细胞转变为癌细胞仍不完全清楚；体内激素水平的变化在部分乳腺癌患者中也发挥重要作用，但其具体机制仍不完全清楚。

（五）遗传性和获得性基因突变

细胞 DNA 突变可导致正常乳腺细胞转变成癌细胞。DNA 位于细胞核内，其功能为储存生物遗传信息，携带遗传信息的DNA片段称为基因。一些DNA突变是遗传性的，由父母遗传给下一代，在出生时即存在于所有的组织细胞中，会增加某些癌症的发病风险，此类癌症往往发生在某些特定的家族里，且多在年轻时发病。但乳腺癌相关的DNA突变绝大多数为获得性的，即发生于人的整个生命周期中而不是遗传或出生时携带的。获得性DNA突变随着年龄增长而发生，而且仅发生于肿瘤细胞。

1. 原癌基因

原癌基因是促进细胞正常生长的基因。当原癌基因突变并大量复制，转变成癌基因而始终保持在激活状态时，会造成细胞生长失控，从而导致癌症。

2. 抑癌基因

抑癌基因存在于正常细胞中，其作用是减缓细胞分裂（细胞生长），修复DNA错配或诱导细胞死亡（凋亡或程序性死亡）。当抑癌基因发生突变或缺失，细胞生长失控，引起细胞恶性转化，导致肿瘤形成。假设细胞是辆车，要想使车正常行驶，需要有油门和刹车来控制。抑癌基因好比刹车，控制细胞如何生长、何时生长和分裂，癌基因犹如失控的油门，导致细胞无限制的分裂生长。

3. 遗传性基因变异

某些遗传性DNA突变或变异会明显增加某些肿瘤的风险，导致家族性癌症。如抑癌基因BRCA1/BRCA2，当其发生基因变异，不再抑制不正常的细胞生长，就可能发生肿瘤。这种基因变异可由父母遗传给下一代。BRCA1/BRCA2突变不仅与乳腺癌相关，也与其他肿瘤息息相关，此基因突变的女性应早期筛查相关肿瘤并采取预防措施。研究发现BRCA基因突变具有高浸润性。许多高浸润性基因突变的女性都可能发生癌症，但让人庆幸的是绝大部分的癌症（包括乳腺癌）并不是由此类基因突变引起的。

4. 获得性基因突变

获得性癌基因突变和（或）抑癌基因突变可能与射线或某些化学因素相关，但到目前为止，引起大部分获得性基因突变的原因仍不清楚。绝大多数乳腺癌都有几个获得性基因突变，检测此类基因可能有助于医生更精确地判断患者的预后，如人类表皮生长因子受体蛋白 2（HER_2）癌基因复制过多的乳腺癌更容易出现增殖和转移。

（六）危险因素

目前乳腺癌的病因及发病机制仍不清楚，但研究发现有一些因素与降低乳腺癌风险有关，即保护性因素；另一些因素与增加乳腺癌风险有关，即危险因素。危险因素中一些是可以避免的，而另一些却无法避免。危险因素虽然会增加乳腺癌风险，但并不一定会发生乳腺癌。因此，应尽量增加保护性因素，避免危险因素，这样可以降低发生乳腺癌风险。

1. 生活方式相关性危险因素

(1) 饮酒：饮酒增加患乳腺癌的风险与酒精含量呈正相关，少量饮酒仅轻度增加患乳腺癌的风险，每天饮酒 2 ～ 3 杯的女性较不饮酒的女性患乳腺癌的风险增加 20%，过量饮酒也会增加其他癌症发病的风险。

(2) 超重或肥胖：绝经后肥胖或超重会增加患乳腺癌的风险，女性绝经前雌激素大部分由卵巢分泌，脂肪组织仅少量分泌。绝经后，卵巢停止分泌激素，体内大部分雌激素由雄激素通过芳香化酶在脂肪细胞内转化而成，人体脂肪含量越多，体内雌激素水平越高，患乳腺癌的风险越高。同时，研究发现超重者血管内胰岛素水平较高，高胰岛素也与某些癌症的发生相关，包括乳腺癌。

(3) 体育锻炼过少：越来越多的证据表明体育锻炼可以减少患乳腺癌的风险，尤其是绝经后女性。体育锻炼可能通过影响体重、炎性反应、激素水平、能量平衡等发挥抗肿瘤作用。

(4) 未生育：未生育或第一胎生产年龄＞ 30 岁者患乳腺癌的风险更高，年轻时多次足月妊娠可减少患乳腺癌的风险。

(5) 未哺乳：一些研究显示哺乳时间持续 1.5 ～ 2 年可轻微降低患乳腺癌的风险。可能的原因是哺乳可以减少女性月经周期数（类似于月经初潮年龄晚或绝经年龄早）。

(6) 节育方法：应用激素类避孕药可能增加患乳腺癌的风险。大部分的研究发现使用口服避孕药的女性较从未使用过此类药物的女性患乳腺癌的风险轻微升高。当停止服药，风险随着时间的延长逐渐降低至正常水平。停止使用口服避孕药超过10年的女性似乎无增加患乳腺癌的风险。其他如节育置入物、宫腔节育环（IUD）、皮肤贴剂、阴道环等节育措施也含有激素，理论上也会增加患乳腺癌的风险。

(7) 激素替代疗法：多年来，激素替代疗法用于减少绝经期症状和预防骨质疏松，常用制剂包含雌激素和孕激素。对于有子宫的女性，由于单用雌激素可能增加患子宫癌的风险，常采用雌激素联合孕激素；而已行子宫全切的女性，可采用单药雌激素。绝经后激素替代疗法会增加患乳腺癌的风险和死亡率。联合使用激素疗法虽然降低了患结肠癌和骨质疏松的风险，但也增加了患乳腺癌、心脏病、血栓、脑卒中的风险，因此使用前需要权衡利弊。目前采用筛查的手段也能早期发现及预防肠癌，使之得到很高的控制率，所以没有充足的理由使用激素疗法。如果仍决定使用激素治疗绝经期综合征，应尽量选最小剂量和最短的用药时间。

2. 不确定的乳腺癌相关因素

有一些因素可能增加乳腺癌发病风险，但目前还没有确切的研究可以证实。

(1) 饮食和维生素：饮食和乳腺癌之间的关系尚不明确，一些研究显示饮食起一定作用，而另一些研究并没有发现某些饮食会增加患乳腺癌的风险。有研究发现在低脂、低不饱和脂肪酸、低饱和脂肪酸饮食的国家，乳腺癌发病率低，其部分原因可能是饮食对体重的影响。饮食和乳腺癌风险的关系非常复杂，其他因素如运动量、其他营养品摄入、基因也可能影响乳腺癌的发病风险。关于维生素，研究结果不一，到目前为止，没有研究表明摄入维生素可以减少患乳腺癌或其他癌症的风险。但低脂饮食、少吃红肉和加工肉、多吃蔬菜水果既利于健康，也可以降低患其他癌症的风险。

(2) 环境中的化学剂：许多研究指出某些环境因素会增加患乳腺癌的风险。如美容整形产品、个人护理用品、杀虫剂等均含有类雌激素样复合物，其理论

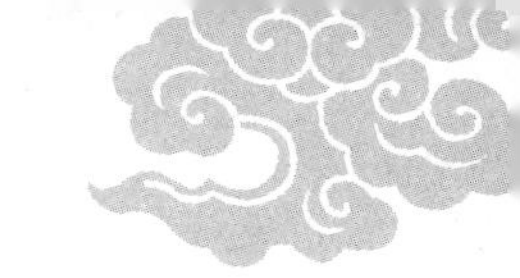

上可影响患乳腺癌的风险。

(3) 吸烟：近年来，更多的研究证实，超过一定时间的大量吸烟者可能有更高的患乳腺癌风险。一些研究显示在第一胎之前就吸烟的女性患乳腺癌的风险最高。研究者们也在观察二手烟是否会增加患乳腺癌的风险。在啮齿目动物实验中，主流烟气和二手烟中均含有导致乳腺癌的高浓度化学物质，香烟中的化学物质可到达乳腺并出现在乳汁中。但在人体试验中，二手烟导致乳腺癌的证据不足，大部分的研究并未找到两者之间的联系，但部分研究证实，二手烟可能增加患乳腺癌的风险，特别对于绝经前的女性。

(4) 夜班：最新一些研究显示夜间工作（如护士工作）可能增加乳腺癌风险，研究者认为可能是由褪黑素水平变化引起的。

3. 无法改变的危险因素

一些乳腺癌的危险因素是无法避免的，如性别、年龄、携带某些基因改变，所有这些都使患乳腺癌的风险增加。

(1) 性别：虽然男性也可能发生乳腺癌，但女性发生乳腺癌风险较男性高100倍。

(2) 年龄：随着年龄的增长，发生乳腺癌的风险也会增加，在美国约2/3的乳腺癌发生在55岁以后。

(3) 携带遗传基因：研究发现5%～10%的乳腺癌由遗传性基因突变引起。BRCA1/BRCA2基因突变是遗传性乳腺癌最常见的原因，BRCA基因突变的女性到80岁时发生乳腺癌的概率为70%～80%。家庭成员中患乳腺癌的人越多，乳腺癌风险越高，且发病年龄更早、双侧乳房患乳腺癌的可能性更大，发生其他癌症（主要是卵巢癌）的风险也更高。其他基因突变也可能导致遗传性乳腺癌，但不常见。

ATM基因在正常情况下可以修复损伤DNA或诱导不能修复的细胞死亡，在一些家族中遗传1个异常拷贝基因和乳腺癌高风险有关。

p53基因指令生成p53蛋白，抑制不正常细胞生长。此基因突变可引起李凡他综合征。李凡他综合征会增加患乳腺癌、白血病、脑瘤、骨肉瘤的风险，是乳腺癌的罕见原因。

CHEK2 是 DNA 修复的另一个基因，一个 CHEK2 基因突变可使患乳腺癌的风险增加 2 倍。

PTEN 在正常情况下调节细胞生长，此基因突变遗传可能引起多发性错构瘤综合征，这是一种罕见疾病，乳腺、消化道、甲状腺、子宫、卵巢的肿瘤，无论良性、恶性，风险均会因其而增加。

CDH1 基因突变会使乳腺浸润性小叶癌风险增加。

STK11 基因缺陷导致黑斑息肉病，携带者表现为口唇色素斑点，泌尿道、消化道多发息肉，患某些癌症（包括乳腺癌）的风险也会增加。

PALB2 基因编辑一种与 BRCA2 基因相关的蛋白，其突变可导致更高的乳腺癌风险。可以检测 BRCA1 突变、BRCA2 突变或其他基因突变来确认，当然不是每个人都需要此检测，也需要权衡利弊。

(4) 乳腺癌家族史：绝大部分的乳腺癌患者并无家族史，有家族史的仅不到 15%，但有家族史的人患乳腺癌的风险更高。有 1 个一级亲属患乳腺癌者，其患乳腺癌的风险增加 1 倍；有 2 个一级亲属患乳腺癌者，其患乳腺癌的风险增加 3 倍；父亲或兄弟男性得乳腺癌者，其患乳腺癌的风险也更高。

(5) 乳腺癌个人史：一侧乳房若患乳腺癌，则对侧再发生乳腺癌的风险增加；既往乳腺重度不典型增生，则乳腺癌风险也增加，同时合并家族遗传史者风险更高。

(6) 致密型腺体：正常乳腺由脂肪组织、纤维结缔组织、腺体组成，腺体致密型乳房是指在乳房钼靶检查下表现为腺体和纤维结缔组织较脂肪更多，其发生乳腺癌的风险是正常型乳房者的 1.5 ～ 2 倍，腺体致密型乳房不容易早期发现。影响乳房腺体密度的因素包括年龄、月经状态、药物（如激素）、妊娠、遗传等。

(7) 小叶原位癌：是指类似癌细胞的不典型细胞在乳腺小叶内增生，但并未突破基底膜，也叫小叶瘤样病变，双侧乳房患乳腺癌的风险均增加。

(8) 月经初潮年龄早或绝经时间晚：月经年龄＜ 12 岁或绝经年龄＞ 55

岁，乳腺癌风险轻度增加，可能与一生中乳腺雌激素和孕激素暴露时间增加有关。

(9) 胸部放疗史：因各种原因（如淋巴瘤）行胸部放疗，在之后的 10 年里乳腺癌的风险增加，其与放疗剂量和放疗年龄关系最密切，在乳房发育的青春期行放疗对乳房影响最大。

二、临床症状与体征

大部分乳腺癌起源于乳腺导管上皮，一部分来源于乳腺小叶。虽然大部分乳腺癌表现为乳房肿块，但并非所有都如此，如乳头乳晕湿疹样癌、炎性乳腺癌。中晚期乳腺癌通常表现为典型的乳房肿块特征，而早期乳腺癌往往没有任何症状和体征，可通过辅助检查，如乳腺超声、钼靶、MRI 检查发现。

乳腺癌最常见的体征是乳房肿块，其特点是无痛性、不规则、质硬；也有患者表现为乳房肿块触痛、圆形、质软，甚至疼痛（图 7–8，图 7–9）。

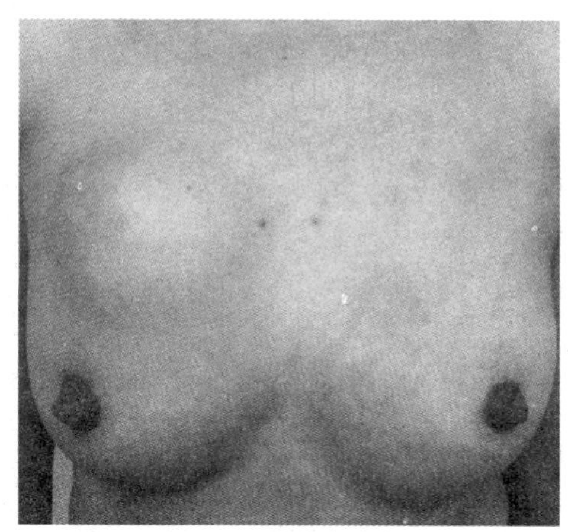

图 7–8 乳腺癌的体征

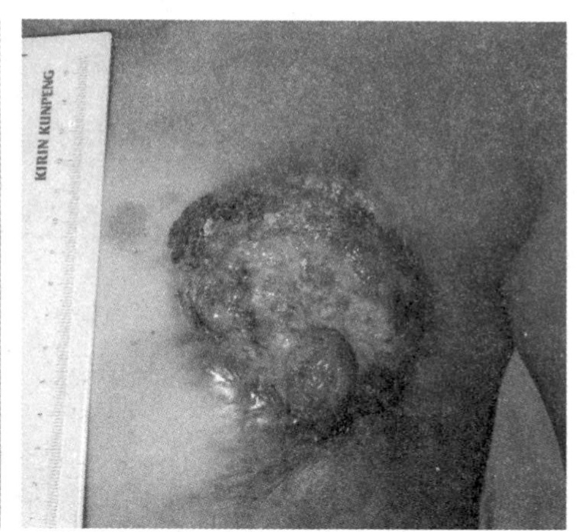

图 7–9 乳腺癌的体征

乳腺癌还有以下其他体征。

1. 局部腺体增厚（图 7-10）。

2. 橘皮征、酒窝征（图 7-11，图 7-12）。

3. 乳房或乳头疼痛。

4. 乳头回缩（图 7-13）。

5. 乳头或乳房皮肤红肿（图 7-14）。

6. 乳头乳晕区皮肤皮疹、糜烂、脱屑、瘙痒（图 7-15）。

7. 乳头溢液、溢血（图 7-16）。

8. 腋窝肿块（图 7-17）。

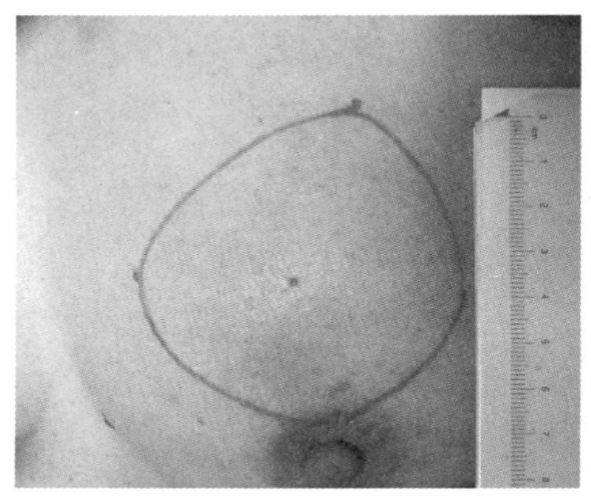

图 7–10　乳腺癌体征——局部腺体增厚

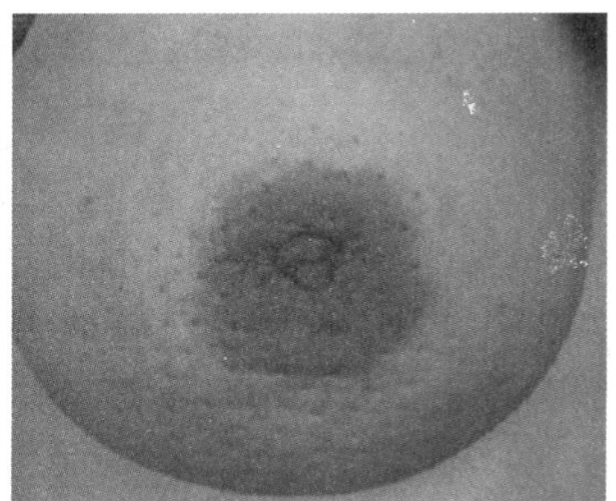

图 7–11　乳腺癌体征——橘皮征

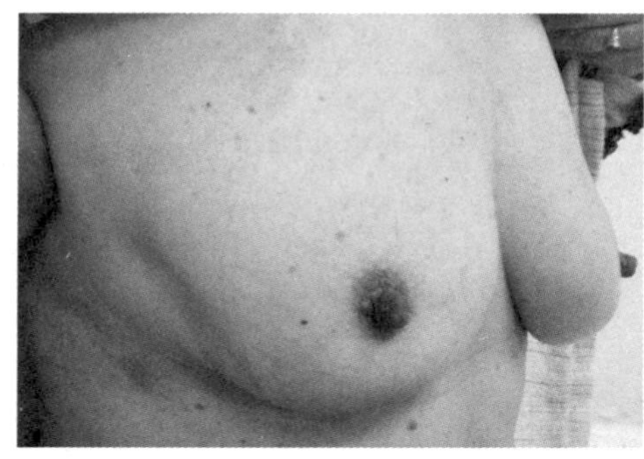

图 7–12　乳腺癌体征——酒窝征

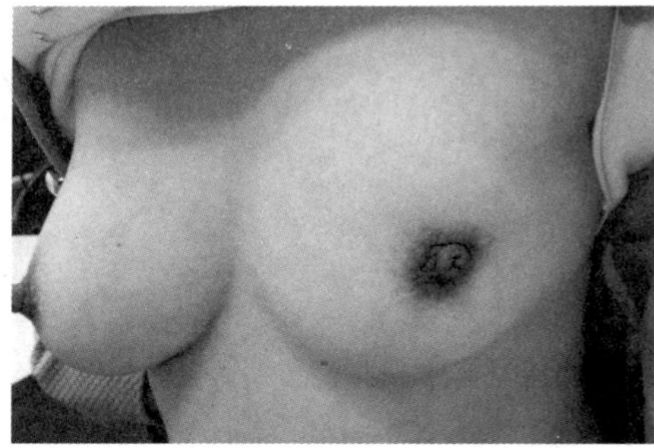

图 7–13　乳腺癌体征——乳头回缩

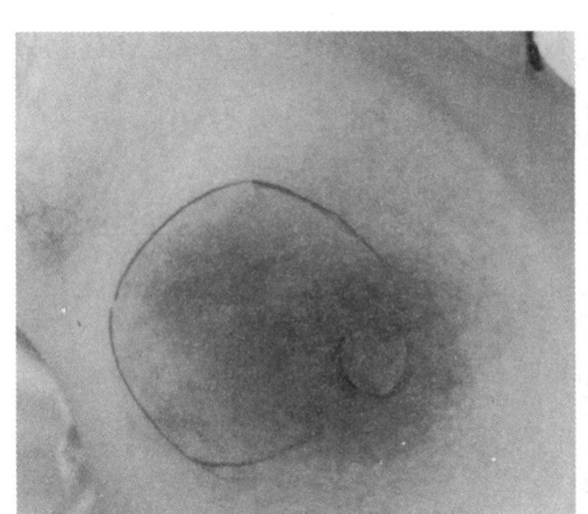
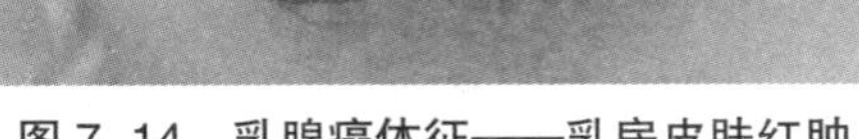
图 7-14 乳腺癌体征——乳房皮肤红肿

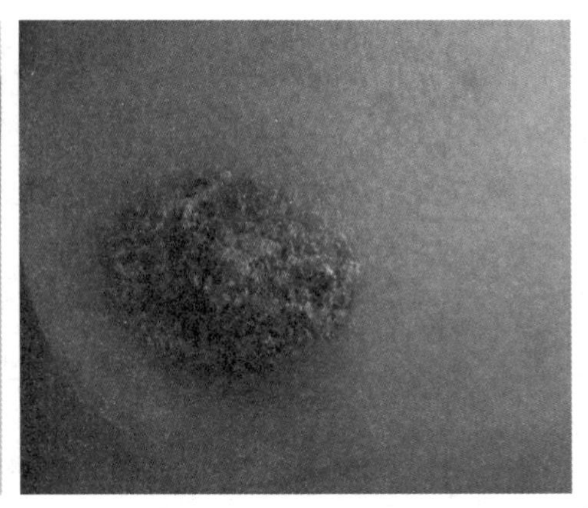
图 7-15 乳腺癌体征——乳头乳晕区皮肤皮疹、糜烂

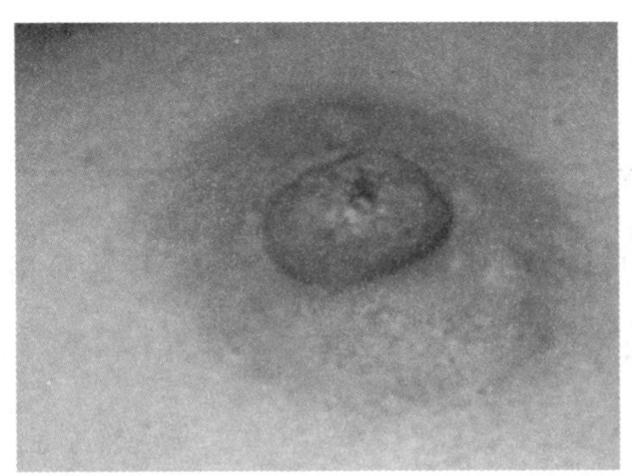
图 7-16 乳腺癌体征——乳头溢液、溢血

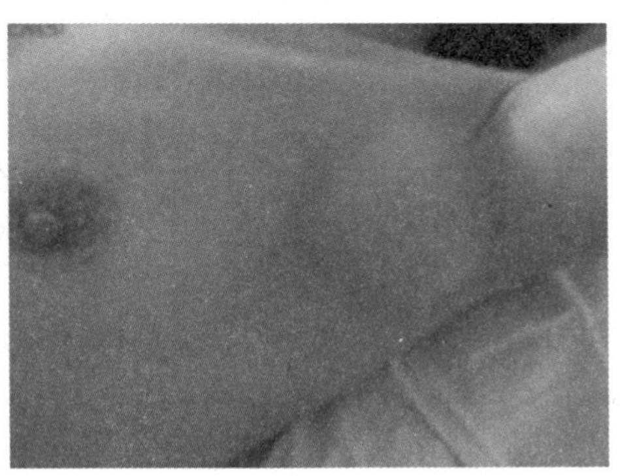
图 7-17 乳腺癌体征——腋窝肿块

三、辅助检查

1. 乳腺影像报告和数据系统（BI-RADS）分类

无论钼靶、乳腺超声还是乳腺 MRI，临床上常采用美国放射协会 BI-RADS 分类诊断系统（表 7-1）。

2. 钼靶

即乳房 X 线片，是目前国际上公认的检查乳腺疾病的最为简单、便捷、准确的方法。其影像清晰度好、反差大、分辨率高，能显示乳腺各层次组织的结构和紊乱，对仅表现为钙化灶的早期乳腺癌特异性高，但受乳腺腺体密度影响，致密型乳腺可能导致漏诊，常需做局部加压片或乳腺超声或MRI协助诊断。

表7-1 BI-RADS分类

分类	解释	推荐处理
0	影像学评估不完全，需要进一步评估	建议结合临床查体或其他影像学检查
1	阴性	建议随访
2	考虑良性改变，如囊肿、脂肪瘤	建议定期随访（如每年1次）
3	良性疾病可能（约2%的恶性可能），如纤维腺瘤	需要缩短随访周期（如3～6个月1次），这一级恶性的比例＜2%
4a	低度可疑恶性	建议手术，良性可能性大
4b	中度可疑恶性	建议穿刺活检，良恶可能性各50%
4c	非典型恶性征象	恶性可能性大
5	高度怀疑为恶性病变	需要手术切除活检及恰当处理
6	已经病理证实为恶性病变	手术切除

乳腺癌在钼靶影像中多表现为高密度肿块、钙化灶、结构紊乱，医生采用BI-RADS分类来描述结果，乳腺钼靶CC位（图7-18）提示左乳外上象限占位BI-RADS-5类。

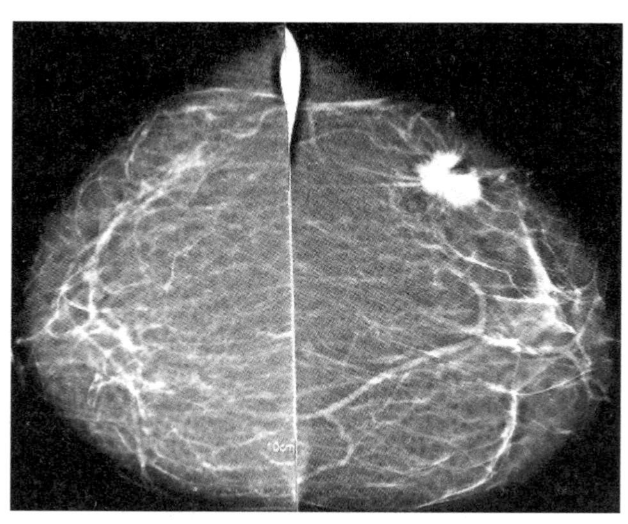

图7-18 乳腺癌病例的钼靶影像

3. 乳腺超声

乳腺超声是目前在我国应用最广泛的检查之一，不但可以鉴别乳房肿块囊实性、良恶性，还可以观察是否有淋巴结肿大和转移，操作简单方便、无损伤、无辐射、准确率高，可以发现钼靶遗漏的小病灶，但对早期乳腺癌钙化灶不敏感。还可以在超声引导下，行乳腺肿物穿刺活检，达到早期确诊乳腺癌的目的。以下乳腺超声示例分别展示了左乳囊肿 BI-RADS-2 类（图 7-19）、左乳外上象限占位 BI-RADS-5 类（图 7-20）、左腋窝淋巴结转移（图 7-21）。

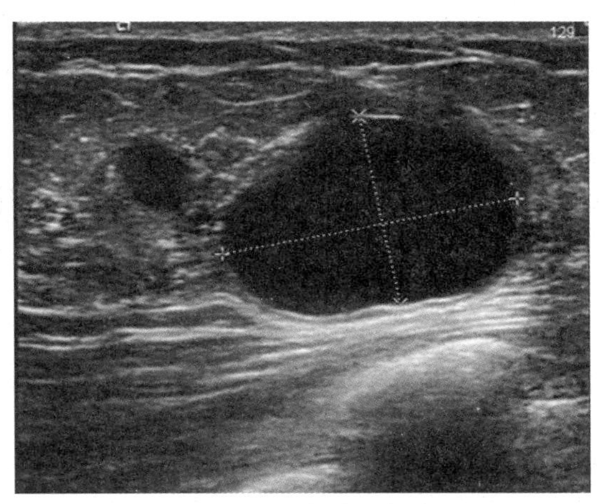

图 7-19　乳腺超声示例（一）

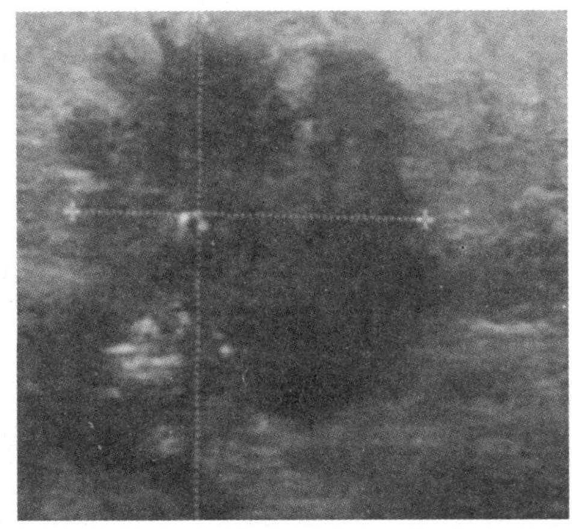

图 7-20　乳腺超声示例（二）

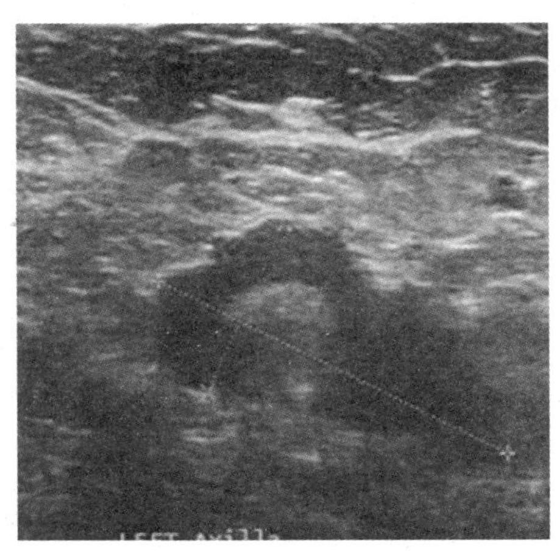

图 7-21　乳腺超声示例（三）

4. 乳腺 MRI

准确率高，常用于高度怀疑乳腺癌的患者，可以评估肿瘤大小，与周围真正的关系，病灶是否为多灶性或对侧乳房是否累及。但乳腺 MRI 存在一定的假阳性，可能造成过度检查，而且检测费用昂贵，对设备和医生要求很高，很难在基层医院开展，因此对一般人群不推荐。

5. 其他检查技术

乳房断层扫描、3D 钼靶、光学成像、分子乳腺成像、正电子发射钼靶、电阻抗成像、弹性成像。

四、乳房活检

当临床表现及乳腺辅助检查怀疑乳腺癌时，需要行活检确诊，多采用穿刺活检或切取活检。活检是乳腺癌的唯一确诊方式。

1. 乳房病灶活检

细针穿刺、粗针穿刺、切取（部分）活检。

2. 腋窝淋巴结

细针穿刺、前哨淋巴结活检、腋窝淋巴结活检。

五、分类

常见的乳腺癌病理类型包括导管内原位癌、浸润性导管癌、浸润性小叶癌，均来源于上皮组织，起源于乳腺导管和乳腺小叶。其他少见类型包括肉瘤、分叶状肿瘤、血管肉瘤，来源于间叶组织，包括肌肉、脂肪和血管。当肿瘤细胞突破导管上皮基底膜时，称为浸润性癌，未突破基底膜时称为原位癌。

1. 乳房导管内原位癌（DCIS）

DCIS 是一种非浸润性癌或浸润性癌前期，为乳腺癌 0 期，不侵犯周围组织，不转移至远处器官，几乎可以被治愈。

2. 小叶原位癌

小叶原位癌来源于乳腺小叶终末导管及腺泡，是一种瘤样病变，目前归为

良性病变。

3. 浸润性癌

浸润性癌为常见的非特殊型乳腺癌，包括浸润性导管癌和小叶癌。

预后较好的特殊类型：腺样囊性腺癌、低级别腺鳞癌（这是一种化生性癌）、Medullary 癌、黏液性（或胶体）癌、乳头状癌。

预后较差的特殊类型：化生性癌（大多数类型，包括梭形细胞和鳞状细胞，除了低级别腺鳞癌）、微乳头状癌、混合癌（有浸润性导管癌和小叶性癌）。

4. 炎性乳腺癌

炎性乳腺癌是非常少见的类型，通常没有明显乳房肿块，表现为乳房肿大、皮肤发红、皮温增高、乳房疼痛等，主要由癌细胞阻塞乳房皮肤淋巴管造成，较非特殊型乳腺癌侵袭性更高、恶性程度更高，病情进展迅速，表现为局部晚期乳腺癌，至少为Ⅲ b 期，常见于超重或肥胖的患者。由于表现类似急性乳腺炎，对于妊娠或哺乳期的女性，有时很难鉴别，常规抗生素治疗 1 周以上无效者需警惕。除了行常规乳腺 B 超、钼靶、MRI 检查外，穿刺活检可以确诊，而且可以了解患者的雌激素、孕激素、HER_2 状态，以指导治疗方案选择。由于炎性乳腺癌生长快，进展迅速，常先化疗缩小病灶后再手术治疗及放疗、内分泌治疗、靶向药物治疗等。炎性乳腺癌Ⅲ期中位生存期为 57 个月，Ⅳ期中位生存期为 21 个月。

5. 佩吉特病

佩吉特病也称湿疹样乳腺癌，是一种预后良好的少见类型，常表现为乳头乳晕区皮肤瘙痒、皮疹、糜烂、脱屑，可伴乳头变平或内陷，对于出现此症状的患者常规按湿疹治疗，如果没有改善需行切取活检确诊。治疗包括全乳切除或乳房部分切除配合全乳放疗，如果合并有浸润性癌，需按浸润性癌处理。

6. 妊娠期乳腺癌

妊娠期乳腺癌很少见，是妊娠期最常见的恶性肿瘤，在孕妇中的发病率为 1/3000。由于妊娠期及哺乳期乳腺增大，早期乳腺癌很难发现，可表现为乳房肿块、较大、触痛，对任何可疑的妊娠期乳腺癌均建议行乳腺钼靶、超声或

MRI 检查，必要时行活检。妊娠期钼靶检查是安全的，因其射线剂量小，且仅针对乳腺，腹部以下可以采取保护性措施。MRI 检查需要的造影剂可通过胎盘屏障，在动物实验中造成胎儿畸形，故一般不推荐使用。穿刺活检是确诊乳腺癌的唯一方法，且对胎儿影响很小。目前没有证据表明乳腺癌是否会传给胎儿，但癌细胞可到达胎盘，因此可能对胎儿营养获取造成一定影响。

六、乳腺癌组织学分级

根据肿瘤细胞的形态特征（包括腺管形成程度、细胞核的多形性及核分裂计数），评估肿瘤细胞类似正常细胞的程度。

1 级：细胞高分化，低度恶性，肿瘤细胞生长缓慢，不容易出现转移。

2 级：细胞中分化，中度恶性，肿瘤细胞生长速度和转移倾向介于 1 级和 2 级之间。

3 级：细胞分化差，高度恶性，肿瘤细胞生长迅速，容易出现转移。

七、乳腺癌分期

乳腺癌临床分期有助评估肿瘤严重程度及如何治疗，根据 T（肿瘤大小）、N（淋巴结转移状态）、M（远处转移）情况分为 0 ～Ⅳ期。

乳腺癌分子分型：根据激素受体状态、乳腺癌预后判断因子（HER_2）状态，细胞增殖指数（Ki-67）分值可分为 Luminal 型乳腺癌、HER_2 型乳腺癌、三阴性乳腺癌（TNBC）。

八、乳腺癌生存率

乳腺癌预后较好，生存率较高。根据美国国家癌症机构 2007—2013 年的统计数据，各期癌症 5 年生存率分别为 0/ Ⅰ期 100%、Ⅱ期 93%、Ⅲ期 72%、Ⅳ期 22%。

2015 年，上海疾病预防控制中心（CDC）在《中华外科杂志》发表了一项研究结果，其内容是 2002—2006 年上海 3586 例乳腺癌患者的生存分布研究

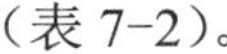

（表 7-2）。

表 7-2　2002—2006 年上海 3586 例乳腺癌患者的生存分布数据

乳腺癌分型	10 年总生存率（%）	10 年无瘤生存率（%）
Luminal A 型	82.7	79
Luminal B 型	77.7	76
TNBC 型	76.3	73.6
HER_2 型	74.8	74.5

九、乳腺癌的激素受体状态

约有 2/3 的乳腺癌为激素依赖型，激素受体为阳性的肿瘤，体内雌激素、孕激素可与肿瘤细胞表面的激素受体结合，加速肿瘤生长，所有乳腺癌穿刺或手术组织均需病检，以确定其雌激素、孕激素受体状态。肿瘤细胞表面的激素受体好比口，体内的雌激素、孕激素好比食物，食物进入口中，使得肿瘤细胞获得营养并迅速生长。抑制“食物”供给可限制肿瘤细胞生长，因此确定激素受体状态有助于治疗方案的选择，激素受体阳性的患者可以使用药物抑制体内激素水平或抑制激素与肿瘤细胞表面受体结合，达到控制肿瘤生长的目的。虽然激素受体阳性较激素受体阴性的肿瘤生长缓慢，但经治疗后数年仍可能出现复发转移。特殊类型，如三阴性乳腺癌：ER（-）PR（-）HER_2（-），常见于年轻女性，肿瘤生长迅速，治疗后短时间容易出现转移复发，内分泌治疗和抗 HER_2 治疗无效，化疗有效。

HER_2 状态：HER_2 存在于正常的乳腺细胞表面，参与促进细胞生长。当乳腺癌细胞 HER_2 表达超过正常细胞，称 HER_2 阳性或 HER_2 过表达，较其他类型乳腺癌生长更迅速，可以从抗 HER_2 治疗中获益。目前常用的检测方法为免疫组化，HER_2（0）/（+）判定为 HER_2 阴性，HER_2（+++）判定为 HER_2 阳性，HER_2（++）判定为不确定，需要进一步行荧光原位杂交（FISH）检测确定。

十、乳腺癌基因检测

检测乳腺癌基因表达谱有助于预测激素受体阳性的早期乳腺癌术后复发率及其是否从化疗中受益。

安可待乳癌肿瘤基因表现检测（Oncotype DX®）：用于评估复发风险，针对激素受体阳性、淋巴结转移＜3 枚的患者，也用于乳腺导管内原位癌。分值低者复发风险低，从化疗中获益少；分值高者复发风险高，化疗可能获益；分值处于两者之间者复发风险中等，可能有很少的概率从化疗中获益，需权衡利弊之后决定是否化疗。

欣扶你乳癌肿瘤基因双效检测（MammaPrint®）：用于评估 10 年远处转移风险，对于激素受体阳性、淋巴结转移＜3 枚的患者检测 70 基因，根据分值估算风险。

正常细胞 DNA 为双倍体，细胞生长相对缓慢，如果细胞 DNA 数目增加，变成多倍体，则细胞更具有侵略性，检测细胞 DNA 倍数有助于推测预后。

细胞增殖是指一个肿瘤细胞复制分裂成两个细胞，增殖指数越高，肿瘤生长越快，越具有侵袭性，用 Ki-67 表示处于 S 期（复制期）细胞的比例，影响 Ki-67 值的因素较多，包括实验室、测试方法、检测肿瘤的部位。

十一、治疗方法

乳腺癌的治疗可分为两大类。局部治疗，包括手术、放疗。全身治疗，包括化疗、内分泌治疗、靶向药物治疗。

（一）手术

手术治疗的主要目的：去除肿瘤及部分正常组织，明确是否有腋窝淋巴结转移，弥补或重建缺失乳房，减轻局部晚期乳腺癌症状。手术包括 3 部分：乳房手术、腋窝手术、重建手术，根据患者肿瘤分期、分子分型及身体情况和个人意愿选择不同的手术方式。

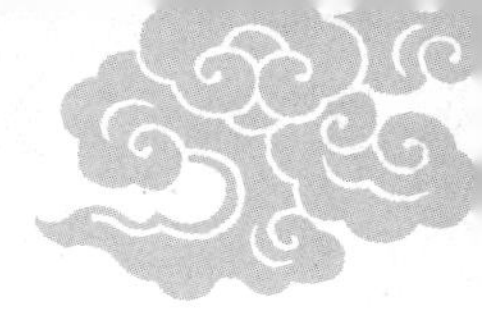

1. 乳房手术

乳房手术主要包括乳房全切术（图 7-22）和保乳术（图 7-23）。保乳术的目的主要是保留大部分的乳房组织，尽量保留乳房形态，结合放疗减少局部复发率。对于相对早期、预后良好的组织类型乳腺癌，保乳术可能是更适合的选择。大量长期的研究证实与乳房全切术相比，保乳术加放疗并不增加患者的复发率。

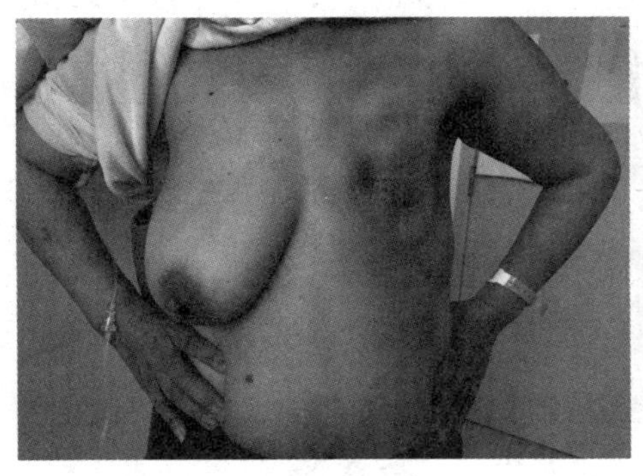

图 7-22 乳房全切术后

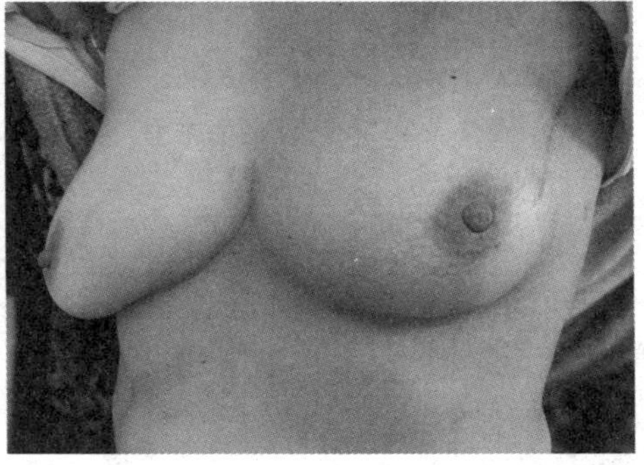

图 7-23 保乳术后

2. 腋窝手术

腋窝手术包括腋窝淋巴结清扫术、前哨淋巴结活检术。针对乳腺癌早期患者，前哨淋巴结活检术主要是指仅切除腋窝处肿瘤最先转移的几枚淋巴结，然后确诊是否有转移，如果没有或只有少数转移，可以避免进一步的腋窝淋巴结清扫术，避免患侧上肢淋巴水肿。

腋窝淋巴结清扫术仍是目前临床最常采用的评估淋巴结转移的方法之一，其最主要的并发症包括患侧上肢淋巴水肿、上臂内侧皮肤感觉障碍等，对上肢功能影响较大。

3. 乳房重建手术

其目的是恢复和重建乳房形态。乳房全切术后，可采用即刻重建和延迟重建的方式使患者重获自信。常用的办法有假体植入（图 7-24，图 7-25）、自体组织重建（图 7-26，图 7-27）、自体脂肪移植。

（二）放疗

乳腺癌放疗的适应证：①保乳术后；②腋窝淋巴结转移；③肿瘤＞ 5cm。

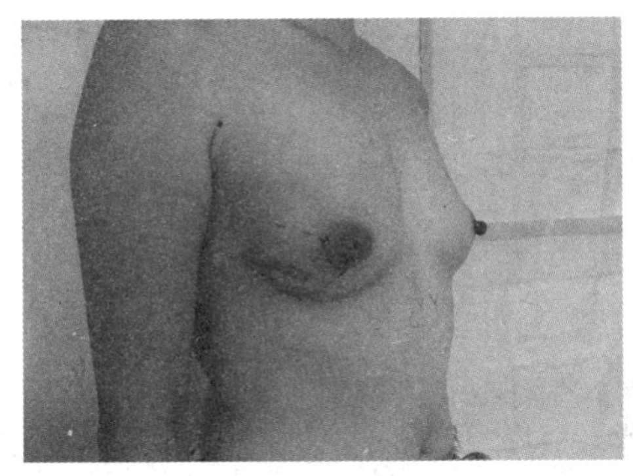

图 7-24　乳房重建手术前

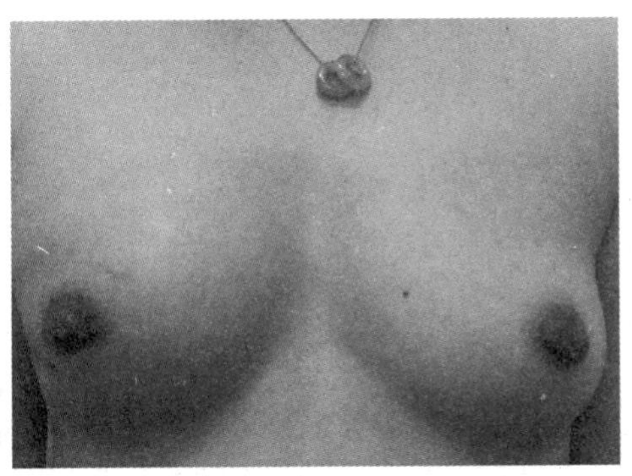

图 7-25　乳房重建手术后（假体植入）

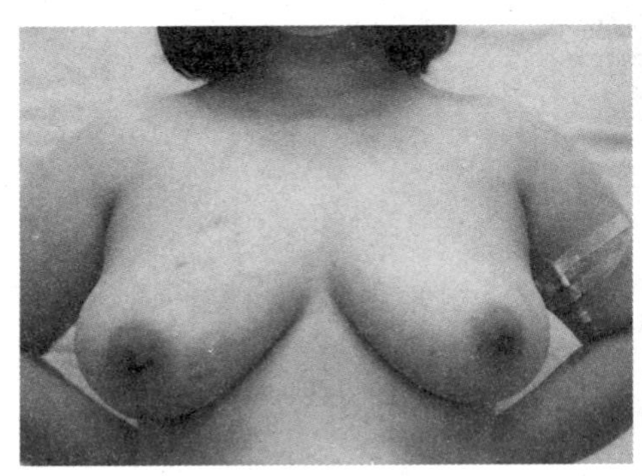

图 7-26　乳房重建术前

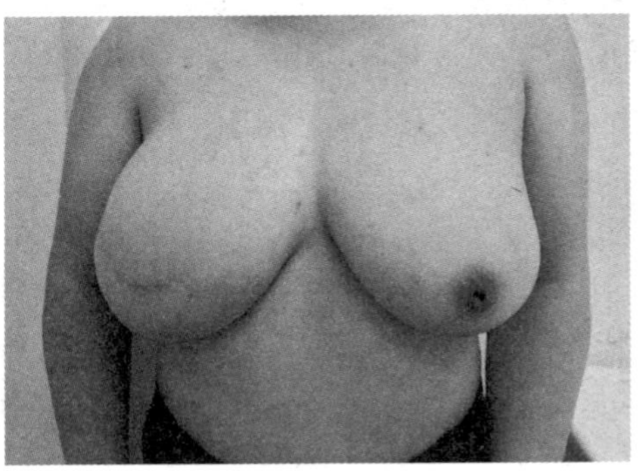

图 7-27　乳房重建术后（自体皮瓣）

（三）化疗

化疗分为辅助化疗（术后化疗）和新辅助化疗（术前化疗）。

辅助化疗的目的是消灭残存肿瘤细胞，防止复发。新辅助化疗目的是缩小肿瘤、有利于手术、减少术中播散及测试药物敏感性，常用于局部晚期乳腺癌或有保乳意愿但暂时不能保乳者。绝大多数浸润性癌患者均需化疗，但针对部分可能无益的患者，可以通过检测某些基因（如 Oncotype DX®、MammaPrint®）来预测化疗获益的程度。常用药物包括蒽环类、紫杉类、氟尿嘧啶、环磷酰胺、铂类，多采用联合化疗。化疗可分为周疗（每周化疗 1 次）、3 周疗（每 3 周化疗 1 次）及密集方案（每 2 周化疗 1 次），通常需要 3 ～ 6 个月的时间完成化疗。化疗的常见不良反应包括：过敏反应，恶心、呕吐、腹泻、便秘等胃肠道反应，白细胞、中性粒细胞下降等骨髓抑制，心慌、胸闷等心脏毒性，脱发，绝经，感染，食欲缺乏，乏力，手足综合征等神经反应（化疗相关性周围神经病变），注意力、记忆力减退。

（四）内分泌治疗

对于激素受体阳性的患者，使用内分泌治疗可以降低乳腺癌复发率。大部分内分泌治疗在手术及化疗结束后开始，一般持续 5 ～ 10 年。常用药物有：他莫昔芬 / 托瑞米芬（抑制激素受体）；阿那曲唑、来曲唑、依西美坦（芳香化酶抑制）。根据确诊年龄，绝经前患者常选用他莫昔芬或托瑞米芬，绝经后多选用 AI（芳香酶抑制药）类。

（五）靶向药物治疗

约有 1/5 的乳腺癌患者 HER_2 过表达，使用抗 HER_2 治疗可减少 HER_2 阳性患者的复发率。常用药物包括曲妥珠单抗、帕妥珠单抗、拉帕替尼、TDM_1。主要不良反应有心脏毒性、腹泻、手足综合征等。

1. 周期蛋白依赖性激酶 4/6（CDK4/6）抑制药

用于绝经后、激素受体阳性、HER_2 阴性的晚期乳腺癌患者。

2. mTOR 抑制药

用于绝经后、激素受体阳性、HER_2 阴性的晚期乳腺癌患者，如依维莫司，常联合依西美坦或化疗。

3. PARP 抑制药

用于 BRCA 突变的乳腺癌患者，如奥拉帕尼。

十二、乳腺癌复发转移的原因

休眠残存的细胞可能被隔绝在骨髓和其他器官中，其保持休眠状态，也能再度活跃并导致乳腺癌的局部复发和远处转移。乳腺癌细胞可以通过血液循环系统和淋巴系统转移至远处器官。淋巴系统是遍布全身的淋巴网络，由淋巴组织、淋巴管及淋巴液组成，是机体重要的防御系统。淋巴管内的清澈液体即淋巴液，含有组织代谢物、废物及大量的免疫细胞。乳房的淋巴系统主要负责运走乳房组织代谢产物。一旦发生乳腺癌，癌细胞可侵入淋巴系统，并首先在乳房区域淋巴结中停留生长。乳房区域的淋巴结分为腋窝淋巴结、锁骨上下窝淋巴结、内乳淋巴结（胸骨内侧淋巴结），主要作用是收集乳房淋巴液。一旦肿瘤细胞侵入淋巴结，便可随着淋巴系统转移至远处器官。淋巴结转移的数量越多，发生远处转移的可能性越大。因此淋巴结转移的个数影响治疗方案的选择，外科医生常采用前哨淋巴结活检的方式首先明确是否有淋巴结转移。当然，临床上并不是有淋巴结转移的乳腺癌患者就一定有远处转移，没有淋巴结转移的患者就没有远处转移。评估是否有远处转移的检查包括胸片、CT、MRI、B 超、骨扫描、PET-CT。

十三、预防

1. 保持健康的体重

绝经后体重增加和肥胖会增加乳腺癌风险，建议控制饮食并适当锻炼来控制体重。

2. 体育锻炼

许多研究表明中度到强度的体育锻炼可以减少乳腺癌风险，保持规律的体育锻炼是非常重要的。美国癌症协会推荐成年人每周进行 150min 的中等强度运动和（或）75min 的高强度运动。中等强度运动指类似轻快的散步，呼吸和心率轻度增加，能说话，但不能唱歌。高强度运动指呼吸心率增快，出汗，如举重、拉伸、瑜伽等改善力量和灵活度的活动。

3. 限制和避免饮酒

即使少量饮酒也会增加患乳腺癌的风险。

4. 减少激素暴露

30 岁前足月妊娠、哺乳至少数月、避免使用激素替代治疗均可以降低患乳腺癌的风险。

5. 基因检测

尽管目前基因筛查已经出现了革命性的转机，且相比以前性价比更高，对患者来说只需要筛查一次，但也存在着一些问题，因此目前尚未广泛应用于临床。

6. 高危人群

有家族遗传史、BRCA 基因突变、原位癌者可考虑应用药物预防及手术预防。他莫昔芬（可用于绝经前后）、雷洛昔芬（用于绝经后）、芳香化酶抑制药均可降低患乳腺癌的风险，但所有药物均有副作用，使用前需权衡利弊。

7. 预防性手术切除

乳房或卵巢的预防性切除手术可以大大减少患乳腺癌的风险，但也有相应的副作用。考虑该手术之前，应与医护人员讨论自身的乳腺癌风险及手术的获益率。

8. 密切观察

对既不愿手术也不接受药物治疗的人，应密切随访，虽然这并不能预防乳腺癌的发生，但有助于早期发现和及时有效的治疗。

十四、早期发现乳腺癌的方法

虽然无法杜绝乳腺癌，但在症状出现前尽早发现乳腺癌可明显提高治愈率、降低乳腺癌病死率、提高保乳率。由于乳腺癌早期绝大部分患者都没有任何伴随症状，因此乳腺癌筛查就显得尤为重要。通过早期筛查患者的肿瘤更小、更早期、治疗效果更好。

（一）乳房自检

每月 1 次，月经干净后 3 ～ 7 天最佳，每个女性需要熟悉自己的乳房，包括其形态和触感，一旦出现异常，需进行专科检查以确定是否需要做进一步的处理。乳房自检分以下三步。

第一步，镜前，裸露上半身，双上肢下垂，观察乳房形态、大小、位置，是否有橘皮征、酒窝征，再上举双上肢重复观察。

第二步，沐浴时，用右手示指、中指、环指指腹触摸整个左乳（包括左腋窝），检查是否有肿块、局部腺体增厚。像挤奶一样挤压左乳头，检查是否有液体溢出；再用左手示指、中指、环指指腹触摸整个右乳（包括右腋窝），重复上述步骤。

第三步，仰卧位，肩背垫高，左上肢位于头侧，右手示指、中指、环指指腹重复触摸整个左乳（包括左腋窝），是否有肿块、局部腺体增厚，之后交换检查右乳。

如果发现乳房肿块或任何异常，不要惊慌，大部分乳房肿块均为良性，及时到医院行专科检查即可。

虽然乳房自检并不能发现所有乳腺癌，但是熟悉自己的乳房，洞悉任何的变化和了解乳腺癌的症状和体征仍然非常重要。认识自己乳房的正常形态和触感是关爱乳房健康重要的一步。尽可能早地发现乳腺癌会拥有更好的治愈机会。乳房自检并不能代替规律的钼靶检查和其他辅助检查，辅助检查有助于在症状出现前早期发现乳腺癌。因此，一旦出现乳房肿块或乳房形状改变，就需要专业有经验的医生来鉴别是否需要进一步的检查甚至活检，以确诊是否为乳腺癌。

（二）专科检查

由经过专科培训或有经验的临床专科医师通过视诊和触诊初步判断可疑区域，再根据情况选择是否行进一步的检查。

（三）辅助检查

辅助检查主要包括乳腺超声、钼靶、MRI。

（四）中国抗癌协会推荐检查

1. 普通人群

20—39 岁的女性进行乳房自检，每月 1 次。40 岁以上的女性每年进行 1 次专科检查，每 1 ～ 2 年进行 1 次钼靶结合乳腺超声的检查。

2. 高危人群

指有家族遗传史（终身乳腺癌风险 20% ～ 25%）、BRCA 基因突变、胸部放疗史（10—30 岁）、李凡他综合征、多发性错构瘤综合征、Bannayan-Riley-Ruvalcaba 综合征的人群，或一级亲属中有患上述疾病的人群。对于高危人群，小于 40 岁的女性推荐每年进行 1 次专科检查及辅助检查，还可以进行 MRI 等检查。

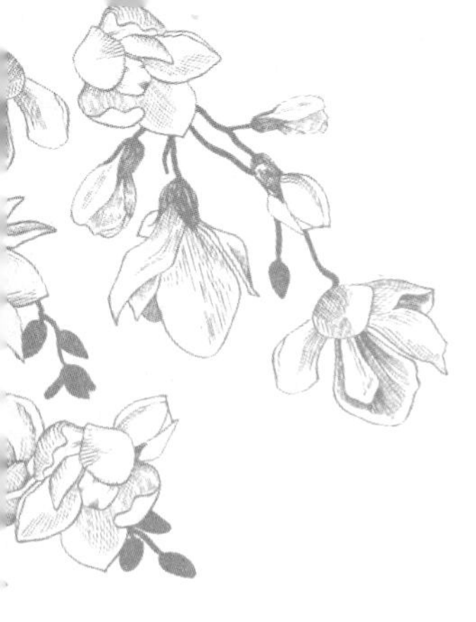

附　篇

怀孕与避孕

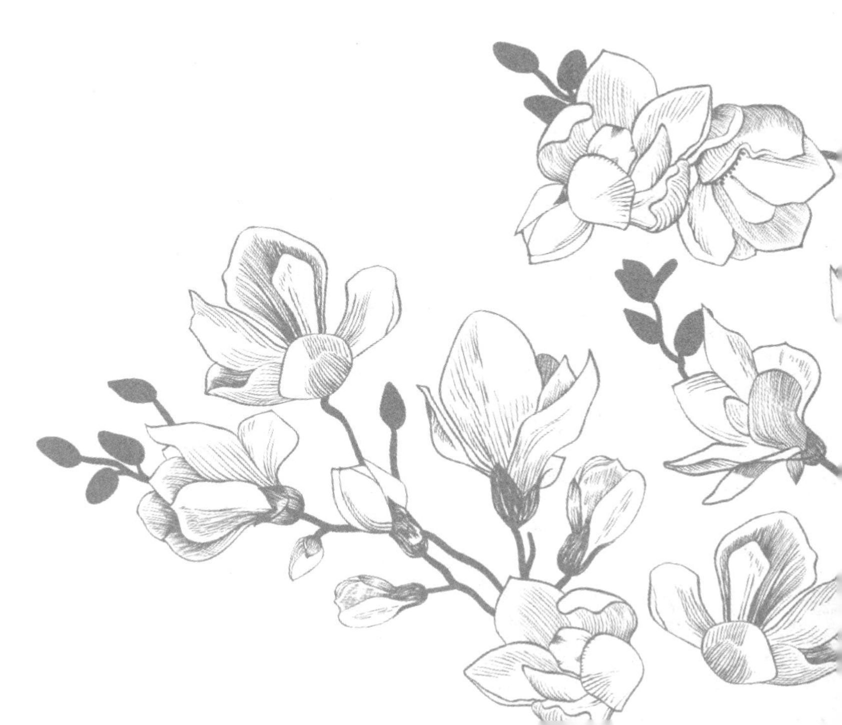

Part 8　要个可爱的宝宝
——怀孕前后

成为一位母亲，是大自然赋予女性最神圣也是最伟大的责任，能够成为一位母亲，也是女性收获的一份最奇妙礼物，孕育生命的过程是如此复杂，充满了各种各样的巧合。让我们来推开这扇窗，进入生命形成的奇妙之旅。

卵　泡

一、卵泡发育和排卵

卵泡是卵巢中的一个个圆球状的细胞聚合体。每个卵泡之中都会有一个卵母细胞。这些结构在经过周期性的生长和发育之后，最终在排卵时释放出一个发育完全的卵子。

在之前的介绍中，我们提到卵泡自胚胎形成后即进入自主发育和闭锁的轨道。胚胎 20 周时，原始卵泡数量最多约 700 万个，新生儿出生时卵泡总数下降至约 200 万个。至青春期，卵泡数只剩下 30 万～ 50 万个。

由于每一个卵母细胞于分裂初期直到排卵均保持抑制状态，故它是体内最长命的细胞（从胚胎到 50 岁左右），如此长的生命跨度可能是高龄母亲中遗传性异常妊娠发生率增高的原因。

根据卵泡的形态、大小、生长速度和组织学特征，可将卵泡生长过程分为初级卵泡、窦前卵泡、窦状卵泡和排卵前卵泡 4 个阶段。在青春期前，卵泡生长不受垂体激素的调控，其生长程度不会超过初级卵泡或窦前卵泡阶段。青春期后，在每个月经周期的黄体期都会有约 20 个初级卵泡生

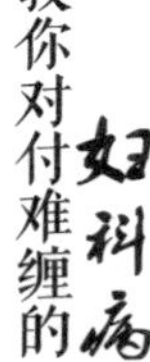

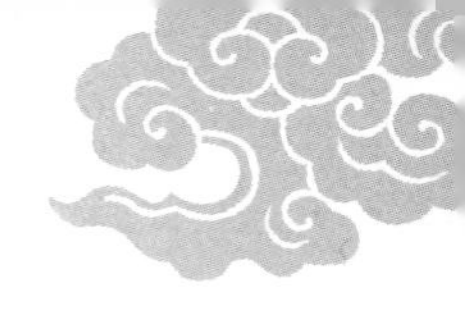

长，这些卵泡经过 60 ～ 70 天可发育至直径 2 ～ 4mm 的窦状卵泡阶段，此为募集，但是并不是每个卵泡都能顺利地成长为一枚成熟卵泡。开始的时候，由于血中 FSH 水平的升高，往往能同时满足一群卵泡继续生长所需，使这些卵泡得以继续生长。随着 FSH 水平慢慢降低，一般仅有一个发育较快的卵泡由于其 FSH 阈值较低，即对 FSH 的依赖性小，能够在较低水平的 FSH 支持下继续发育成熟，称主卵泡（优势卵泡）。其余的卵泡发育到不同阶段便通过细胞凋亡机制而自行退化，此为优势卵泡的选择，一般发生在月经周期的第 5 ～ 7 天。据报道，90% 以上的月经周期只有一个优势卵泡，因此女性一生中一般只有 400 ～ 500 个卵泡发育成熟并排卵。优势卵泡经过 7 ～ 10 天的发育，卵泡中的卵子在月经周期第 14 天的时候从卵巢中排出，进入输卵管等待精子，若经过 12 ～ 24h 等不到精子就自行萎缩。卵泡的剩余部分则留在卵巢内变成黄体，继续发挥其功能，分泌孕激素。成熟的卵子直径可达 1mm，是人体中最大的细胞，承担着人类繁衍的重要任务。

监测排卵的方法有很多，其中最准确最常用的方法就是 B 超监测排卵。在超声监测下，于月经周期第3～5天可在卵巢内发现小卵泡，之后逐渐长大，到月经第 9 ～ 10 天的时候能看到确切的优势卵泡。到月经周期平均第 14 天时优势卵泡长到最大，随后排卵。因此，B 超监测排卵一般于月经第 9 ～ 10 天开始，根据情况，每天或者隔天做 1 次 B 超，直至卵泡成熟、排卵。成熟卵泡在 B 超下可显示如下特征：①卵泡呈圆形或椭圆形，直径达 15 ～ 30mm，卵泡内呈无回声区，清亮纯净，边界清晰，壁菲薄。② 20% 的成熟卵泡在排卵前一天可见卵丘图像，在卵泡内近壁处呈短强回声。

二、卵子的受精和着床

卵子从卵巢排出后，经输卵管伞端拾卵进入输卵管内，停留在输卵管壶腹部与峡部连接处等待受精。精液射入阴道内，精子离开精液，经宫颈管进入子宫腔及输卵管腔，并在此处获能，经过大约 7h，冲破重重阻碍，与等待在输卵管壶腹部的卵子相遇并结合，此过程称为受精。受精发生在排卵后 12h 内，整个受精过程约需 24h，是一个非常奇妙的过程。精子与卵子相遇，精子头部释放出顶体酶，溶解卵子外围的放射冠和透明带，称为顶体反应。只有发生顶体反应的精子才能与卵子融合，而且一旦有精子头部与卵子表面接触，卵子的透明带结构随即改变，阻止其他精子进入，这种反应保证了人类单精子受精。已获能的精子穿过卵子透明带为受精过程的开始，穿过透明带的精子外膜与卵子胞膜接触并融合，精子进入卵子内。随后卵子迅即完成第二次减数分裂形成卵原核，卵原核与精原核融合，核膜消失，染色体相互混合，形成二倍体的受精卵，完成了受精过程，形成受精卵，标志着新生命的诞生。

受精卵从开始受精到移动至宫腔着床也经历了大约 7 天的时间，这是一个什么样的神奇过程呢？受精后 30h，受精卵借助输卵管蠕动和输卵管上皮纤毛推动向宫腔方向移动。同时开始进行有丝分裂，受透明带限制，子细胞虽增多，但并不增大，以适应在狭窄的输卵管腔中移动。受精后 50h 为 8 个细胞阶段，至受精后 72h 分裂为 16 个细胞的实心细胞团。受精后第 4 天早期胚泡进入宫腔。受精后第 5 ～ 6 天早期胚泡的透明带消失，总体积迅速增大，生长成为晚期胚泡。受精后第 6 ～ 7 天晚期胚泡透明带消失后逐渐埋入并被子宫内膜覆盖，此过程称为受精卵着床。自此一个全新的奇妙而又有趣的生命旅程开始了。

备　孕

现在我们已经了解了卵泡发育、排卵及受精着床的全过程，知道一个初级卵泡发育为早期窦状卵泡需要 60 ～ 70 天的时间，而一个窦状卵泡发育成一颗成熟卵泡直至排卵需要 14 ～ 16 天的时间。由此可见，如果要生一个优质健康的宝宝，至少要提前 3 个月做准备，那究竟需要准备些什么呢？孕前 3 个月又有哪些注意事项呢？

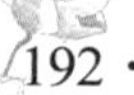

一、准妈妈注意事项

1. 保证休息和睡眠

每天保证足够的睡眠，否则女性的免疫系统将会受到影响，激素分泌将被打乱，这些都不利于妊娠。让自己有一个轻松的心情，别给自己太大压力，可以试着练习瑜伽，既可以放松心情又可以锻炼身体。一定要保持心理健康，解除精神压力，预防孕期及产后心理问题的发生。

2. 改变不良的生活习惯（如吸烟、酗酒、吸毒等）

酒对卵子的损害早为人们所熟悉，烟中的多种有害物质也会杀伤卵子。至少应在受孕前 3 个月就停止饮酒、吸烟。同时应改变不良的生活方式，避免高强度的工作、高噪声的环境。

3. 补充叶酸

叶酸对宝宝的健康发育起着很大的作用，有大量的研究证实，叶酸缺乏会导致胎儿大脑发育不完整或者出现畸形，所以女性在妊娠前 3 个月就要摄入充足的叶酸。富含叶酸的食物有苋菜、菠菜、生菜、芦笋、小白菜等。当然光靠食物补充是远远不够的，孕前及孕期还需要额外补充叶酸，每天需补充 0.4 ～ 0.8mg 叶酸。如果曾经生育过神经管缺陷儿的孕妇，则需每天补充叶酸 4mg。

4. 补钙

钙是形成骨骼与牙齿的主要成分，是胎儿发育过程中不可缺少而且需要量较多的一种物质。含钙高的食物有牛奶、豆制品、禽蛋、海产品、骨头汤等。应从准备怀孕的时候就开始补钙，每天所需的钙为 800mg 左右。

5. 其他

选择合理的运动方式。

二、准爸爸注意事项

准妈妈需要做很多准备工作，那准爸爸需要做孕前准备吗？毋庸置疑，准爸爸的孕前准备和准妈妈一样重要。

1. 要保证充足的优质蛋白质

蛋白质是细胞的重要组成部分，也是生成精子的重要原材料，合理补充富含优质蛋白质的食物，有益于协调男性内分泌功能及提高精子的数量和质量。富含优质蛋白质的食物有深海鱼虾、牡蛎、大豆、瘦肉、鸡蛋等。海产品不仅污染程度低，还含有促进大脑发育和增强体质的DHA、EHA等营养物质，对准爸爸十分有益，但不能超量摄入。蛋白质物质摄入过量容易破坏体内营养的摄入均衡，造成维生素等多种物质摄入不足，并造成酸性体质，对受孕十分不利。

2. 合理补充矿物质和微量元素

人体内的矿物质和微量元素对男性生育力具有同样重要的影响。最常见的就是锌、硒等元素，它们参与了男性睾酮合成和运载，同时帮助提高精子活动能力及受精等生殖生理活动。锌在体内可以调整免疫系统的功能，改善精子的活动能力。人体内锌缺乏会引起精子数量减少、畸形精子数量增加，以及性功能和生殖功能减退，甚至不育；缺硒会减少精子活动所需的能量来源，使精子的活动力下降。含锌较高的食物有贝壳类海产品、动物内脏、谷类胚芽、芝麻、虾等；含硒较高的食物有海带、墨鱼、虾、紫菜等。如果身体缺乏铁质，则容易造成孕期贫血。含铁较高的食物有菠菜、动物肝脏。

3. 不可小看水果蔬菜

男性往往对水果蔬菜不屑一顾，认为那是女性的减肥食物，却不了解水果蔬菜中含有的大量维生素，是男性生殖生理活动所必需的。一些含有高维生素的食物对提高精子的成活质量有很大的帮助。例如，维生素A和维生素E都有延缓衰老、减慢性功能衰退的作用，还对精子的生成、提高精子的活性具有良好效果。缺乏这些维生素常可造成精子发生的障碍。男性如果长期缺乏蔬果当中的各类维生素，就可能有碍性腺正常的发育和精子的生成，从而使精子减少或影响精子的正常活动能力，甚至导致不育。

4. 适量脂肪也不错

性激素主要是由脂肪中的胆固醇转化而来，胆固醇是合成性激素的重要原

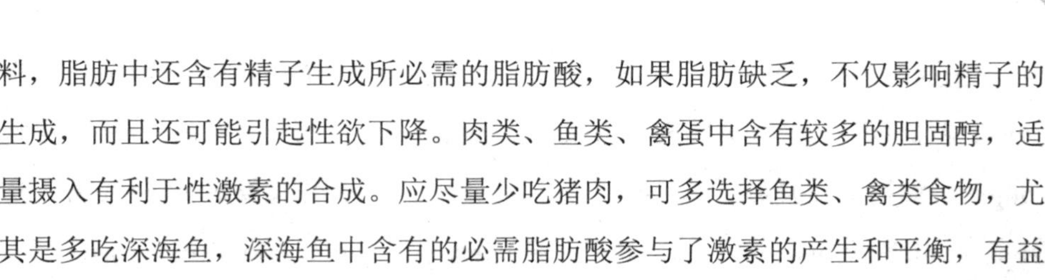

料，脂肪中还含有精子生成所必需的脂肪酸，如果脂肪缺乏，不仅影响精子的生成，而且还可能引起性欲下降。肉类、鱼类、禽蛋中含有较多的胆固醇，适量摄入有利于性激素的合成。应尽量少吃猪肉，可多选择鱼类、禽类食物，尤其是多吃深海鱼，深海鱼中含有的必需脂肪酸参与了激素的产生和平衡，有益男性生殖健康。

5. 严格戒烟禁酒

吸烟者的正常精子数较不吸烟者减少 10%，且精子畸变率有所增加，吸烟时间越长，畸形精子越多，精子活力越低。同时，吸烟还可以引起动脉硬化等疾病，90% 以上的吸烟者阴茎血液循环不良，阴茎勃起速度减慢。而过量或长期饮酒可加速体内睾酮的分解，导致男性血液中睾酮水平降低，出现性欲减退、精子畸形和阳痿等。因此，为下一代的健康出生着想，应尽量做到戒烟禁酒。

三、孕前检查

除了注意孕前的饮食及营养，我们还应该重视孕前检查，国家卫生和计划生育委员会制订的《孕前和孕期保健指南》中规定了相关的检查项目。

1. 必查项目

血常规；尿常规；血型（ABO 和 Rh 血型）；肝功能；肾功能；空腹血糖水平；HBsAg 筛查（乙肝表面抗原筛查，判断是否有乙肝感染）；梅毒血清抗体筛查；HIV 抗体筛查；地中海贫血筛查（针对高危地区，如广东、广西、海南、湖南、湖北、四川、重庆）。

2. 备查项目

(1) 子宫颈细胞学检查（1 年内未查者）：宫颈刮片是目前广泛检查子宫颈癌最简便有效的诊断方法。早期宫颈癌可能没有任何症状，早期发现才能早期治疗，所以早期诊断是根治宫颈癌的关键。妊娠后激素水平的升高会加速宫颈病变的进程，因此妊娠前行宫颈细胞学检查可以筛查出已有宫颈病变的女性，及早进行处理，处理妥善之后再妊娠。

(2) TORCH 筛查：有些地方将其称为优生五项，TORCH 是一组病原微生物英文首字母的缩写，T 代表弓形虫（toxoplasma，TOX），O 代表其他微生物（others，如柯萨奇病毒、梅毒螺旋体、微小病毒、乙肝病毒等），R 代表风疹病毒（rubella virus，RV），C 代表巨细胞病毒（cytomegalo virus，CMV），H 代表单纯疱疹病毒（herpes simplex virus，HSV）Ⅰ、Ⅱ型。此组病原体所引起的感染称为 TORCH 感染。

虽然 TORCH 筛查属于备查项目，但因母婴感染 TORCH 会导致流产、死胎、早产、胎儿先天性畸形和智力障碍等各种异常及不良的后果，因此要加强孕前 TORCH 检查及 TORCH 感染的防治工作，减少出生缺陷的发生。可当准妈妈拿到化验单以后，往往因为不懂其意义，一看到有阳性结果就忐忑不安，其实并非所有的阳性都代表有异常，那我们该怎么读懂 TORCH 化验单呢？

TORCH 感染后，患者特异性抗体 IgM、IgG 可迅速升高，IgM 出现早，可持续 6 ～ 12 周，而 IgG 出现晚，但可维持终身。因此，我们常把 IgG 阳性看作是既往感染，而 IgM 阳性则作为初次感染的诊断指标。IgG 阳性、IgM 阴性表明曾经感染过这种病毒，或接种过疫苗，并且已产生免疫力，胎儿感染的可能性很小。IgG 阴性、IgM 阴性表明孕妇为易感人群。妊娠期最好重复 IgG 检查，观察是否转为阳性。IgG 阳性、IgM 阳性表明孕妇可能为原发性感染或再感染，可借 IgG 亲和试验加以鉴别。IgG 阴性、IgM 阳性表明近期感染过，或为急性感染；也可能是其他干扰因素造成的 IgM 假阳性。需 2 周后复查，如 IgG 转为阳性，则为急性感染，否则判断为假阳性。

当然，最安全的办法还是取到化验单尽快到医生处就诊。

(3) 阴道分泌物检查：常规检查及行淋球菌、沙眼衣原体检查。

(4) 甲状腺功能检测：无论是甲状腺功能低下还是甲状腺功能亢进，均可影响胎儿的智力及生长发育，因此在妊娠前进行筛查，有问题及早干预治疗，好转后再妊娠，对生一个健康的宝宝有益无害。

(5) 75g 口服葡萄糖耐量试验（OGTT）：此项检查针对高危女性，包括有糖尿病家族史、年龄超过 35 岁、有 PCOS 病史、肥胖等因素的女性。

(6) 其他：如血脂水平检查、妇科超声检查、心电图检查、胸部X线检查等。

四、慢性病患者备孕的注意事项

备孕期间，患有慢性疾病如心脏病、高血压、肾炎、甲状腺功能亢进等的女性人群，应该在病情稳定或基本痊愈后再准备妊娠，这样才不会在妊娠后加重病情，或给妊娠带来不良影响。接触有害物质的职业人群在准备妊娠前应适当调换工作，避免不良影响。若妊娠前检查提示以下疾病，应在妊娠前积极治疗。

1. 贫血严重

贫血不仅影响胎儿的发育，还会加重准妈妈的妊娠负担，且不利于产后恢复。如有贫血疾病，要适当补充铁剂，贫血得以纠正后，方可妊娠。

2. 各种传染病

结核病、性传播疾病等可直接传染给胎儿，所以在妊娠之前必须治愈。乙肝、艾滋病等慢性传染病患者，妊娠前应详细咨询医生。

3. 心脏病

心脏功能不全会造成血供障碍，引起胎盘血管异常，导致流产、早产。妊娠后期、产时及产后心脏负荷加重，可能会导致急性心力衰竭，危及产妇生命。因此，患心脏病的女性妊娠前应积极治疗原发病，并且详细咨询医生，听取医生的建议。

4. 肾病

肾病患者一旦妊娠，随着妊娠的继续，肾脏负担就会加重，因此可能会加重病情。因此，妊娠前应根据肾病的程度和症状，请教医生是否可以妊娠。

5. 高血压

慢性高血压患者妊娠易合并子痫，严重者危害母儿的健康及生命安全，因此高血压患者需控制好血压后才能妊娠，孕期还需密切监护。

6. 肝脏疾病

妊娠后肝脏负担增加，如有肝脏疾病，会使病情恶化，如病情严重就要终止妊娠，因此妊娠前不仅要积极治疗原发病，还应详细咨询医生，结合病情判断是否可以妊娠。

7. 糖尿病

孕妇患有糖尿病会引起流产、早产，有时会导致胎死宫内。此外，生巨大儿、畸形儿的概率也会增加。因此，患糖尿病的女性应首先控制好血糖，并根据患病程度，请教医生是否可以妊娠。

8. 尿路感染

妊娠后增大的子宫压迫膀胱，引起生理性尿潴留，会加重尿路感染，因此患尿路感染的女性需治愈后方能妊娠。

五、疫苗接种注意事项

备孕期间可以接种疫苗吗？接种疫苗后多久才能妊娠呢？以下将介绍几种疫苗接种的注意事项。

1. 风疹疫苗预防风疹病毒感染，在妊娠前 3 个月注射。

2. 乙肝疫苗预防乙型肝炎，按照 0、1、6 的程序注射。即从第 1 针算起，在此后1个月时注射第2针，在6个月时注射第3针。建议在妊娠前9个月进行注射。

3. 甲肝疫苗预防甲型肝炎病毒，在妊娠前 3 个月注射。

4. 流感疫苗预防几种流感病毒，在妊娠前 3 个月注射。

5. 水痘疫苗预防感染水痘，在妊娠前 3 ～ 6 个月接种疫苗。

异常妊娠

一、宫外孕

说到宫外孕，想必很多女性朋友都会大惊失色，因为宫外孕不仅使得女性

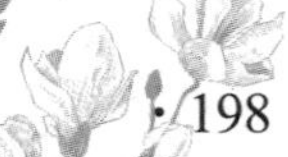

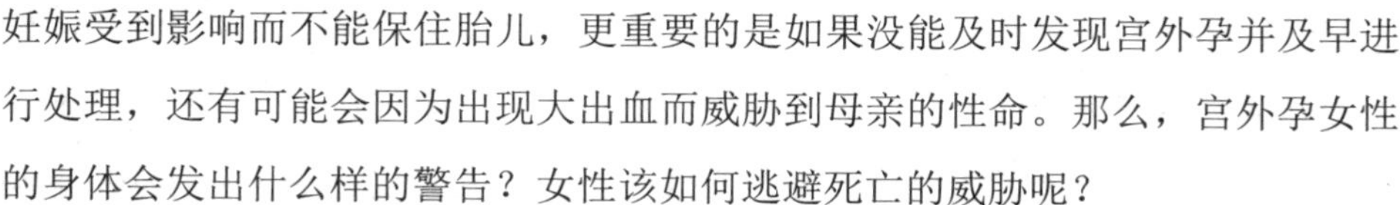

妊娠受到影响而不能保住胎儿，更重要的是如果没能及时发现宫外孕并及早进行处理，还有可能会因为出现大出血而威胁到母亲的性命。那么，宫外孕女性的身体会发出什么样的警告？女性该如何逃避死亡的威胁呢？

（一）概述

正常情况下，受精卵会由输卵管迁移到子宫腔，然后“安家落户”，慢慢发育成胎儿。但是，由于种种原因受精卵在迁移的过程中出现意外，没有到达子宫，而是在别的地方停留下来，这就形成了宫外孕，医学术语又叫异位妊娠。宫外孕有输卵管妊娠、阔韧带妊娠、卵巢妊娠，甚至腹腔妊娠（图 8-1），是妇产科最常见的急腹症，也是孕产妇死亡的主要原因之一，发病率约 1%。近年来，随宫腔操作及各种性传播疾病的增多，宫外孕呈逐渐增长的趋势。在前面的章节中我们说过，卵子和精子相会的地方是输卵管壶腹部，因此异位妊娠以输卵管妊娠最为常见，约占 95%，而输卵管妊娠中又以输卵管壶腹部妊娠最为常见，占异位妊娠的 78%。因此通常我们所说的宫外孕多指输卵管异位妊娠。

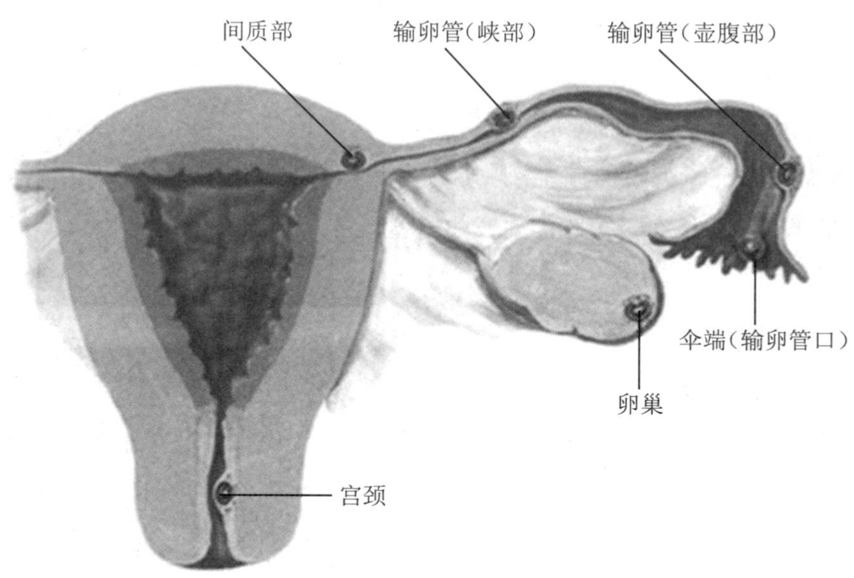

图 8-1　宫外孕示意

（二）危害

1. 危及生命

输卵管管腔狭小，管壁薄且缺乏黏膜下组织，其肌层远不如子宫肌壁厚与坚韧，妊娠时不能形成完好的蜕膜，不利于胚胎的生长发育，受精卵发育到一定阶段会引起输卵管妊娠流产或输卵管妊娠破裂而发生内出血。输卵管管壁及系膜有非常丰富的血管，而且输卵管肌肉薄弱，不能像子宫一样收缩压迫血窦，有效地止血。因此若不能及时发现宫外孕并及时治疗就有可能引起严重的腹腔内出血，危及生命。当发生输卵管妊娠流产时，若整个孕囊完全自输卵管黏膜层剥离，经输卵管逆蠕动排到腹腔，即为输卵管妊娠完全流产，出血不会太多，流产发生后腹痛将会缓解。若孕囊剥离不完整，仍有部分附着于管壁上，则为输卵管不完全流产，滋养细胞继续生长侵蚀输卵管壁，导致反复出血，形成输卵管血肿或其周围血肿，出血积聚于直肠子宫陷凹，甚至留至腹腔。而一旦发生输卵管妊娠破裂将造成迅速、大量出血，处理不及时可发生休克，甚至死亡。患者休克的严重程度取决于内出血量的多少及失血速度，往往同阴道出血量没有关系，因此不能用阴道出血的情况判断宫外孕的严重程度。输卵管间质部妊娠虽然少见，但后果严重，其结局几乎均为输卵管妊娠破裂。由于输卵管间质部管腔周围肌层较厚，因此破裂发生时间较晚，常发生于妊娠 12 ～ 16 周。而输卵管间质部血管尤其丰富，其破裂犹如子宫破裂，症状极严重，往往在极短时间内发生大量腹腔内出血，不迅速抢救会有生命危险。

2. 导致再次宫外孕

据调查，曾发生过宫外孕的女性中，有 10% ～ 15% 的人将再次发生宫外孕，当宫外孕患者切除一侧输卵管后，对侧输卵管仍有再发宫外孕的可能。

3. 不孕

宫外孕患者大多数都有慢性盆腔炎或者输卵管的炎症，导致输卵管通而不畅。而患宫外孕导致的腹腔内出血可能会加重盆腔的炎症，最终导致输卵管完全堵塞，引起不孕。

（三）病因

一切影响受精卵正常游走到宫腔的因素都可能导致宫外孕，常见的病因有以下几种。

1. 输卵管炎症

这是输卵管妊娠的主要病因，可分为输卵管黏膜炎和输卵管周围炎，这些炎症能引起管腔闭塞而导致不孕。输卵管黏膜炎轻者可使黏膜皱褶粘连，管腔变窄，或使纤毛功能受损，从而导致受精卵在输卵管内运行受阻而于该处着床；输卵管周围炎可使输卵管与盆腔内其他组织粘连扭曲，引起管壁蠕动减弱、管腔狭窄从而影响受精卵的正常运行导致宫外孕。淋球菌、衣原体等性传播疾病所致的输卵管炎常累及黏膜，而流产和分娩后感染往往会引起输卵管周围炎。

2. 输卵管手术史

有输卵管绝育史及手术史的患者，发生输卵管妊娠率为10%～20%，尤其是腹腔镜下电凝输卵管及硅胶环套绝育术，可因输卵管瘘或再通而导致输卵管妊娠。因不孕接受输卵管粘连分离术、输卵管成形术（输卵管吻合术或输卵管造口术）者，以及既往因输卵管妊娠行输卵管保守性手术者，再次妊娠时发生输卵管妊娠的可能性也会增加。

3. 输卵管发育不良或功能异常

输卵管过长、肌层发育差、黏膜纤毛缺乏、双输卵管、输卵管憩室或有输卵管副伞等均可造成输卵管妊娠。输卵管功能（包括蠕动、纤毛活动及上皮细胞分泌）受雌激素和孕激素调节。若调节失败，可影响受精卵正常运行。此外精神因素也可引起输卵管痉挛和蠕动异常，干扰受精卵运送。

4. 避孕失败

宫内节育器避孕效率仅达到90%以上，临床上宫内节育器避孕失败后异位妊娠的例子屡见不鲜。

5. 辅助生殖技术

近年由于辅助生育技术的应用使输卵管妊娠发生率增加，既往少见的异位妊娠，如卵巢妊娠、宫颈妊娠、腹腔妊娠的发生率也增加。1998 年美国报道因应用助孕技术所致的输卵管妊娠发生率为 2.8%。

6. 其他

子宫肌瘤或卵巢肿瘤压迫输卵管，影响输卵管管腔的通畅，使受精卵运行受阻。子宫内膜异位常常引起盆腔粘连，可增加受精卵着床于输卵管的可能性。

（四）临床表现

如果女性不幸得了宫外孕，身体会发出什么样的警告？以下为宫外孕典型的临床表现。

1. 停经

除输卵管间质部妊娠停经时间较长外，其他宫外孕多有 6 ～ 8 周停经史。有 20% ～ 30% 患者无停经史，是由于其将异位妊娠时出现的不规则阴道出血误认为月经，或由于月经延后仅数日而不认为是停经。

2. 腹痛

腹痛是输卵管妊娠患者的主要症状。在输卵管妊娠发生流产或破裂之前，由于胚胎在输卵管内逐渐增大，常表现为一侧下腹部隐痛或酸胀感。当发生输卵管妊娠流产或破裂时，突感一侧下腹部撕裂样疼痛，常伴有恶心、呕吐。若血液局限于病变区，主要表现为下腹部疼痛，当血液积聚于直肠子宫陷凹时，可出现肛门坠胀感。随着血液由下腹部流向全腹，疼痛可由下腹部向全腹部扩散，血液刺激膈肌，可引起肩胛部放射性疼痛及胸部疼痛。

3. 阴道出血

胚胎死亡后，常有不规则阴道出血，色暗红或深褐，量少，呈点滴状，一般不超过月经量。少数患者阴道出血量较多，类似月经。阴道出血可伴有肉样组织排出，系子宫蜕膜剥离所致。阴道出血一般在病灶去除后方能停止。

4. 晕厥与休克

由于腹腔内出血及剧烈腹痛，轻者出现晕厥，严重者出现失血性体克。出血量越多越快，则症状出现越迅速越严重，但与阴道出血量不成正比。

5. 腹部包块

输卵管妊娠流产或破裂时所形成的血肿时间较久者，由于血液凝固并与周围组织或器官（如子宫、输卵管、卵巢、肠管或大网膜等）发生粘连形成包块，包块较大或位置较高者，腹部可触及。

然而大多数患者的症状其实并不典型，特别是在宫外孕还未发生流产或者破裂之前。若没能及时发现宫外孕并及早进行处理，将会严重影响母体的健康及再生育能力，甚至会对母体造成生命威胁，那应如何尽早发现宫外孕呢？

首先，出现停经，如果妊娠就会出现停经，月经非常正常的女性，一旦出现月经延后、停经，首先考虑有妊娠的可能。但是有的女性会把不规则阴道出血当成是月经，所以不一定所有的宫外孕患者都有停经史。其次，出现不规则阴道出血，因为妊娠的细胞和组织会分泌一些雌激素和孕激素，还有绒毛膜促性腺激素（hCG），这些激素通过血循环会使子宫内膜发生适应妊娠的变化，称之为蜕膜样改变。其次，当妊娠不良时，如宫外孕、先兆流产等，细胞分泌的激素不足以维持子宫内膜的生长，子宫内膜就会发生不间断的脱落，这个时候就会出现阴道出血。阴道出血是出现宫外孕的一个典型的危险信号，常常也是大多数患者发现病情并接受检查的最直接原因，多为不规则的出血，颜色深褐、量少，一般不超过月经量，但却总是难以干净。其次，出现腹痛，腹痛原因如上所述。如果女性出现了以上三种情况就应该及时到医院就诊，做进一步检查，避免造成不可挽回的伤害。

（五）诊断

1. hCG 测定

检测 hCG 是妇产科医生们所熟悉和最常用的判断是否妊娠、妊娠是否正常的一种最为简便的检测方法。hCG 由胎盘绒毛膜的合体滋养层产生，其主要功能就是刺激黄体，促进卵巢持续分泌雌激素和孕酮，以促进子宫蜕膜的形成，并使胎盘生长成熟。

正常妊娠在排卵后 7 ～ 10 天开始能测到 hCG 升高，最初 3 周内 hCG 分泌量增加较快，约 1.7 天增加 1 倍；第 4 ～ 10 周约 3 天增加 1 倍，孕 5 周时血 hCG 达 1000mU/ml 以上，孕 8 ～ 10 周达高峰。动态观察血 hCG 水平，正常妊娠 2 天至少应增加 66% 以上，若 hCG 低，倍增时间延长，就要考虑有异位妊娠的可能。

2. 孕酮测定

异位妊娠患者血清孕酮水平较相对应孕周的正常妊娠偏低，也可以作为诊断早期异位妊娠的指标。尽管正常妊娠和异常妊娠血清孕酮水平存在交叉重叠，难以确定它们之间的绝对临界值，但血清孕酮水平低于 10ng/ml（放免测定）则常提示异常妊娠，其准确率在 90% 左右。

3. 超声诊断

B 超有助于诊断异位妊娠。阴道 B 超检查较腹部 B 超检查准确性高。B 超发现宫腔内无孕囊，在输卵管内见到低回声区，其内探及胚芽或胎心搏动可确诊异位妊娠。由于子宫内有时可见到假孕囊（由蜕膜管型与血液组成），多会被误诊为宫内妊娠。诊断早期异位妊娠，若能将血 hCG 测定与 B 超相配合，则对确诊帮助很大。血清 β-hCG 超过 2000mU/ml，阴道 B 超便可看到孕囊，若未见宫内孕囊，则应高度怀疑异位妊娠。盆腹腔液性暗区对诊断有帮助。对有剖宫产史者应重点观察其前壁瘢痕部位，以避免漏诊瘢痕妊娠。

4. 阴道后穹窿穿刺

这是一种简单可靠的诊断方法，适用于疑有腹腔内出血的患者，腹腔内出血最易积聚于直肠子宫陷凹，即使血量不多，也能经阴道后穹窿穿刺抽出血液，若抽出暗红色不凝血，说明有腹腔内出血存在。陈旧性宫外孕时，可抽出小块或不凝固的陈旧血液。若穿刺针头误入静脉，则血液较红，将标本放置 10min 左右即可凝结。无内出血、内出血量很少、血肿位置较高或直肠子宫陷凹有粘连时，可能抽不出血液，因而阴道后穹窿穿刺阴性不能否定输卵管妊娠存在。

5. 腹腔镜检查

大多数情况下，异位妊娠患者经病史、妇科检查、血 β-hCG 测定、B 超检查后即可对早期异位妊娠做出诊断，但对部分诊断比较困难的病例，可在腹

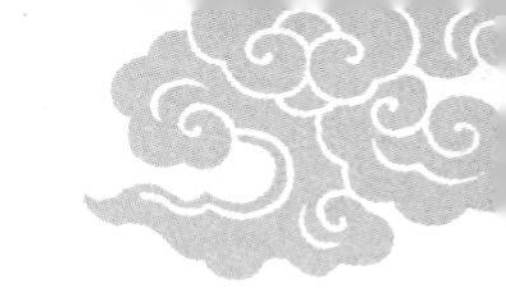

腔镜直视下进行检查，并可同时手术治疗。

6. 诊断性刮宫

目前很少依靠诊断性刮宫协助诊断，诊刮仅适用于阴道出血较多的患者，目的在于排除合并宫内妊娠流产。将宫腔排出物或刮出物做病理检查，若切片中见到绒毛，可诊断为宫内妊娠；仅见蜕膜而未见绒毛，有助于诊断异位妊娠。

7. 其他生化标记

有报道称，异位妊娠者血清 AFP 水平升高，E_2 水平低下，两者与血清 hCG、孕酮联合测定，在异位妊娠检测中优于单项测定。近年来还有将检测血清 CA125 与 β-hCG 结合，发现血清 CA125 水平有随着 β-hCG 水平降低而升高的趋势，可用于异位妊娠有无流产、胚胎是否死亡的鉴别。

（六）治疗方法

宫外孕是妇科最常见的急症，只要一提到宫外孕，大家脑海中就会浮现大出血、抢救的画面，其实宫外孕远没有那么恐怖，只要发现及时并不是所有的宫外孕都需要手术治疗。

宫外孕的治疗包括期待疗法、药物疗法及手术疗法。

1. 期待疗法

少数输卵管妊娠者可能发生自然流产或输卵管妊娠被吸收（人体的吸收功能是非常强大的），因此有少部分的宫外孕患者无须药物治疗及手术治疗，密切观察监护即可以自愈，但必须满足以下所有条件：①病情稳定，无明显症状；②异位妊娠包块直径小于 3cm，无胎心活动，无腹腔内出血；③血清 β-hCG 小于 1000U/L 且呈下降趋势者；④无输卵管妊娠破裂的证据；⑤随诊可靠。在期待过程中应该密切监测患者的生命体征、B 超及 hCG，若发现患者血清 β-hCG 水平下降不明显或又升高，或患者出现内出血症状，应及时改行药物治疗或手术治疗。

2. 药物疗法

适用于要求保留生育能力的年轻患者，特别是对侧输卵管已切除或有明显病变者，采取药物保守治疗的患者需要同时符合下列条件：①无药物治疗的禁忌证（肝功能正常，红细胞、白细胞及血小板正常）；②患者生命体征平稳，无明显腹腔内出血；③输卵管妊娠包块直径≤ 4cm；④血清 β-hCG ＜ 2000U/L。若患者药物保守治疗的愿望非常强烈，也可以在密切监护的同时适当放宽药物治疗的指征。

药物疗法主要使用的药物是甲氨蝶呤（MTX），甲氨蝶呤是一种叶酸拮抗药，抑制蝶呤和解磷定的合成，抑制滋养叶细胞 DNA 的合成、细胞复制和细胞生长，最终杀死胚胎，而后通过机体强大的吸收功能将已经死亡的胚胎吸收。此外还有用氟尿嘧啶（5-FU）和天花粉等中药治疗，近年来也有用米非司酮治疗异位妊娠的方法。给药的途径有全身用药和局部用药两种。

(1) 全身用药：目前最常用的是单次注射法，甲氨蝶呤 $50mg/m^2$，单次肌内注射，用药后无须用四氢叶酸钙解毒。约 40% 的异位妊娠患者适合单次注射法治疗，单次注射的成功率为 75%，给药后 4 ～ 7 天 hCG 水平下降小于 15% 可重复给药 1 次（15% ～ 20% 的患者需要重复给药），待 hCG 下降到一定范围且呈下降趋势，就可以出院回家观察。出院后每周复查 1 次 hCG 直至降到正常，hCG 降至正常平均需 35 天（有的患者可长达 109 天），每 2 周复查 1 次 B 超，看附件包块吸收的情况，附件包块吸收可长达 108 天。

在肌内注射甲氨蝶呤的同时，还常联合应用米非司酮及中药治疗，米非司酮用法为 25 ～ 100mg/d，共 3 ～ 8 天，也有人采用 1 次服用 200 ～ 600mg 或 50mg/d 共 3 天配合甲氨蝶呤肌内注射。中医学认为宫外孕属血瘀少腹、不通则痛的实证，以活血化瘀、消癥为治疗原则，同时还加用蜈蚣粉、红花等杀胚胎药。

(2) 局部用药

①超声引导下妊娠物内注药：在超声引导下，经腹壁或是后穹窿，用特制的穿刺针，穿刺至妊娠囊内，然后注射稀释的甲氨蝶呤 100mg，后续治疗同全身用药。妊娠囊内注射甲氨蝶呤后有可能发生输卵管破裂，故输卵管局部注射药物后要卧床休息，密切观察有无腹痛及生命体征的变化。文献指出用于局部

注射的药物除甲氨蝶呤外，还有前列腺素、20% 氯化钾、50% 高渗糖水和天花粉等，但治疗病例均不多，成功率及安全性有待于进一步研究。

②宫腔镜直视下输卵管插管注射药物或宫腔内注射药物：国外有通过宫腔镜手术治疗输卵管间质部妊娠取得成功的个案报道；国内也有经宫颈输卵管插管注射药物成功治疗输卵管妊娠的报道；还有的简单地将稀释的甲氨蝶呤液注入宫腔治疗异位妊娠，例数均较少，初步看来，成功率并不高于全身用药，还有增加局部感染的可能。因此，这种疗法似乎不值得提倡。

(3) 全身用药与局部用药的比较：按常理推断，局部注射使妊娠部位药物浓度高，全身毒副反应应较全身用药轻，因此局部注射甲氨蝶呤应该更值得推荐，但有人证明甲氨蝶呤局部注射血药浓度和全身用药相似，且成功率并不一定高于全身用药，再加上局部用药需附加宫腔镜、超声等设备，还有出血及感染的可能，因此局部用药现倾向于少用。但是，近年来不断有报道称，子宫肌壁间妊娠及子宫颈妊娠等一些特殊部位的妊娠，局部注射药物有较高的疗效。同时随着辅助生殖技术的发展，体外受精（IVF）导致宫内宫外同时妊娠的发生率也明显升高，局部注射氯化钾或高渗糖水可仅消除异位妊娠，对宫内妊娠无害，可使宫内妊娠继续正常发育至分娩。因此，局部用药在处理特殊部位或宫内外同时妊娠的异位妊娠治疗中仍有一席之地。

3. 手术疗法

适用于：①生命体征不稳定或有腹腔内出血征象者；②诊断不明确者；③异位妊娠有进展者（如血 hCG 处于高水平、附件区大包块等）；④随诊不可靠者；⑤有药物治疗的禁忌证、期待治疗或药物治疗无效者。当然对于无生育要求的女性，也可考虑行手术治疗。1973 年，Shapiro 行第 1 例腹腔镜下输卵管切除术；1978 年，Bruhat 首创腹腔镜下输卵管线形切开术，揭开了腹腔镜治疗异位妊娠的新篇章。腹腔镜手术以其及时、准确、安全、易行、术后恢复快、盆腔粘连少，融诊断与治疗为一体等优势逐渐取代了开腹手术，成为手术治疗异位妊娠的金标准，越来越被妇科医师接受，被患者肯定。

手术方式有保守性手术（保留患侧输卵管）和根治性手术（切除患侧输卵

管）两种。

(1) 保守性手术：包括输卵管伞端妊娠物挤出术、输卵管开窗取胚术及节段切除端端吻合输卵管成形术。

① 输卵管伞端妊娠物挤出术：易导致持续性异位妊娠，仅适用于大部分妊娠物已经自输卵管伞端流出的异位妊娠者。

② 输卵管开窗取胚术：是一种最适合输卵管妊娠患者的保守性手术，对于输卵管壶腹部妊娠者尤其适用，其方法为用无损伤钳抓住孕囊着床的输卵管近端部位，在欲切开部位输卵管系膜下注射稀释的垂体后叶素注射液，再用单极或双极电凝凝固欲切开的膨大的输卵管部位，然后用电针或电钩切开输卵管，一般切开 1cm，之后妊娠物可自动排出，此时立即吸出或夹出，同时注意取净绒毛，检查输卵管切开部位有无渗血，如有渗血用双极电凝止血，切口可不缝合或仅缝合 1 针。

③ 节段切除端端吻合输卵管成形术：适用于输卵管峡部妊娠，但操作复杂，效果不及甲氨蝶呤注射或输卵管开窗术，故目前很少被采用。

输卵管妊娠行保守手术后，残余滋养叶细胞有可能继续生长，再次发生出血，引起腹痛等，称为持续性宫外孕，因此行输卵管保守性手术的患者，在取出胚胎后还可同时在腹腔镜监视下用穿刺针自腹壁穿刺至输卵管妊娠部位系膜，注射甲氨蝶呤 50mg，以预防持续性宫外孕的发生。同时对所有保守治疗者术后均应密切监察 hCG 水平，如术后 hCG 升高、术后 3 天 hCG 下降小于 20% 或术后 2 周 hCG 下降小于 10%，即可诊断为持续性宫外孕，若及时处理，很少需要再手术。

(2) 根治性手术：对于无生育要求的女性，或者是腹腔内出血并发休克者，建议行患侧输卵管切除术。

（七）术后注意事项

1. 清淡饮食

避免吃辛辣生冷的刺激性食物，水分、优质蛋白、维生素和矿物质等要及时补充。术后女性的身体会表现得十分虚弱，若术后没有及时调理好身体，可

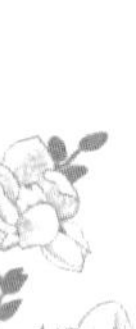

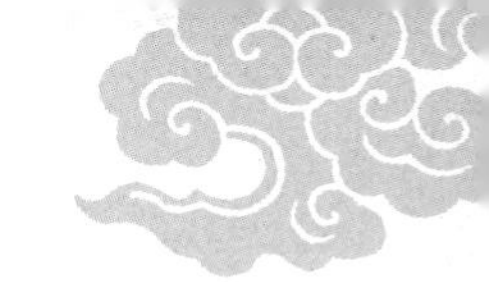

能会影响今后的生活。

2. 保证足够的休息

术后 1 周内患者尽量多卧床休息，不要太过操劳，避免腹部受到压力。

3. 定期复查

患者出院后 1 个月，待月经干净即可去医院复查 B 超，根据治疗得是否彻底，再研究后续方案。

4. 注意避孕

女性朋友一定要等身体完全恢复、输卵管疾病痊愈后再做怀孕打算。贸然怀孕极有可能再次发生宫外孕，这是对自己的身体不负责任。

5. 注意经期私处卫生，防止感染

经期女性本来抵抗力就弱，加上宫外孕手术对身体的打击，很有可能使一些细菌乘虚而入。

（八）宫外孕后是否可以再次妊娠

对于宫外孕之后还能不能再妊娠的问题，只能说宫外孕治疗得越早，对输卵管的伤害越小，患者再次妊娠的可能性就越大。毕竟，每个患者的情况都是不一样的，具体能不能妊娠要依病情而定。如果某一侧输卵管因为治疗需要被切除，而另一侧的功能正常，那么还是有机会再次妊娠的，但是成功的概率可能会相对降低。在要孩子之前，女性朋友最好做全面的身体检查，尤其是盆腔炎、腹膜炎等妇科炎症，如果输卵管有问题，要先治疗，再妊娠，以免发生意外情况。妊娠后要尽早去医院检查，在医生的监控和指导下科学妊娠，力保母子健康。

（九）易发人群

1. 反复人流的女性

近年来，宫外孕的发生率增加了 4 ～ 6 倍，这主要与现代女性不节制地做人工流产有关。频繁地做人流会导致子宫内创伤，胚胎不易在子宫内着床，就会转移到别的地方安家落户。同时反复的宫腔操作将大大增加细菌感染致盆腔炎的概率。

2. 患慢性输卵管炎的女性

患慢性输卵管炎的女性，由于输卵管黏膜充血、水肿，黏膜皱襞发生粘连，使管腔变窄、管壁平滑肌蠕动减弱，无法将受精卵从输卵管壶腹部运送至宫腔，可导致宫外孕。

3. 吸烟、酗酒的女性

对已婚女性中吸烟与不吸烟者宫外孕的发病率进行调查后发现，吸烟者患宫外孕是不吸烟者的 1.5 ～ 4.0 倍。这是因为烟草中的尼古丁可改变输卵管的纤毛运动。另外，还发现长期喝酒或突然大量喝酒的女性，其输卵管腔容易发生狭窄、纤毛摆动功能低下、输卵管壁蠕动性差，这些也不利于受精卵到子宫安家落户。

4. 患妇科疾病的女性

子宫内膜异位症是发生宫外孕的高危因素。因为子宫内膜异位症常引起广泛而又严重的盆腔粘连，导致输卵管变形、位置异常，失去其应有的功能，常常导致不孕或宫外孕。特殊部位的子宫肌瘤或者卵巢囊肿可能会压迫输卵管，使子宫和输卵管发生移位，出现形态变化，从而阻碍受精卵正常着床，也会引起宫外孕。

5. 有宫外孕病史的女性

曾经患过宫外孕的女性，特别是经过药物保守治疗或保守性手术治疗的患者，下次妊娠患宫外孕的概率将增加。因此如果准备再次妊娠，建议先到医院就诊，消除引起前次宫外孕的原因，然后再备孕。

（十）预防

1. 妊娠及正确避孕

选择双方心情和身体状况俱佳的时机妊娠。如暂不考虑做母亲，就要做好避孕措施。良好的避孕措施可从根本上杜绝宫外孕的发生。

2. 及时治疗

生殖系统炎症是造成输卵管狭窄的罪魁祸首，人工流产等宫腔操作更是增加了炎症和子宫内膜进入输卵管的概率，进而导致输卵管粘连狭窄，增加了宫外孕的可能性。子宫肌瘤、子宫内膜异位症等生殖系统疾病也都可能改变输卵管的形态和功能。及时治疗这些疾病可以避免宫外孕的发生。

3. 尝试体外受孕

如果曾经发生过一次宫外孕，那么再次出现宫外孕的可能性足以摧毁女性做母亲的信心。然而科学为女性提供了更多帮助，如体外受孕。精子和卵子在体外顺利“成亲”之后，受精卵可以被送回到母体的子宫内安全孕育。

4. 注意经期、分娩期和产褥期的卫生

防止生殖系统感染，如果已经发病应该及时去医院治疗，同时立即做剖腹探查手术。

5. 生活作息良好，不吸烟、不饮酒

尼古丁和酒精对孕妇及胎儿都有不良的影响，因此应戒烟忌酒。

二、流产

（一）定义

妊娠不足 28 周、胎儿体重不足 1000g 而终止妊娠者称为流产。流产发生于妊娠 12 周前者称早期流产，发生在妊娠 12 周至不足 28 周者称晚期流产。流产又分为自然流产和人工流产。本节着重介绍自然流产，自然流产的发病率占全部妊娠的 15% 左右，多数为早期流产。

（二）常见原因

1. 遗传因素

早期自然流产时，染色体异常的胚胎占 50% ～ 60%，多为染色体数目异常，其次为染色体结构异常。数目异常有三体、三倍体及 X 单体等；结构异常有染色体断裂、倒置、缺失和易位。染色体异常的胚胎多数结局为流产，极少数可能继续发育成胎儿，但出生后也会发生某些功能异常或合并畸形。

2. 环境因素

影响生殖功能的外界不良因素很多，可以直接或间接对胚胎或胎儿造成损害。过多接触某些有害的化学物质（如砷、铅、苯、甲醛、氯丁二烯、氧化乙烯等）和物理因素（如放射线、噪声及高温等），均可引起流产。

3. 母体因素

(1) 母体疾病：母体感染细菌毒素或病毒（单纯疱疹病毒、巨细胞病毒等）后，细菌毒素或病毒通过胎盘进入胎儿血液循环，使胎儿死亡而发生流产。此外，孕妇患严重贫血或心力衰竭可致胎儿缺氧，也可引起流产。孕妇患慢性肾炎或高血压，其胎盘可能发生梗死而引起流产。

(2) 生殖器官疾病：孕妇患有子宫畸形、盆腔肿瘤，均可影响胎儿的生长发育而导致流产。宫颈内口松弛或宫颈重度裂伤易因胎膜早破发生晚期流产。

(3) 内分泌失调：甲状腺功能减退症、严重糖尿病未能控制、黄体功能不足等均可导致流产。

(4) 创伤：妊娠期特别是妊娠早期行腹部手术或妊娠中期外伤可导致子宫收缩而引起流产。

4. 胎盘内分泌功能不足

妊娠早期时，除卵巢的妊娠黄体分泌孕激素外，胎盘滋养细胞也逐渐产生孕激素。妊娠 8 周后，胎盘逐渐成为产生孕激素的主要场所。除孕激素外，胎盘还合成其他激素如 β- 绒毛膜促性腺激素、胎盘生乳素及雌激素等。妊娠早期若上述激素值下降，则妊娠难以继续而致流产。

5. 免疫因素

妊娠犹如同种异体移植，胚胎与母体间存在复杂而特殊的免疫学关系，这种关系使胚胎不被排斥。若母儿双方免疫不适应，则可引起母体对胚胎的排斥而致流产。有关免疫因素主要有父方的组织相容性抗原、胎儿特异抗原、血型抗原、母体细胞免疫调节失调等。

（三）症状

流产的主要症状是阴道出血和腹痛。

1. 妊娠 12 周以内的早期流产

开始时绒毛与蜕膜分离，血窦开放，即开始出血。当胚胎完全分离排出

后，由于子宫收缩，出血停止。早期流产出现阴道出血后，胚胎分离及宫腔内存有的血块刺激子宫收缩，出现阵发性下腹疼痛。早期流产的特点是阴道出血，往往出现在腹痛之前。

2. 妊娠12周以后的晚期流产

晚期流产时，胎盘已形成，流产过程与早产相似，胎盘继胎儿娩出后排出，一般出血不多，特点是往往先有腹痛，然后出现阴道出血。流产时腹痛系阵发性宫缩样疼痛，先有阵发性子宫收缩，然后胎盘剥离，故阴道出血出现在腹痛之后。

（四）治疗方法

流产为妇产科常见病，一旦发生流产症状，应根据流产的不同类型及时进行恰当的处理。

1. 先兆流产

应注意休息，禁忌性生活，阴道检查操作应轻柔。黄体功能不足的患者可以补充黄体酮，起到保胎效果。其次，维生素E及小剂量甲状腺素（适用于甲状腺功能减退患者）也可应用。此外，对先兆流产患者的心理治疗也很重要，要使其情绪安定，增强信心。经治，症状不见缓解或反而加重者，提示有胚胎发育异常的可能。此时应进行B超检查及β-hCG测定，确定胚胎状况，给予相应处理，包括终止妊娠。

2. 难免流产

一旦确诊，应尽早使胚胎及胎盘组织完全排出。早期流产应及时行负压吸宫术，对妊娠产物进行认真检查，并送病理检查。晚期流产因子宫较大，对吸宫或刮宫困难者，可用缩宫素10U加于1%葡萄糖液500ml内静脉滴注，促使子宫收缩。当胎儿及胎盘排出后需检查是否完全，必要时刮宫以清除宫腔内残留的妊娠产物。

3. 不全流产

一经确诊，应及时行刮宫术或钳刮术，以清除宫腔内残留组织。出血多有休克者应同时输血输液，并给予抗生素预防感染。

4. 完全流产

如无感染征象，一般不需要特殊处理。

5. 稽留流产

处理较困难。因胎盘组织有时机化，与子宫壁紧密粘连，造成刮宫困难。稽留时间过长可能发生凝血功能障碍，导致弥散性血管内凝血（DIC），造成严重出血。处理前，应检查血常规、出凝血时间、血小板计数、血纤维蛋白原、凝血酶原时间、凝血块收缩试验及血浆鱼精蛋白副凝试验（3P 试验）等，并做好输血准备。子宫小于妊娠 12 周者可行刮宫术，术时注射宫缩药以减少出血。若胎盘机化并与宫壁粘连较紧，手术应特别小心，防止穿孔，一次不能刮净，可于 5 ～ 7 天后再次刮宫。子宫大于妊娠 12 周者，应静脉滴注缩宫素，也可用前列腺素或依沙吖啶等进行引产，促使胎儿、胎盘排出。若凝血功能障碍，应尽早使用肝素、纤维蛋白原及输新鲜血等，待凝血功能好转后，再行引产或刮宫。

6. 习惯性流产

有习惯性流产史的女性，应在妊娠前进行必要检查，包括卵巢功能检查、夫妇双方染色体检查与血型鉴定及其丈夫的精液检查。女方尚需进行生殖道的详细检查，以确定子宫有无畸形与病变及检查有无宫颈口松弛等。查出原因，若能纠正，应于妊娠前治疗。

7. 流产感染

流产感染多为不全流产合并感染。治疗原则：应积极控制感染，若阴道出血不多，可应用广谱抗生素 2 ～ 3 天，待控制感染后再行刮宫，以清除宫腔残留组织达到止血的目的。若阴道出血量多，在静脉滴注广谱抗生素和输血的同时，用卵圆钳将宫腔内残留组织夹出，使出血减少，切忌用刮匙全面搔刮宫腔，以免造成感染扩散。术后继续应用抗生素，待感染控制后再行彻底刮宫。若已合并感染性休克，应积极进行纠正休克的治疗。若感染严重或腹、盆腔有脓肿形成，应行手术引流，必要时切除子宫。

（五）预防

1. 流产后半年内应避孕，待半年后再次妊娠，可减少流产的发生。

2. 男女双方都需要做好孕前检查，如有疾病，须治愈后再准备妊娠。

3. 做血型鉴定，包括 Rh 血型系统检查。

4. 男方要做生殖系统的检查。有菌精症者要彻底治愈后再使妻子受孕。

5. 治疗黄体功能不足的药物使用时间要超过上次流产的妊娠期限（如上次是在妊娠 3 个月时流产，则治疗时间不能短于 3 个月）。

6. 甲状腺功能减退者要保持甲状腺功能正常后再妊娠，妊娠期也要服用治疗甲状腺功能减退的药物。

7. 注意休息，避免过度疲劳和剧烈运动，情绪稳定，妊娠晚期不宜同房。

8. 子宫内口松弛者可做内口缝扎术。

9. 少去公共场合，避免病毒感染。避免接触有害的化学物质（如砷、铅、苯、甲醛等）和物理因素（如放射线、噪声及高温等）。

不孕症

一、定义

不孕症指婚后未避孕、有正常性生活、同居 1 年而未曾妊娠者。不孕症分为原发性不孕和继发性不孕。未避孕而从未妊娠者称为原发性不孕；曾有过妊娠而后未避孕连续一年不孕者称为继发性不孕。不孕发生率因国家、民族和地区不同存在差别。我国不孕症发病率为 7% ～ 10%。反复流产和异位妊娠而未获得活婴，目前也属于不孕范畴。

二、原因

不孕因素可能在女方、男方或男女双方。女方因素约占 40%，男方因素占 30% ～ 40%，男女双方因素占 10% ～ 20%。

1. 女性不孕因素

以排卵障碍和输卵管因素居多。

(1) 排卵障碍：占 25% ～ 35%。排卵功能紊乱导致不排卵的主要原因有：①下丘脑－垂体－卵巢轴功能紊乱，包括下丘脑、垂体器质性病变或功能障碍；②卵巢病变，如先天性卵巢发育不良、多囊卵巢综合征、卵巢功能早衰、卵巢功能性肿瘤、卵巢不敏感综合征；③肾上腺及甲状腺功能异常也能影响卵巢功能。慢性疾病，如抑郁症、慢性性病、系统性红斑狼疮等也会影响排卵。

(2) 输卵管因素：输卵管阻塞或输卵管通而不畅约占女性不孕因素的 1/2。慢性输卵管炎（淋病奈瑟菌、结核分枝杆菌、沙眼衣原体等）引起伞端闭锁或输卵管黏膜破坏，可使输卵管完全阻塞导致不孕。此外，输卵管发育不全、盆腔炎性疾病后遗症、子宫内膜异位症也可导致输卵管性不孕。

(3) 子宫因素：子宫畸形、子宫黏膜下肌瘤、子宫内膜炎、子宫内膜结核、子宫内膜息肉、宫腔粘连等均能影响受精卵着床，导致不孕。

(4) 宫颈因素：宫颈黏液分泌异常、宫颈炎症及宫颈黏液免疫环境异常，可影响精子通过造成不孕。

2. 男性不育因素

主要是生精障碍与输精障碍。

(1) 精液异常：性功能正常，先天或后天原因所致精液异常，表现为无精、弱精、少精、精子发育停滞、畸精症或精液液化不全等。

(2) 性功能异常：外生殖器发育不良或勃起障碍、早泄、不射精、逆行射精等使精子不能正常射入阴道内，均可造成男性不育。

(3) 免疫因素：在男性生殖道免疫屏障被破坏的条件下，精子、精浆在体内产生抗子抗体，使射出的精子产生凝集而不能穿过宫颈黏液。

3. 男女双方因素

(1) 性生活不能或不正常。

(2) 免疫因素

①同种免疫：精子、精浆或受精卵抗原物质经破坏的天然屏障进入循环产生抗体，使精子与卵子不能结合或受精卵不能着床。

②自身免疫：某些不孕女性血清中存在多种自身抗体，此种抗体可能阻止

精子与卵子结合而影响受孕。

4. 不明原因不孕症

约占不孕症的10%，指经临床系统检查仍不能确认不孕原因的不孕症。

三、相关检查

若未避孕而一年未孕就需要到医院进行检查，全面查找不孕的原因是诊断不孕的关键，根据不孕的原因对症施治才能取得良好的疗效，最终顺利怀孕。不论是原发性不孕还是继发性不孕，首先要排除的是男方因素，因为男方检查既无痛苦，花费又少，希望广大男士不要因为面子问题走弯路。

（一）男性不育的检查

1. 体格检查

(1) 全身检查：血压、身高、体重、营养状况及第二性征，包括体型、骨骼、脂肪分布、体毛分布、有无男性乳房发育、有无嗅觉异常等。

(2) 生殖器官检查：检查睾丸大小、质地、压痛等；附睾有无压痛、硬结，输精管的有无；精索静脉有无曲张及曲张程度；阴茎大小及发育情况等。直肠指诊应注意前列腺的大小和质地，正常情况下不能触及精囊，当精囊病变时，可能触及。

2. 实验室检查

包括精液检查、精液生化检查、病原体检查和精液细胞学检查。

3. 内分泌检查

包括睾酮（T）、促卵泡成熟激素（FSH）、促黄体生成素（LH）、催乳素（PRL）等，通过对这些激素的测定对睾丸功能做出评估，并为分析睾丸功能衰竭的原因提供依据。

4. 免疫学检查

当遇到不明原因的精子活力差、自发性精子凝集现象、慢性生殖系统感染等病例，可检测夫妇双方血清及精液、宫颈黏液中的抗精子抗体。

5. 遗传学检查

常规使用染色体显带技术、FSH技术、Y染色体微缺失检查。

6. 影像学检查

怀疑颅内垂体病变，可行 CT 或 MRI 检查。多普勒超声检查有助于确认精索静脉曲张。

（二）女性不孕的检查

1. 输卵管性不孕的检查

(1) 输卵管通液术：有较大的盲目性，难以对输卵管形态功能做出较为正确的判断，但由于方法简单可作为筛选试验。

(2) B 超监视下输卵管通液术（SSG）：可在超声监视下观察到液体（也可选用特殊的超声诊断造影剂）注入后流经输卵管出现的声像变化。对子宫、输卵管黏膜无损害，副作用轻，操作方法与输卵管通液术相似，在注入液体前后及过程中采用 B 超全程监视。

(3) 子宫输卵管造影术（HSG）：对子宫腔也有比较全面的了解，能判断宫腔内 5mm 大小的病变，操作简便。

(4) 宫腔镜下输卵管插管通液术：间质部常因痉挛、组织碎屑残留、轻度粘连和瘢痕而在通液试验时出现梗阻的假象，在宫腔镜直视下从输卵管向宫腔开口处插管通液或造影能对间质部直接起疏通和灌洗作用，是诊断和治疗输卵管间质部梗阻的可靠方法。

(5) 腹腔镜检查：可直视盆腔内脏器，能全面、准确、及时判断各器官病变的性质和程度。通过镜下通液试验能动态观察输卵管通畅程度，同时起着疏通输卵管腔的作用，是检查女性不孕的最佳手段之一。

2. 排卵功能障碍性不孕的检查

确定无排卵及病因。基础体温（BBT）测定表可帮助判断，基础体温升高 0.5 ～ 1.0℃提示有无排卵及黄体期的长短。还可以借助尿 LH 测定，在月经的第 10 ～ 16 天测试（绝大多数患者在这一窗口期排卵），检测 LH 峰比 BBT 测定的准确性高，但测定 LH 花费较大，出现 LH 表示有排卵可能，但也有患者出现 LH 峰却不排卵，这可能与未破卵泡黄素化综合征有关。检测排卵的其他方法有测定黄体中期孕酮水平、月经中期成熟卵泡出现、排卵期盆腔游离液体、内膜活检子宫内膜呈分泌期改变。

3. 免疫性不孕的检查

(1) 精子免疫检测：分 AsAb 检测、精浆免疫抑制物质检测和精子的细胞免疫检测三部分，临床上比较常用的仍是 AsAb 的检测。

(2) 性交后试验（PCT）：在预测的排卵期进行，试验前 3 天禁止性交，避免阴道用药或洗液冲洗，若宫颈有炎症，黏液黏稠并有白细胞时，不适合做此试验，需治疗后再做。性交后 2 ～ 8h，吸取受试者宫颈黏液涂于玻片上检查。

基础不孕评估证实有排卵、输卵管通畅、正常子宫腔和正常的精液分析，在这些都正常的情况下的不孕则归为不明原因性不孕。

四、治疗方法

1. 治疗器质性病变

对妇科炎症、生殖道畸形、宫腔粘连及妇科肿瘤等器质性病变应对症治疗（本书中均有详细介绍）。

2. 监测排卵

从月经来潮的第 9 ～ 10 天开始监测排卵，当卵泡直径发育至 15mm 时配合尿 LH 的测定。卵泡直径大于 17 ～ 18mm 提示卵泡成熟，尿 LH 阳性提示排卵时间，并据此指导同房时间。

3. 诱导排卵

对于排卵异常或无排卵患者，在纠正激素水平后可诱导排卵。现较常用的诱导排卵药物包括氯米芬（CC）、尿促性素（HMG）及绒毛膜促性腺激素（hCG）。氯米芬的通常用法为从月经周期的第 5 天开始，每天口服 50mg（可根据效果增量），连用 5 天后，开始监测排卵至卵泡直径达到 18mm 时，肌内注射 hCG 5000 ～ 10 000U 促进卵泡成熟及排出。尿促性素可从月经第 2 ～ 4 天给药，并进行 B 超监测，至卵泡直径达到 18mm 时，肌内注射 hCG 5000 ～ 10 000U 促进卵泡成熟及排出。根据用药时间指导同房时间。

4. 对输卵管炎症及阻塞的治疗

对于输卵管炎症及阻塞者，可依据子宫输卵管碘油造影结果，根据阻塞部位的不同，做腹腔镜下输卵管整形术，如术后 6 ～ 12 个月仍未受孕则改用辅助生育技术助孕。

5. 辅助生育技术

读者可参考相关辅助生殖技术图书，在此不做详述。

五、就诊小贴士

不孕症患者首次去医院检查应选择在月经干净后 3 ～ 7 天，禁性生活。最好让丈夫同来做精液化验，取精液检查应禁欲 3 ～ 7 天。到不孕症专科就诊，应严格按医生的约定时间复诊，牢记自己的月经周期相关情况，如抽血检查性激素应在月经来潮的第 3 天，输卵管通水或造影应在月经干净后 3 ～ 7 天，监测排卵在月经的第 8 ～ 10 天。

六、认识误区

1. 生不了孩子是女方的事

从古至今，人们总把不能生育的过错归结于女性，甚至女性朋友也总是在自己身上查找原因。其实，这种想法是错误的。发现不孕一定要夫妻双方同时就诊，这是治疗不孕症的黄金法则。即使再健康的男性，也要检查一下精液，因为外表身体健壮与否和生育能力无必然关系，而且男性精液检查比起女性生育各项检查来说，简便得多，又无创伤。如果碍于面子只让妻子检查，这种行为是荒唐的。

2. 盲目就医，轻信广告和秘方

有的患者到处求医，缺乏相对固定的医生进行系统治疗。有些患者病急乱投医，一见到“家传秘方”“包治不孕”的广告，就失去理智，去不正规的医院进行治疗，从而贻误治疗时机，甚至造成病情恶化。不孕症的病因非常复杂，治疗过程相对比较漫长，患者最好选择正规医院及相对固定的医生就诊。

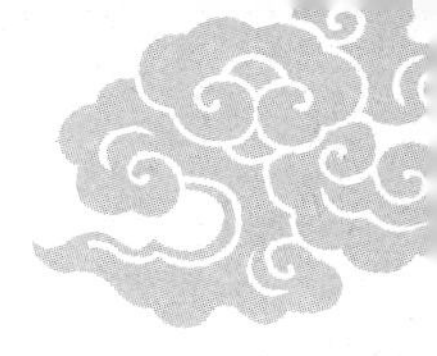

医生会根据每对夫妇的情况为其选择必要的检查，确定其不孕的原因，并根据每个患者的情况制订适合本人的治疗方案。

3. 辅助生殖治疗可生多胎或选择胎儿性别

由于促排卵药物的应用，助孕治疗中多胎妊娠率明显高于正常人群。但多胎妊娠中，孕妇及胎儿往往出现多种并发症，可严重威胁母婴安全，并且随着胎数的增加，围产儿病死率也明显增加。因此对三胎及三胎以上的妊娠必须实施选择性减胎术。实施助孕技术的最终目的是获得健康的孩子，而单胎妊娠才是最安全的。至于性别选择，目前虽然有这种技术（着床前胚胎遗传学诊断，即 PGD），但只针对部分遗传病患者，而且费用较普通试管婴儿高。所以应根据患者的病情选择合理的辅助生殖治疗。

Part 9　暂时只想二人世界

——聊聊避孕

也许你刚刚步入新婚殿堂，还没有享受够甜蜜的二人世界；也许你正处于事业的上升期，还无暇考虑完成生儿育女的伟大工程；也许你已经是一位幸福的妈妈，暂时还没有再要一个宝宝的打算……无论什么原因，只要你现在还不打算要宝宝，也不打算亲自当一回“凶手”，就请负责任地进行避孕。

什么是避孕呢？避孕就类似于不让花授粉、不让花结种子、不让种子发芽。准确的医学表述是，避孕就是用科学有效的方法，来干扰正常妊娠过程中的一个或几个环节，在不妨碍正常性生活和身心健康的条件下，使女性达到暂时或长期不怀孕的目的。

避孕有方

常规避孕的原理主要通过以下方法：抑制精子与卵子产生；阻止精子与卵子结合；使子宫环境不利于精子获能、生存，或者不适宜受精卵着床和发育；错过精子和卵子相遇的机会等从而达到避孕的目的。

一、屏障避孕法

此类方法的原理是“筑起城墙”（机械阻挡），不让精子到达子宫内，或用化学制剂在阴道内将精子灭活，或者两者相结合，以此阻断精子与卵子的相遇，从而达到避孕的目的。具体方法包括外用避孕工具和外用杀精剂。

屏障避孕起源于神秘、绚烂的古埃及。约4000年前，古埃及人用纸莎草、

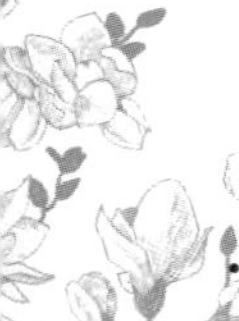

蜂蜜、碱和鳄鱼粪等制成栓剂，置于子宫颈口和阴道内进行避孕，开创了屏障避孕的先河。我国和日本古代的女性也曾用油性竹衣作为宫颈屏障，避免生育。17 世纪屏障避孕已在欧洲贵族中流行，近一百多年来随着橡胶工业的发展，屏障避孕得到了广泛的使用。

目前，我国较为常用的屏障避孕法有男用避孕套、女用避孕套和外用杀精剂类（栓、片、膜、胶冻、凝胶等），国外还有一些较为新颖的如女用避孕囊、女用帽和李氏（Lea）盾等，但在国内较难获得，很少有人使用。

（一）男用避孕套

男用避孕套又称阴茎套，是目前应用最为普遍、最无害的男用避孕工具。它是用优质薄乳胶制成的袋状避孕工具，长度为 19cm，远端有一个小囊为贮精囊，是性交时贮存精液的地方，开口部有一个略有松紧的橡皮圈，将其套在阴茎上具有紧束阴茎的作用，性交时可将避孕套套在男性阴茎上，阻断精液进入阴道，起到物理屏障的作用。避孕成功率可达 95% 以上。

1. 使用方法（图 9–1）

(1) 避孕套为一次性使用器具，每次使用一个新套。根据阴茎直径的大小选择适合大小的型号。常用的阴茎套有 3 种规格：大号、中号、小号，直径分别为 35mm、33mm、31mm。初次使用时可选择中号，如果不合适再换其他型号。

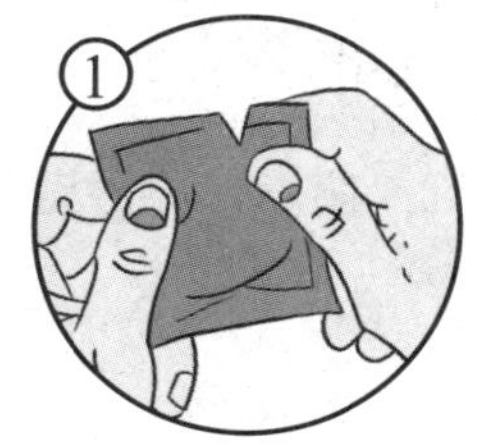

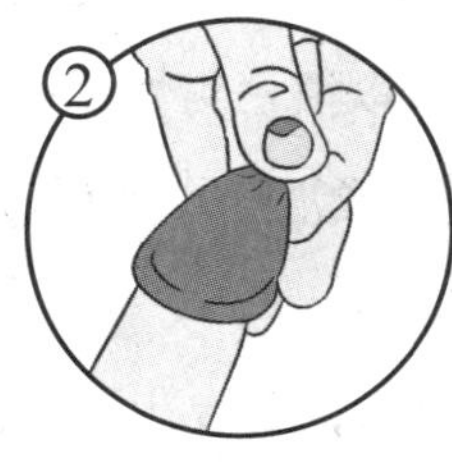

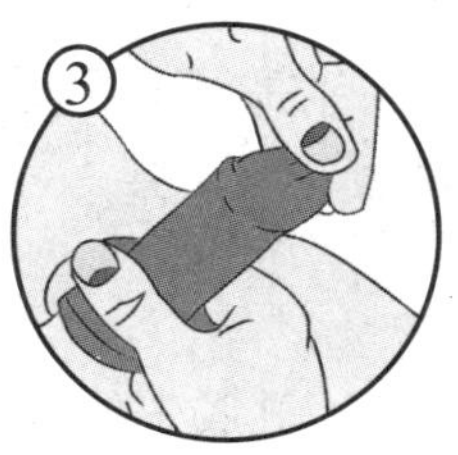

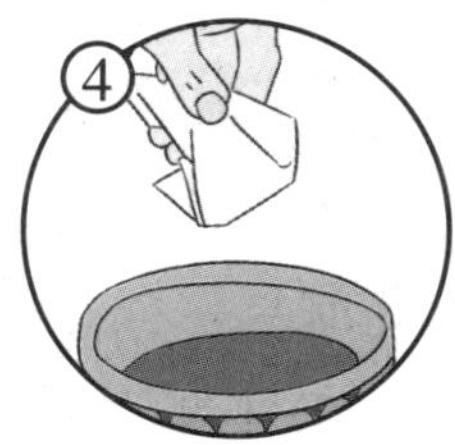

图 9–1　避孕套的使用方法

(2) 使用前捏瘪避孕套顶端的小囊，排出空气，以防止使用过程中破裂。

(3) 将翻卷的避孕套放在勃起的阴茎头上，将卷折部分向阴茎根部推，边推边套，直至阴茎根部。

(4) 射精后，在阴茎软缩前握紧套口将避孕套和阴茎一起从阴道内抽出，并检查有无破损。

2. 注意事项

(1) 使用避孕套作为避孕措施的人应该在每次性生活时都坚持使用。

(2) 必须是性交一开始时就用，不要等到有射精感时才戴上，因为射精前常有少量精子随着分泌物一起排出，而这些精子足够造成一次意外怀孕。此外，有些人认为体外射精也是一种避孕方式，其实这种方法是非常危险的，失败率非常高。

(3) 使用时避免指甲划破避孕套。

(4) 避孕套远端的小囊是储藏精液的，不要将其套在阴茎头上。

3. 优点

(1) 避孕套最大的优点就是在避孕的同时可以防止感染性传播疾病。

(2) 避免了极少数女性对配偶精子或精液的过敏反应。

(3) 可用于免疫性不孕的治疗：有些女性不孕是因为体内产生了抗精子抗体，使用避孕套 3 ～ 6 个月后，患者体内抗精子抗体水平可降低。

(4) 长期使用避孕套避孕可以减少女性生殖道炎症的发生，降低女性宫颈 HPV 感染，从而降低宫颈癌的发生。

4. 缺点

(1) 影响性生活快感，其实在一定程度上主要是由于心理因素的影响，总是觉得“隔着一层”，特别是对于男性，所以很多男性不愿意使用。

(2) 使用方法不当容易造成避孕套破裂或滑脱，使精液流入阴道，导致避孕失败。

(3) 小部分人群可能对乳胶中的蛋白过敏，会发生过敏反应。

（二）女用避孕套

女用避孕套也称为“阴道套”，是由特殊材料聚氨酯（也可以用乳胶）制成的柔软、宽松的且坚固耐磨的袋状物，其长度为 15 ～ 17cm，开口处为一直径 7cm 的外环，远端套底完全封闭，内有一直径 6.5cm 的游离内环。

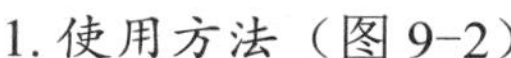

1. 使用方法（图 9–2）

(1) 选取舒适的体位，如两腿分开的蹲位（或跪位），或两腿分开平躺，也可站立位一脚踏于椅子上。

(2) 使内环位于套底，用拇指、示指和环指在套的外侧握住内环，轻轻挤压，外环自然下垂。

(3) 将内环沿阴道后壁上推，植入阴道内。

(4) 用示指将内环置于耻骨上方（进入阴道 6 ～ 9cm 处），注意确保避孕套主体未被扭曲，外环覆盖在外阴。

(5) 性生活结束后，用手握住外环，旋转 1 ～ 2 圈后缓慢拉出即可，为避免精液倒流，请在起身前取出避孕套。

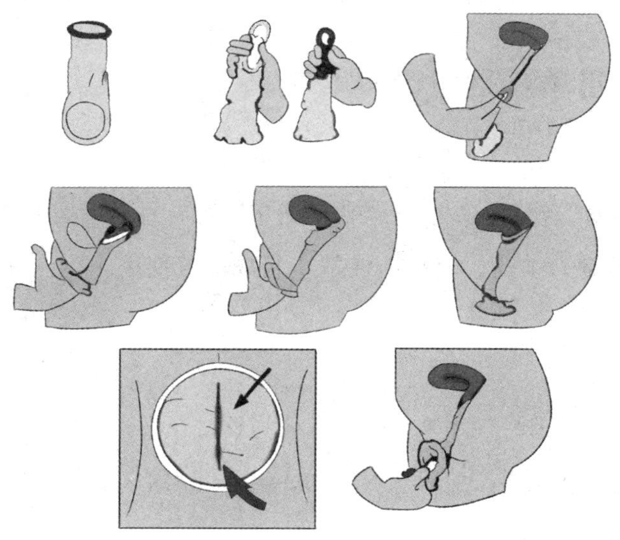

图 9–2　女用避孕套的使用方法

2. 注意事项

(1) 每次性生活时均需使用。

(2) 使用时用手撑开避孕套，指导伴侣轻轻地进入，以确保正确进入避孕套内。

(3) 如果感觉到外环进入阴道内要停止性交，取出避孕套，重新放置。

(4) 子宫脱垂患者不适宜使用。

3. 优点

(1) 避孕套可以深入阴道深处，并且与阴道完全贴合，能更好地达到避孕效果。同时，对男性来说，比男性避孕套更为敏感和舒适。

(2) 外端的环较大，使用时可以始终置于阴道口外部以阻隔男性阴茎根部与女性外阴的直接接触，较男用避孕套更有效地防止了病菌的传播。

(3) 女用避孕套可于性交前数小时放入，也可即时使用，这与男用避孕套不同，无须男性勃起的阴茎作为避孕套置入或取出的辅助，从而不会使性爱过程产生停顿或中断，也缓解了以往男性对戴套的抵触情绪。

4. 缺点

女性避孕套在使用的时候，如果放置不当，也比较容易滑落。

二、外用杀精剂

外用杀精剂包括避孕栓、胶冻、片剂和药膜等，在性生活前置入女性阴道内，是具有对精子灭活作用的一类化学避孕制剂。目前市场上销售的外用杀精剂多以壬苯醇醚为主药，辅以惰性基质制成。若使用正确，其避孕有效率达95% 以上。

1. 使用方法

在性生活开始前将外用杀精剂置入阴道深处，片剂、栓剂、药膜需待药物溶解后才可进行性生活，一般要 5 ～ 10min 才能溶解。胶冻剂不需要通过溶解便能发挥作用。

2. 注意事项

(1) 每次性生活前均需正确使用。

(2) 如果放置超过 30min 还未性交或需要再次性交，需再次放置药物。

(3) 放入药物后应避免下床活动，性生活过程中最好采取女性平卧位，以免药物流出而影响避孕效果。

(4) 性生活结束后 6h 内不能冲洗外阴和阴道，以免影响避孕效果。

(5) 近绝经期女性阴道分泌减少，在选用杀精剂时应选择主要依靠体温溶解的栓剂，以及不需要溶解的胶冻剂类，避免选择依靠体液溶解的片剂和膜剂。

(6) 会阴裂伤、阴道壁较松弛及子宫脱垂者不宜使用。

(7) 可以和其他外用避孕工具联合使用，增加避孕成功率。

3. 优点

(1) 使用方法简单，不影响性生活过程中男女双方的性快感。

(2) 对使用者的内分泌和月经没有影响。

(3) 因杀精剂在破坏精子的生物膜系统发挥避孕作用的同时，也可以杀灭淋病奈瑟菌、滴虫、疱疹病毒、衣原体等致病微生物，从而可以降低部分性传播疾病及女性炎症的发生。

4. 缺点

(1) 个别人对杀精剂过敏。

(2) 可引起部分使用者阴道分泌物增多。

(3) 反复多次使用有可能造成阴道黏膜的损伤。

(4) 使用过程中失误率高（如药物流出），可增加避孕失败率。

三、激素避孕法

激素避孕法也称女性甾体激素避孕法，包括口服避孕药、注射避孕针、缓释避孕药。它的作用原理主要是通过激素的作用抑制卵巢排卵、增加宫颈黏液的黏稠度使精子不易通过、改变输卵管功能及影响子宫内膜形态与功能，使受精卵不易着床从而达到避孕的目的。

（一）口服避孕药

口服避孕药是 20 世纪 50 年代末由 Gregory Pincus 发明的。在口服避孕药发明之前，女性如果不想生育只能到医院求助医生施行绝育手术，或者依赖伴侣自觉使用外用器具，但是没有真正的自主权。口服避孕药的发明使得女性有了真正自主选择生育的权利，在当时被誉为“现代七大奇迹之一”。

口服避孕药包括复方短效口服避孕药、复方长效口服避孕药及探亲避孕药，后两者因其激素含量较大，副作用较大，市场上已较少使用。目前市场上使用较多的为复方短效口服避孕药，它除了避孕之外临床上还用来治疗一些与妇科内分泌相关的妇科疾病。以下将主要介绍复方短效口服避孕药。

复方短效口服避孕药是雌激素和孕激素组成的复方制剂，由于雌激素的剂量和孕激素的成分不同而组成不同的制剂。目前市场上常用的复方短效口服避孕药有去氧孕烯炔雌醇片（妈富隆）、复方孕二烯酮片（敏定偶）、炔雌醇环丙孕酮片（达因 -35）、屈螺酮炔雌醇片（优思明）、屈螺酮炔雌醇片（优思悦）等。

1. 使用方法

于月经第 1 天开始口服，除优思悦外，每月口服 21 天，停药 7 天后开始口服第 2 个周期。优思悦按其药板上顺序每天口服，28 天为 1 个周期，周期中间无须停药。

2. 禁忌证

(1) 有高血压、冠心病、静脉血栓性疾病的患者。

(2) 急慢性肝炎或肾炎患者。

(3) 内分泌疾病，如糖尿病、甲状腺功能亢进。

(4) 肿瘤患者，如肝脏良恶性肿瘤、乳腺癌等。

(5) 严重偏头痛、抑郁症、精神病、过敏或不明原因的阴道出血患者。

(6)35 岁以上的吸烟女性（每天 20 支以上）。

(7) 哺乳期女性。

3. 注意事项

(1) 服药时应按时服用，最好固定在每晚睡前，不要随意更改服药时间，以保证避孕效果。

(2) 要按规定服用，不能间断，如漏服 1 片，需按照说明书补服；如漏服 2 片，该周期需采用其他避孕措施，如屏障避孕。

(3) 服药过程中会有月经量减少，但通常不会闭经，如连续 2 个周期无月经来潮，宜更换一种口服避孕药，换药后仍无月经来潮应停药检查，停药期间

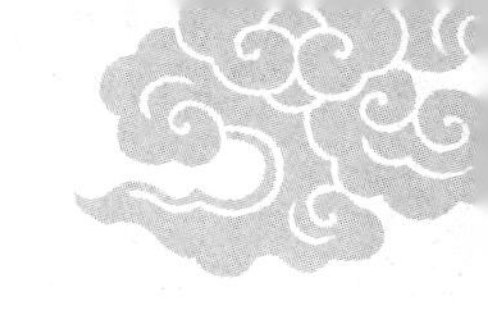

应采取其他避孕措施，如屏障避孕。

4. 优点

(1) 避孕有效率较高，如正确使用有效率可接近 100%。

(2) 不影响性生活过程中男女双方的性快感。

(3) 可以减少月经量，缓解痛经。

(4) 可减少卵巢癌和子宫内膜癌的发生率。

(5) 不影响服药者的日后生育，也不影响子代发育。

(6) 一些剂型的复方短效口服避孕药由于其所含的孕激素有一定的抗雄激素作用，如炔雌醇环丙孕酮片（达因 -35）、屈螺酮炔雌醇片（优思明）、屈螺酮炔雌醇片（优思悦）。因此，对痤疮及高雄激素血症也有一定的治疗效果。

(7) 可增加宫颈黏液的黏稠度，减少上行感染、减少盆腔炎的发病率。

5. 缺点

(1) 需每天服用，如漏服可能引起阴道不规则出血、非意愿妊娠。

(2) 不能预防性传播疾病的发生。

(3) 可能出现恶心、头昏、乏力、乳胀等类似早孕反应。

(4) 可能出现阴道不规则出血、月经量过少或闭经，停药后多能恢复。

(5) 可能增加血栓性疾病的风险。

(6) 长期服用可能会使少数女性体重增加，主要原因为药物中的雌激素可引起水钠潴留，并且孕激素可增加食欲，从而使得服用者体重增加。但屈螺酮炔雌醇片（优思明）和屈螺酮炔雌醇片（优思悦）因其孕激素特殊，不会引起体重增加。

(7) 少数女性面部皮肤可能出现淡褐色色素沉着，停药后多可减轻或恢复。

（二）注射避孕针

注射避孕针为长效避孕针，有单孕激素和雌孕激素复合制剂两种。雌孕激素复合制剂肌内注射 1 次可避孕 1 个月，但由于激素含量大，副作用较大，已很少使用。单纯孕激素制剂每隔 2 ～ 3 个月肌内注射 1 次，由于对乳汁的质和量影响较小，适用于哺乳期女性，有效率为 98%，但可引起月经紊乱、点滴出血或闭经等副作用。

（三）缓释避孕药

缓释避孕药又称为缓释避孕系统，它是用甾体激素避孕药与具有缓释性能的高分子材料共同制备而成的，能持续、恒定地释放低剂量避孕药，达到长效避孕的目的。缓释避孕药包括皮下埋置剂、缓释阴道药环、避孕贴片及含药的宫内节育器。

1. 优点

(1) 药物经皮肤、黏膜等途径吸收，除去了肝脏的首过效应，不仅增加了药物的生物利用度还可减少肝脏的负担。

(2) 血药浓度相对比较恒定。

2. 缺点

缓释避孕药多为单纯孕激素制剂，可引起阴道不规则出血、闭经、功能性卵巢囊肿、情绪变化、头痛等副作用。

四、宫内节育器

宫内节育器（IUD）也就是我们常说的节育环。其起源可追溯至几千年前的古埃及时代，那时沙漠中唯一的交通工具就是骆驼，商人们靠骆驼驮着沉重的货物，长途跋涉，但是母骆驼在途中经常怀孕而耽误运输，于是商人们就想出了一个巧妙的办法，他们把一些光滑的小卵石放入母骆驼的子宫内，从而避免母骆驼怀孕，这便是节育器的雏形。1909 年，Richard Richter 用蚕肠线制成环，成为人类历史上第一个真正意义的 IUD。之后 IUD 得到了迅速的发展，但是由于放环为侵入性操作，术后感染率较高，从而限制了 IUD 的推广应用。直到 20 世纪 40 年代中期，抗生素批量生产后才突破了 IUD 临床使用的瓶颈，促使其得到了广泛的应用，特别是在我国，约有 40% 的育龄期女性采用 IUD 进行避孕。IUD 的避孕原理可以总结为八个字“杀精毒胚、干扰着床”。

（一）IUD 的分类

IUD 的种类繁多，有各种不同的形状、不同的材质及不同的活性成分。我

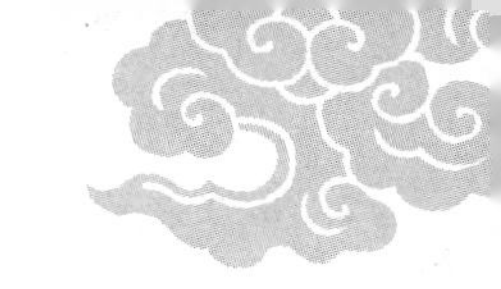

们大体上把IUD进行了如下的分类。

1. 惰性IUD

由金属、塑料、硅胶等惰性材料制成，如过去使用最多的金属圆圈环就是这种类型。它在子宫腔内使子宫内膜发生无菌性的炎症反应，各种炎症因子及炎性细胞可以干扰受精卵着床，并且毒杀胚泡，从而起到避孕的作用。在20世纪80年代初期，这类节育环为我国的计划生育事业做出了不可磨灭的贡献。但由于脱环率及带环受孕的概率相对较高，于是在1993年它彻底退出了历史舞台。

2. 活性IUD

这类节育环的应用最为广泛，它们除了具有节育环的“骨架”外，还具有活性的“灵魂”，如铜离子、激素及药物等活性物质。根据它们所含活性物质的不同，又把它们进行了如下划分。

(1) 含铜离子的IUD：这类IUD除了可以使子宫内膜局部发生无菌性炎症外，其含有的铜离子还对精子有直接的杀伤作用，使得精子头尾分离，阻止受精卵形成；铜离子还可以增加子宫内膜的组织损伤，干扰受精卵着床。

(2) 含药物成分的IUD：根据其所含药物成分的不同，又分为含左炔诺黄体酮的IUD和含吲哚美辛的IUD。

①含左炔诺黄体酮的IUD：如曼月乐，它所含的左炔诺黄体酮可抑制一部分女性排卵；还可以使得子宫内膜腺体萎缩，不利于着床；另外，还能够使宫颈黏液变黏稠，使精子不易穿过，从而较好地避孕。但是在临床上这种IUD除了用于避孕外，还用于治疗月经量过多、痛经、子宫内膜增生等妇科疾病。

②含吲哚美辛的IUD：其所含的吲哚美辛可以减少放环后月经量多、下腹痛等副作用。

（二）放环时间

1. 月经干净后的3～7天。

2. 人工流产后立即放置；自然流产后1次正常月经后放置；药物流产后2次正常月经后放置。

3. 产后 42 天，恢复良好可放置。

4. 剖宫产后半年可放置。

5. 含激素的 IUD 在月经的第 3 天放置。

6. 哺乳期放置前应先排除早孕。

（三）取环时间

1. 有生育要求或者不需要避孕者可于月经干净第 3 ～ 7 天取环。

2. 带环受孕者于人工流产时同时取环。

3. 带环异位妊娠的患者可在术前或术后出院前取环。

4. 不规则子宫出血的患者可随时取环，并同时行诊断性刮宫。

5. 绝经半年以上者应该取环。

（四）注意事项

1. 放置、取出节育环之前，应到医院进行相关妇科检查，排除急性炎症。

2. 月经频繁或月经量过多者不适合放置节育环（曼月乐除外）。

3. 生殖道恶性肿瘤患者不宜放环。

4. 子宫畸形、宫颈过松、严重宫颈裂伤者不宜放环。

5. 放环、取环后如出现明显腹痛、阴道出血多或伴有发热应及时就诊。

6. 放环、取环后 1 周内避免重体力劳动，2 周内不能同房及盆浴。

7. 放环后应按时回医院复诊。

8. 取环后如暂时不想怀孕应采取有效避孕措施。

（五）优点

1. 一次放置可连续使用 5 ～ 10 年，甚至更长时间（根据环种类的不同，有效期不同）。

2. 避孕有效率高。

3. 不影响性生活过程中男女双方的性快感。

4. 经济，可长期避孕而且价格低廉。

5. 安全，宫内节育器作用于局部，对全身代谢无影响，哺乳期女性使用不影响乳汁分泌，对婴儿无不良影响。

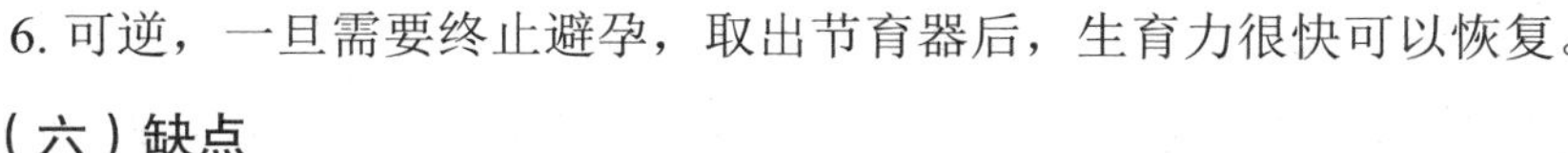

6. 可逆，一旦需要终止避孕，取出节育器后，生育力很快可以恢复。

（六）缺点

1. 放环、取环为侵入性有创操作，可能存在子宫穿孔、感染等风险。

2. 少数可能出现环嵌顿、断裂等风险。

3. 没有口服避孕药的效果好，可能出现环脱落而导致怀孕，有的甚至会出现带环受孕。

4. 部分女性可能出现月经过多、经期延长、阴道出血等副作用。

5. 只能阻止宫内孕，而不能避免宫外孕。

6. 不能预防性传播疾病的感染。

五、自然避孕法

自然避孕法又称安全期避孕，就是不用任何药具，也不施行医疗手段，而是根据女性的月经周期或身体出现的特征性症状和体征，间接判断排卵过程，识别排卵前后的易受孕期，进行周期性禁欲，从而达到避孕的目的。因为不需要任何药具，所以被称为“自然避孕法”。

自然避孕法的避孕原理：卵子从卵巢排出后能存活 1 ～ 2 天，受精能力最强的时间是在排卵后 24h，精子在女性生殖道能够存活 3 ～ 5 天，所以排卵前后 4 ～ 5 天都被认为是易受孕期，所以通常把排卵日的前 5 天和后 4 天（共 10 天）作为危险期，要避免性生活，其余日子则为安全期，可以同房。

1. 判断安全期的方法

(1) 排卵一般发生在月经来潮前 14 天，对于月经规律的女性可将预计下次月经来潮日减去 14 天，作为“假定排卵日”，那么在它的前 5 天和后 4 天就是危险期，其他时候则相对安全。

(2) 对于月经不规律的女性可监测基础体温，正常育龄女性的基础体温与月经周期一样，呈周期性变化。这种体温变化与排卵有关。在正常情况下，女性在排卵前的基础体温较低，排卵后升高 0.3 ～ 0.5℃。这是因为当卵巢排卵后形成的黄体会分泌较多的孕激素，刺激下丘脑的体温调节中枢，导致基础体温升高，并一直持续到下次月经来潮前才开始下降。下个月经周期的基础体温又重复上述这种变化。把每天测量到的基础体温记录在一张体温记录单上，并连成曲线，就可以看出月经前半期体温较低，月经后半期体温上升，这种前低后高的体温曲线称为双相型体温曲线，表示卵巢有排卵，而且排卵一般发生在体温上升前或由低向高上升的过程中。所以，在基础体温处于升高水平的 3 昼夜后，即从第 4 天起至月经来潮前为安全期。

(3) 比林斯法：就是观察宫颈黏液法。宫颈黏液由子宫颈管里的特殊细胞所产生，随着排卵和月经周期的变化，其分泌量和性质也发生周期性变化。正常情况下，月经刚干净时，女性还处于卵泡发育的早期，此时体内雌激素分泌少，宫颈黏液呈紧密的网状，封闭子宫颈口，此时子宫颈口也处于闭合状态，这时的宫颈黏液少而黏稠，外阴部呈干燥状而无湿润感，内裤上不会沾到黏液。随着月经周期的进展，卵泡不断发育，雌激素分泌量增加，在排卵前 6 天左右，子宫颈黏液结构呈松散的网状，此时子宫颈口也有所开放，女性外阴就会有潮湿的感觉，但比较黏稠。接近月经中期时，优势卵泡形成，雌激素大量分泌，子宫颈黏液也大大增加，并且变为蛋清样，透明而富有弹性，用拇指和示指可把黏液拉成很长的丝状（可达 10cm 以上），这时女性外阴就会产生明显的潮湿和润滑的感觉。一般认为分泌物清澈透明呈蛋清状且拉丝度最长的一天很可能是排卵日。

卵巢排卵后，黄体形成并产生孕激素，从而抑制子宫颈细胞分泌黏液，所以宫颈黏液又变得少而黏稠，直到下次月经来潮。下个月经周期宫颈黏液又出现上述这种变化。所以女性可以通过对分泌物的观察来进行判断，一旦发现外阴部有湿润感及黏稠的黏液有变稀的趋势，黏液能拉丝达数厘米时，就应认为此时处于易受孕期，直到稀薄、透明，能拉丝的黏液高峰日过后第 4 天，才能进入排卵后安全期。

2. 优点

(1) 因为没有使用任何的药具，所以没有任何副作用。

(2) 不影响性生活过程中男女双方的性快感。

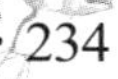

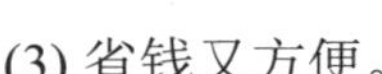

(3) 省钱又方便。

3. 缺点

(1) 安全期避孕法最大的缺点就是避孕失败率可高达 20%。因为不是所有女性都能够正确推断自己的排卵日，即使能够正确推断排卵日，女性的排卵还会受到很多因素的影响，如情绪、健康状况、外界环境等，还有可能发生意外排卵，所以没有绝对的安全期。

(2) 不能预防性传播疾病的感染。

六、紧急避孕

紧急避孕又称为事后避孕，是指无保护性生活或觉察到避孕失败时，如使用避孕套不当，避孕套破裂、滑脱，漏服避孕药，宫内节育器脱落，遭人强暴等，为防止非意愿妊娠而采用的补救避孕法。紧急避孕包括口服紧急避孕药和放置宫内节育环。

（一）紧急避孕药法

紧急避孕药包括激素类和抗孕激素类两种，前者以毓婷为代表，后者以米非司酮为代表，需在性交后 72h 内服用才有效，有效性为 80% 左右。注意事项如下所示。

(1) 首次服药时间越早越好，超过 72h 无效。

(2) 部分女性服药后会出现恶心、呕吐，呕吐后必须及时补服。

(3) 一次紧急避孕药只对最近的一次性生活负责，之后再有性生活必须另外采取有效的避孕措施。

(4) 紧急避孕药有效率明显低于常规避孕方法，且紧急避孕药激素含量较大，副作用较大，不能代替常规避孕方法。

（二）放置宫内节育环

带铜离子的宫内节育环可用于紧急避孕，需在无保护性生活后 5 天(120h)内放入。有效率达 95% 以上。

七、绝育术

绝育术是一种永久性的节育措施，它是通过手术的方式将女性的输卵管或者男性的输精管结扎或堵塞，阻断精子与卵子的相遇而达到绝育的目的。绝育术分为女性绝育术和男性绝育术。

（一）女性绝育术

女性绝育术又称输卵管绝育术，分为输卵管结扎和输卵管堵塞两大类。

1. 具体方式

(1) 开腹输卵管结扎术：局部麻醉后在下腹部做一个长 2 ～ 3cm 的切口，将输卵管峡部切除一部分，然后将两个断端结扎。

(2) 腹腔镜下输卵管绝育术：在腹腔镜下用双极电凝烧灼输卵管峡部 1 ～ 2cm，或是用弹簧夹或硅胶环置于输卵管峡部，以阻断输卵管。

2. 手术时间

非孕女性在月经干净后 3 ～ 4 天，人工流产或分娩后 48h 内，哺乳期或闭经的女性在排除早孕后行手术。

3. 优点

一劳永逸，失败率低，对身体、月经、性生活均无影响。

4. 缺点

女性绝育术为手术操作，可能出现感染、损伤周围脏器等风险；极少数女性可能发生自然复通；如需再次生育需行手术复通。

（二）男性绝育术

男性绝育术主要有输精管结扎和输精管堵塞两种方法。

1. 具体方式

(1) 输精管结扎术：切开阴囊皮肤，在稍远离附睾处剪断，将输精管切除约 0.8cm，分别结扎两断端。

(2) 输精管堵塞术：用电凝术烧灼输精管内壁引起狭窄梗阻，或将药物注入输精管引起化学性狭窄堵塞，也可用“504”苯酚合剂注入输精管引起粘连阻塞，或用银、钽等制成微型夹子钳夹阻塞输精管。

2. 注意事项

(1) 结扎术后为预防出血和血肿形成，应避免剧烈运动。

(2) 2 周内不要性交，以免摩擦伤口，引起感染。

(3) 术后 2 个月内仍应采取其他措施避孕，因为在精囊和通到尿道一端的输精管内尚贮留有精子，仍可使女方受孕。

3. 优点

(1) 一劳永逸，失败率低，对身体、性功能、性生活均无影响。

(2) 男性输精管位置较表浅，相对于女性绝育术手术操作容易，创伤小，安全性高，并发症少。

(3) 术后如再次有生育要求，手术复通成功率高。

4. 缺点

同女性绝育术。

如何避孕谁做主

上述内容中我们已经对目前常用的避孕方法及其优缺点进行了介绍，那么多的避孕方法，应该如何选择呢？在选择避孕方法时，我们应该根据自身的特点，包括所处的阶段、身体状况、婚姻状况及家庭计划等方面，选择适合自己的、安全有效的避孕方法。下面就具体介绍一下。

一、生育年龄各期避孕方法的选择

（一）新婚期

新婚夫妇的特点：女方未生育过，生殖道较紧，性生活较频繁，刚开始时缺乏性经验，并且只是暂时不想生育，所以新婚期选择避孕方法的原则应该是简便、高效、不影响性生活质量、停用后短期内可恢复生育、不影响子代健康。复方短效口服避孕药使用方便，避孕效果好，不影响性生活，对女性生育功能及子代健康无不良影响，可作为首选。男用避孕套也是较理想的避孕方式，性生活适应后可选用。还可选用外用避孕栓、药膜等。不建议使用宫内节育器，因其需进行有创操作，存在发生感染、损伤等对以后生育造成影响的风险。新婚期不易掌握排卵日期，不建议使用安全期避孕。长效避孕药副作用较大也不建议使用。

（二）哺乳期

哺乳期女性无论月经是否复潮，均应采取避孕措施。此阶段女性因其主要特点是要为婴儿提供乳汁，所以避孕方式的选择应以不影响乳汁的质量及婴儿的健康为原则。此段时期首选的避孕方式为男用避孕套，也可选用单孕激素长效避孕针，不会影响乳汁分泌。如之后无生育要求可选用宫内节育环（顺产42天后、剖宫产半年后），但哺乳期子宫较软，易发生子宫穿孔。复方口服避孕药会影响乳汁的分泌，此期不宜选用。由于哺乳期阴道较干燥，不适合选用避孕药膜。此时期排卵可能没有完全恢复正常，排卵期推算容易出错，不适合安全期避孕。

（三）生育期

1. 生育一孩后期

由于二孩政策的放开，很多夫妻都有生育二孩的打算，如还有生育要求，此时选择避孕方式的原则为不影响生育能力、停用后短期内可恢复生育、不影响子代健康。此时可选用复方口服避孕药、避孕套、避孕栓、避孕药膜。如需几年后再生育者亦可选用宫内节育环或者皮下埋置剂，不宜选择结扎术。

2. 生育二孩后期

二孩夫妇的特点是一般不会再生育，需长时间避孕直至退出生育年龄，此时选择避孕方式的原则应为选择长效、安全、可靠的避孕方法，减少非意愿妊娠进行手术带来的痛苦及伤害。此时可首选宫内节育环，也可选择行绝育术。当然，复方口服短效避孕药、皮下埋置剂或避孕套、避孕栓、药膜也均适用。可根据个人身体状况及习惯进行选择。

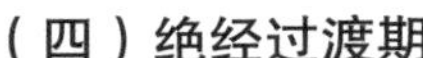

（四）绝经过渡期

处于这段时期的女性卵巢功能开始下降，可能出现排卵不规律、月经紊乱、阴道分泌物较少等情况，但是仍然有妊娠的可能，仍需要坚持避孕。此时可选用避孕套，辅以润滑剂，既能避孕，还可以增加润滑感，提高性生活质量。原来使用避孕环者，无不良反应可继续使用，至绝经后半年取出。此时期不宜选择复方避孕药，也不宜选用避孕药膜及安全期避孕。

二、特殊人群避孕方法的选择

1. 月经不调者

月经过多或有痛经者可以选用复方短效口服避孕药，既可以避孕又可以调整月经周期、减少月经量、缓解痛经。也可选择放置含左炔诺黄体酮的宫内节育环，如曼月乐。月经量过少者不宜选用复方短效口服避孕药，可以选择放置含铜离子的宫内节育环。

2. 人工流产术后

应及时采取避孕措施，若出血不多，子宫收缩好，没有感染征象，没有组织残留可于手术同时放置宫内节育环，或者术后立即口服复方短效避孕药。复方短效口服避孕药中的雌激素还可以帮助子宫内膜恢复生长、减少出血量和减少宫腔粘连的风险。

3. 被强暴后

事件发生后应采取紧急措施防止意外怀孕。在 72h 内可以口服紧急避孕药，如毓婷、米非司酮等；若在 5 天之内，无感染征象，可放置含铜离子宫内节育环。

4. 患有生殖道炎症或性传播疾病者

急性期应尽量避免性生活。必要时尽可能地选择避孕套进行避孕，既可避孕又可以避免相互传染。但应注意部分治疗阴道炎症的药物可能会对乳胶制品造成损坏，必要时需要加用其他避孕方法。宫内节育环对有生殖道感染或性传播疾病的女性不适合。

5. 肺结核患者

需要长期服用抗结核药物，这些药物会减弱避孕药的药效，故不宜服用避孕药物，可以用屏障避孕或放置宫内节育环。肺结核活动期不宜妊娠。

6. 心脏病患者

这类患者可以选择屏障避孕，已有子女或不宜妊娠者可以选择绝育术，不宜选择避孕药。因避孕药中的雌激素可能会促使水钠潴留，加重心脏负担，同时也有可能增加血栓发生的风险。选择宫内节育环也要慎重，因为节育环有可能引起感染，而发生细菌性心内膜炎。

7. 糖尿病患者

此类患者应以工具避孕或自然避孕为宜。因为避孕药会影响葡萄糖耐量，因此有糖尿病家族史、潜在糖尿病或糖尿病的患者不宜使用。糖尿病易诱发感染，应慎用宫内节育环。

8. 过敏体质

过敏体质的女性在选用避孕方法时应注意，避孕药膜、避孕栓、避孕片等易引起阴道黏膜过敏、引导分泌物增加，甚至引起炎症。个别人使用避孕套也过敏。可试用避孕药、宫内节育环，若都有过敏反应，可根据情况及有无生育要求选择自然避孕或行绝育术。

人工流产很残酷

避孕工作不到位，发生意外妊娠怎么办？相信绝大多数人会说："人工流产呗！""轻轻松松 3 分钟，意外怀孕烦恼去无踪"，但事实真的是这样吗？下面将为读者揭开人工流产的面纱。

人工流产是指因意外妊娠、疾病等原因而采用人工的方法终止妊娠，是避孕失败的补救方法。终止早期妊娠的人工流产方法包括药物流产和手术流产。

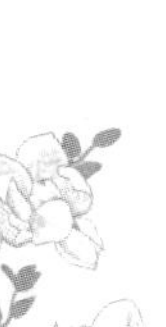

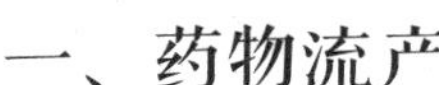

一、药物流产

药物流产是指妊娠早期通过药物来终止妊娠。目前临床上常用的药物是米非司酮和米索前列醇配伍。

（一）作用机制

女性妊娠后，身体里会产生一种激素——孕酮，孕酮是维持妊娠的必要因素。米非司酮能与身体里的孕酮受体结合，使身体里孕酮的活力下降，身体内一旦缺少孕酮，就会引起流产。而米索前列醇能使子宫发生强烈收缩，迫使妊娠组织排出体外。

（二）适应证

1. 妊娠≤ 49 天（从末次月经第 1 天开始算），年龄＜ 40 岁的健康女性。

2. B 超确诊为宫内妊娠。

3. 有人工流产术的高危因素者，如瘢痕子宫、哺乳期、宫颈发育不良或严重骨盆畸形。

4. 多次人工流产史，对手术流产有恐惧和顾虑心理者。

（三）用药方法

1. 分次服用法

第 1 天晨服米非司酮 50mg，8 ～ 12h 再服 25mg，第 2 天早晚各服米非司酮 25mg，第 3 天上午 7 时再服米非司酮 25mg，服药后 1h 服用米索前列醇 0.6mg。服药前后空腹 1h。

2. 顿服法

于用药第 1 天顿服米非司酮 200mg，于服药第 3 天早上口服米索前列醇 0.6mg。服药前后空腹 1h。

（四）注意事项

1. 药物流产前要排除禁忌证，所谓禁忌证包括曾患、正患较重的全身性疾病，肝肾功能不全，过敏体质，心脏病、高血压、贫血、哮喘、青光眼、妊娠期皮肤瘙痒等，以及带环受孕、怀疑宫外孕、长期大量服药、每天吸烟 10 支以上、嗜酒等。

2. 药物流产前应到正规医院完善检查，明确诊断。服药最后一天要在具备急诊抢救条件（可以紧急刮宫、输液和输血）的医院进行住院观察，必要时进行紧急处理。

3. 药物流产易引起恶心、呕吐，如发生呕吐，应及时补服药物。

4. 药物流产后，子宫内膜有创面、宫颈口扩张及阴道出血容易发生逆行感染，因此要注意局部卫生，1 个月内不能盆浴及性生活。

5. 药物流产后要注意观察阴道出血及腹痛情况，如果出血超过 2 周以上，或者出血量超过月经量，以及出现腹痛、发热、白带异常时应及时到医院就诊。

6. 药物流产后应休息 2 周。

（五）危害

1. 药物流产后出血时间较长，药流时附着在子宫内壁上的蜕膜难以一次性完全排出，因此子宫的收缩受到影响，出血不会马上停止。药物流产胎囊排出后的出血天数平均为 18 天。

2. 药物流产不易“流”干净，进行药物流产的女性中有一部分特别是曾有流产或分娩史、曾患子宫内膜炎、有过多次宫腔操作史的女性，药流时妊娠物不能完全排出，需要进行清宫手术。

3. 药物流产易发生感染，由于药物流产出血时间较长，宫颈口松弛，会给细菌的滋生及逆行感染提供机会。因此，如果阴道出血超过 7 天，应服用抗生素 3 ～ 5 天预防感染，如发生感染，可能导致子宫内膜炎症、盆腔炎等，严重时造成终身不孕。

4. 用于药流的药物可能对女性的内分泌系统造成影响，导致月经不规律，影响女性健康。

二、手术流产

手术流产是采用手术的方式终止妊娠，也就是我们通常所说的“人流手

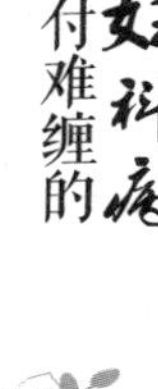

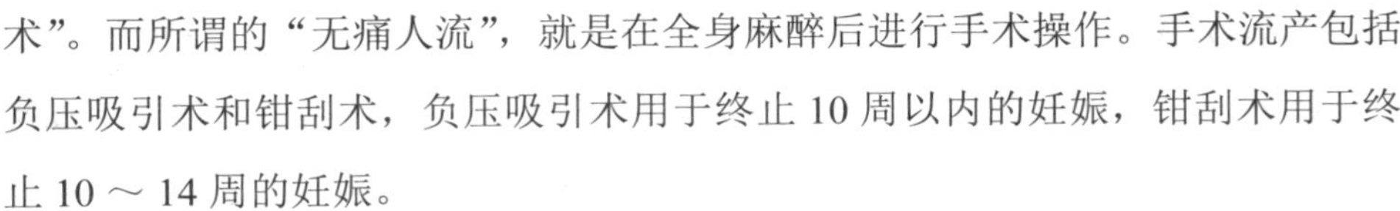

术”。而所谓的“无痛人流”，就是在全身麻醉后进行手术操作。手术流产包括负压吸引术和钳刮术，负压吸引术用于终止 10 周以内的妊娠，钳刮术用于终止 10 ～ 14 周的妊娠。

（一）操作方法

1. 负压吸引术

消毒，妇科检查，摸清子宫位置；用金属探针从宫颈进入直至子宫底，探测子宫的深度；用金属扩条（圆形金属棒），从细到粗扩张宫颈至 7 ～ 8mm；用类似于吸管的金属吸头连接于负压装置上，放入宫腔，顺着宫壁转动吸引，吸出妊娠物（工作原理如同吸尘器），大块的组织被吸出后，改用金属刮匙，顺着子宫壁进行刮宫，刮出剩余的小块组织，直至感觉无组织残留。检查刮出的组织中是否有绒毛（将来发育成胎儿及胎盘的组织）（图 9-3）。

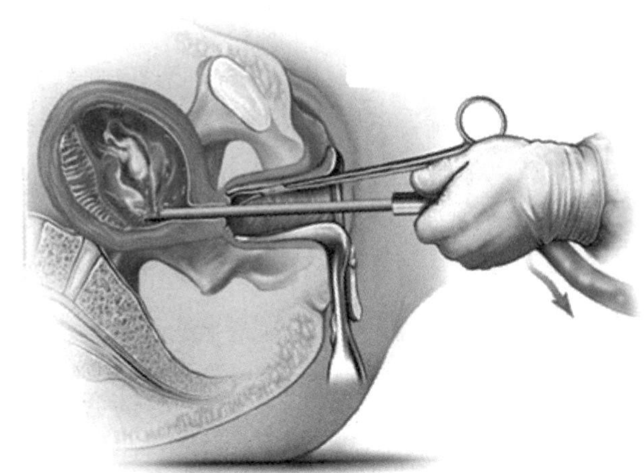

图 9–3 负压吸引术

2. 钳刮术

在妊娠 10 ～ 14 周时，胎儿已经成形，并且已经较大，用负压吸引的方式已经没有办法把妊娠物吸出，此时，需要将宫颈扩张得更大，先用前端为圆形的钳子进入宫腔将胎儿及胎盘分块夹出，然后再按照负压吸引术的方法吸出残留的组织。检查钳夹出的胎儿是否完整。

（二）注意事项

1. 术前应到正规医院进行相关检查，明确为宫内孕，并且无生殖道炎症，无手术禁忌证。

2. 手术当天，在家属陪同下空腹（禁饮、禁食 8h 以上）到医院，穿着宽松衣物，准备好卫生巾。

3. 保持外阴清洁，术后 1 个月内禁止性生活及盆浴。术后子宫口还没有闭合，子宫内膜创面也要经历一个修复的过程，在这段时间内，要特别注意保持外阴部的卫生清洁，避免性生活及盆浴，以免发生感染。

4. 观察阴道出血及腹痛情况，如果阴道出血超过 10 天或出血量超过月经量，以及出现腹痛、发热、白带异常等症状，需到医院复诊。

5. 注意休息，加强营养。术后应卧床休息 2 ～ 3 天，之后可下床活动，逐渐增加活动时间。半个月内不要从事重体力劳动，避免接触冷水。术后子宫需要 1 个月左右复原。因此要注意增加营养，摄入足量的蛋白质，增强机体对疾病的抵抗力，促进受伤器官的早日修复。

6. 注意避孕，以免再次妊娠。术后卵巢和子宫功能逐渐恢复，卵巢按期排卵。如果不坚持做好避孕，很快又会妊娠。有的女性术后当月便再次妊娠，这对身体影响非常大。因此，应及时选择可靠的避孕措施。

（三）危害

1. 麻醉意外

意识丧失不等于睡眠，是存在风险的。有的麻醉药会使患者出现呼吸抑制，甚至发生呼吸暂停；有的麻醉药会使患者产生幻觉；有的患者对麻醉药物过敏，严重的过敏反应可能危及生命。麻醉还可能造成恶心、呕吐等不良反应。

2. 子宫穿孔

妊娠时子宫会变得柔软，尤其是哺乳期子宫更软，流产手术使用的器具都是金属制品，并且手术时也需要一定的力度，所以在操作过程中存在子宫穿孔的风险，特别是哺乳期女性、剖宫产术后以及子宫过度倾屈或有畸形等情况的女性手术时容易发生子宫穿孔。子宫穿孔较大时需要开腹修补，穿孔子宫在下次妊娠时有子宫破裂的风险。子宫的前方是膀胱，后方是直肠，子宫周围布满肠管，子宫穿孔时还有可能造成周围脏器的损伤。

3. 宫颈裂伤

人流手术时，需要人为用机械的方法将闭合的宫颈口扩张开，如果宫口过紧，或者操作时用力过猛，再或者胎儿较大、骨骼较硬时可能发生宫颈裂伤，严重的宫颈裂伤可能造成宫颈松弛，以后容易发生早产或者习惯性流产。

4. 人工流产综合征

人工流产综合征指手术时疼痛或局部刺激，使受术者在术中或术后出现恶心呕吐、心动过缓、心律失常、面色苍白、头昏、胸闷、大汗淋漓，严重者甚至出现血压下降、昏厥、抽搐等症状。精神紧张或身体状况不好的女性更容易发生人工流产综合征。

5. 羊水栓塞

羊水栓塞是指羊水顺着开放的血窦进入孕妇的血液循环中，引起急性肺栓塞、过敏性休克、弥散性血管内凝血、肾衰竭等一系列病理改变的严重并发症。可发生于分娩或妊娠 10 ～ 14 周钳刮术时。虽然发生率很低，但是一旦发生，非常危险。

6. 感染

人流手术后子宫内膜形成创面、宫颈口松弛，阴道内本身就为有菌环境，细菌容易逆行进入子宫腔，造成感染。开始时为急性子宫内膜炎，之后可扩散至子宫肌层、输卵管、卵巢、腹膜，严重时甚至发生败血症。

7. 宫腔及宫颈粘连

人流手术中如子宫内膜损伤较严重及宫颈管黏膜受损时，可能发生宫腔及宫颈管粘连，可出现月经量减少、月经流出不畅、周期性下腹痛等。

8. 月经异常

人工流产后孕妇体内激素急剧下降，可能造成女性内分泌异常，从而造成月经异常。若子宫内膜受损，可能造成月经量减少甚至闭经。

9. 宫外孕

人流手术后如发生盆腔感染，可能造成输卵管粘连、通而不畅及子宫内膜受损，可能会对再次妊娠时受精卵着床造成影响，导致宫外孕发生。

10. 继发不孕

严重的盆腔感染造成输卵管不通或是严重宫腔粘连，使受精卵不能着床，均可以导致不孕。在临床上有很多女性一次人工流产后就无法再妊娠。

以上给大家介绍了人工流产术的基本方法及危害，可见人工流产并不是真的像广告上说的那么轻松、安全，它只能作为避孕失败时的补救措施，而不是一种常规的避孕方法。所以在没有生育计划时，一定要做好避孕工作，“珍爱健康，远离人流”。